U0218536

‖ 铜 人 文 丛 ‖

民国针灸
学术史研究要论

Essays on
History of Acupuncture
in Modern Times

张树剑 主编

岗卫娟 张建兰 副主编

社会科学文献出版社
SOCIAL SCIENCES ACADEMIC PRESS (CHINA)

目　录

绪论：学术调适与妥协中的针灸知识转型

张树剑 *

一段时间以来，民国研究的热度持续不减，也波及了针灸这个小学科。十余年来，原先不被关注的民国针灸，渐渐成了学界关注的焦点。从目前的成果看，民国针灸研究主要集中在医籍与医家研究、教育研究以及学术理论的研究，而较少涉及学术背景的考察、学术理论的走向之原因分析、针灸医者的学术心态等。借本书的绪论，笔者对以上未尽问题做一些简要的报告，以俟学界批评。

1 体制变革

针灸是中国最为传统的医疗技艺之一，从古至今，其传承形式、执业方式、从业人群以及理论形态与内涵都在不断地演变，而且每一个时代都有其独有的特点，但是如民国时期的变革之剧，还是前所未有的。民国的针灸，首先从组织形式上发生了根本的变革。

1.1 组织与传承

首先是传承方式的改变。古代的针灸传承方式以师徒授受为主，虽说官方亦组织针灸教学与考试，但并非主流。而且，历代文人以儒学为正统，目医为小道、学问之余绪，所谓"不为良相，便为良医"只是举业失利之后的无奈之词。师徒授受的传承方式较适合于小农经济的业态，

---

* 张树剑，教授，供职于山东中医药大学。

其结果是虽然医者各有家技，但是很难有统一的学术认同。这一适应于田园牧歌式生活的学术传承方式一直持续到 19 世纪中叶，彼时的中国，国门已被打开，1862 年开办的京师同文馆已经有了新式的医学教育。1885 年，浙江瑞安利济医学堂成立，中医也开始仿效西式教育。目前能够查考到的最早的针灸学校教育开始于 1908 年上海的针灸传习所。1914 年开学的黄墙朱氏私立中国医药学校，则为中医函授教育的开端。1912 年，北洋政府以"中西医致难兼采"，而将中医排斥在医学教育之外，此即"教育系统漏列中医"，此举反而激起了中医界的办学热情，此后，中医药学校兴起，针灸教育亦在其中。据初步考察，民国时期有针灸教育学校 45 所，针灸专门学校 48 所[1]。

学校教育大大扩大了针灸医者的数量。传统的师徒授受的方式培养人才的效率很低，而且在中国传统的师生礼仪中，为师者选择学生往往极为严格，即常说的非其人不传，导致民国之前的针灸医者数量极少。学校教育打破了学生人数的限制，而且其教学形式规范，教学内容也相对统一，让针灸学习者无论在数量上还是在水平上都有了极大的提升。有了相当数量的从业者才能建立学术圈，也才能有学术交流的可能。传统的各逞家技式的医者圈十分封闭，不要说得不到充分的交流，即使让他们坐在一起，也没有共同语言。学校教育是产生共同语言的基本途径，也为民国时期的针灸学术变革准备了条件。

学校教育的同时，民国时期另一个与之紧密相关的组织形式亦出现了，即学术团体。学术团体是伴随着教育一起发生的，代表着传统学问的交流与组织形式向现代方式转型。资料显示，1921 年，《医学杂志》即成立了中医改进研究会附设针灸讨论会。民国时期影响最大的针灸学术团体为承淡安于 1930 年组建的中国针灸学研究社，经过该社的组织，全国乃至东南亚地区的针灸师得以互通有无，针灸也作为一门专门的技术与学问渐被人们熟知。另外，河北杨医亚组建的中国针灸学社、浙江宁波张俊义等创办的东方针灸学社亦有较大影响。

针灸专门医院亦在该时期有了雏形。中国针灸学研究社 1936 年在无锡附设了针灸疗养院。该院设门诊部与住院部，开业不久"院中各病房已有人满之患，每日诊疗之人，恒在百余号以上。实习学生，规定每日上午为门诊实习，下午为病院实习。治疗经过之成绩极佳，故闻风而来求治者，争先恐后，唯恐越过时间而致向隅"[2]。后因无锡沦陷而致停业。

1.2 著作与杂志

民国时期的出版业很繁荣，不少有良好教育基础的针灸医家喜欢著书。初步统计，民国时期出版的针灸著作有 180 余种[3]。民国针灸医籍中相当一部分是教材，教材是学校教育的副产品，民国时期针灸学校教育的兴起，刺激了针灸学教材的编纂与出版，同时，也由于此，针灸学员遍布海内外，针灸医籍才有市场，两者互为辅助。部分针灸教材影响极大，如中国针灸学研究社承淡安编纂的《中国针灸治疗学》，宁波东方针灸学社翻译的日本延命山针灸专门学院教材《高等针灸学讲义》系列，此类教材内容被广泛引用与重编。教材之外，重编经典医籍与吸收西方医学内容的著作，以及医家的医案整理性著作亦大量出版。

此外，该时期对日本针灸医籍的译介在中医界与出版界都是一个值得书写的现象。初步考察民国时期汉译的日本针灸医籍有 13 种[4]，有理论性著作，亦有临床医籍，对于彼时中国的精英针灸医者影响很大，在承淡安、曾天治、杨医亚、赵尔康、鲁之俊等人著作中均有所体现。

著作之外，民国时期尚出版有 3 种针灸专业期刊，一为《针灸杂志》，由承淡安创办，一为《中国针灸学》季刊，创刊人为杨医亚，另有一种为东方针灸学社发行的《温灸医报》。期刊是学术交流的重要媒介，与学术共同体组织互为襄助。期刊的发行对民国针灸由传统业态转向现代形态起到了重要作用。

2 学术变革

2.1 科学化

民国时期，与针灸学传承模式改变、学术团体与临床机构建立、教材新著持续出版相伴随的是针灸学术本身的变化。该时期针灸学术的总的变化趋势是科学化。科学化是民国时期主流的社会变革方向，影响到各个领域。而针灸的科学化，主要表现为在针灸理论中加入了解剖与生理学的叙述，其中几个最为亮眼的改变是：其一，在腧穴的描述中加入了局部解剖内容；其二，引入神经学说，将针灸效应机制解释为神经的功能；其三，对于针灸的主治病症采用了西医的病名。

民国时期西学东渐，文化维新，这是针灸科学化变革的一个主要的背景原因。另一个比较隐晦的原因与 1929 年民国政府废止中医案有关。1929 年，民国南京政府卫生部召开了第一届中央卫生委员会议，会议提出了《规定旧医登记案原则》，规定旧医登记限至民国 19 年底为止，同时禁止旧医学校，取缔新闻杂志等非科学医之宣传品及登报介绍旧医等。该案经报道后，引发全国中医界的强烈反对，后经中医界人士的集会、请愿等活动，政府撤销了以上提案。中央国医馆 1931 年在南京成立，其目的是"以科学的方法整理中医学术及中药之研究"。此后，报刊上关于针灸科学化的文章与相关的著作明显增多，如日本《高等针灸学讲义》系列教材即是这一时期译入。可以说，民国时期废止中医事件是针灸科学化进程的催化剂，其情形与 1912 年北洋政府"教育系统漏列中医"事件之后针灸学校兴起十分相似。

中医科学化过程中的西学资源一方面延续了晚清时传教士医生译介的西学著作，如合信的《全体新论》，中医教育家张山雷甚至出版了专门的《全体新论疏证》。但是 20 世纪以后，中医科学化主要的西学资源则来自日本，尤其是针灸领域，日本明治时期带有西学色彩的针灸著作被译介过来，这一直接的引入，较之只是生理解剖术语的移用要方便得多。较早译入的日本针灸医籍《最新实习西法针灸》（1915 年），其主要内容与思想被国内的针灸医籍辗转引用，改变了针灸著作的书写方式，尤其是对腧穴解剖内容的加入，为中国传统针灸书所无，经由民国医家吸收入教材，很大地影响了民国针灸乃至现代针灸理论。民国中医汲取西学取道日本，是民国中医界的一种便利的选择，如医史学家陈邦贤所说："中国自西洋医学传入以后，一般学医者渐知趋重于新理新法的一途；惜译本很少，仅有合信氏、博兰雅、赵静涵等译述的二十余种；非浅显，即陈旧；编译医书，已有迫切需要的趋势。吾师丁福保先生有鉴于此，因念日本与我国同种，自古东洋诸国，如朝鲜、日本等向奉汉医为圭臬，特以革新较早，进步较快，所以明治维新以后，医学为之一变，现已有登峰造极之势；我们中国要改良医学，设假道于日本，当较欧美为便利。"[5]

2.2　务实用

民国时期针灸学术的另一个特点就是务实用。李素云等敏锐地注意到了这个变化，并认为民国针灸"重术"，是"西学影响下的一种学术调适"[6]。重术，就是求实用，对理论搁置不论，这的确是一种聪明的办法。所以在西学影响下（确切地说是在西学的冲击下），针灸医家选择了一种简便的科学化路径，重视穴位，淡化经络；刺法中少言补泻迎随等传统理论，采用日本医书的神经刺激学说等。这一实用的改革实际上也是科学化思想的产物。民国时期针灸医家教育背景多为传统中医，即使想全面接受西医学理论，也由于学术背景的原因无法真正成为"科学医"的一员，同时，针灸作为传承千年的技艺，其理论惯性很强，也无法在短时期内被全部科学化，所以从实用出发，简单地吸收实用理论与技术，是民国医家规避自身学术不足，也是淡化针灸技术理论中东西冲突的一种选择。

民国时期边远地区缺医少药的社会环境也是针灸技术追求实用的一个背景。民国时期社会动荡，战争多发，农村物质贫瘠，药物十分稀缺。如此状况下，针灸反而显示出了其优势，但是在这样的社会情态下，理论化过强的针灸显然是不合时宜的。据目前有限的资料看，20世纪40年代，朱琏、鲁之俊在陕甘宁边区开始学习针灸，此后，朱琏开始用针灸施治病患，并致力于针灸的培训，同时，妇产医生出身的朱琏，较快地吸收现代医学的技术，创立"新针灸"理念，对传统针灸理论避而不谈，务求实用，在边远山区竟然把针灸临床与教育发展得颇有声色。

3　余论

民国时期的针灸，无论是组织与传承方式的改变还是学术理论本身的革新，都是西学东渐的结果。两者相辅相成，给传统的、处于低谷（1822 年清道光帝下禁针诏，针灸在太医院中被禁用，针灸的传承与应用彻底转向民间，而民间医师的水平良莠不齐，同时，针灸在中医的学术体系中也受到歧视，所以彼时习针灸者人数较少，而且整体水平较低）的中国针灸带来复兴的可能。该时期的精英针灸医者适逢其会，建学校，办杂志，翻译著作，广泛联系针灸同好，同时主动接纳西学知识，重新书写与建构了带有科学化色彩的针灸学术体系，并革新了针灸的技术操作。在这一系列的努力下，令针灸重新焕发朝气，俨然成为一个独立的具有现代学科特征的新的医学学科。

不过，也应该看到，民国时期针灸科学化的道路既不平坦，其理论革新亦不彻底。针灸学校的兴起和科学化思想渐成主流与当时"教育系统漏列中医"和"废止中医案"引发的反弹不无关系。尤其是在学术理论的革新方面，最为明显的改变是移植了日本针灸医著中的解剖内容，但是民国时的医家在实际应用中并不能够娴熟地运用这一成果。虽然将解剖内容抄录在著作中，但是他们并没有条件去做真正的穴位解剖工作，相应的知识背景也缺乏。事实上，穴位解剖成果在临床上的应用直到 20世纪 70 年代穴位断面解剖研究基本完成之后，部分研究者才有了初步的认识。其他如将神经理论引入针灸理论也与之相似，真正在临床上的实际应用很少。这一方面与民国针灸医家教育背景有关，多数针灸医家是中医出身，没有接受比较完整的近现代医学教育；另一方面，相关学科如局部解剖学与神经生理学的成果能够应用于针灸学本身就需要一个较长的时期，需要数代科学家的不懈努力；另外，民国针灸的体制改革与学术变化是在针灸业态较为低迷的状态下发生的，在某种程度上，针灸走上科学化的道路也是形势所逼，代表了民国针灸医家向主流文化妥协的心态。在以上诸多原因的影响下，民国时期针灸科学化其实是比较表层的①，新知识与旧理论往往同时出现于一本书中，也同时被某一位医家所秉持，但缺乏水乳交融的深度融合。如果时境变异，传统思维可能会再次占据医家的

---

① 民国时期针灸科学化的表层现象，笔者曾与南开大学余新忠教授、陈思言博士有过讨论，该观点受到两位师友的启发。

思想，比如 20 世纪 50 年代，曾经在民国时期颇具科学化思维的承淡安，又撰文说："针灸界应该首先学习研究经络学说。"[7]

无论针灸科学化的进程与程度如何，民国都是针灸由传统知识系统向现代知识系统转型的重要时期。经过民国时期针灸学校教育，著作与教材的译介、编撰与传播，传统的、带有民间色彩的、零散的针灸知识在该时期转化为较为系统的、有共同标准的、有一定现代性的知识体系。这一过程是在中国社会近代化的过程中完成的，科学化社会思潮、中西医论争等背景都是针灸知识转型的无形的推动力。其间，精英针灸医家多数主动接纳了针灸科学化思想，表现为理论上吸纳了西医学解剖与生理学知识，在技术层面比较重视实用，虽然这一过程并不彻底，但是在针灸知识史上却是一次革命性的突破。如今，我们讨论针灸知识时，民国时期近代化的知识内容已经内化为当下针灸知识谱系的一部分，而且，由此为基础，新的知识被不断地吸纳进来，共同构成了现代针灸知识系统。

参考文献

[1] 赵璟，张树剑.民国时期针灸学校述要［J］.中国针灸，2017，37（4）：441～447.

[2] 疗养院病人住满.针灸杂志［J］，1936.3（11）：35.

[3] 张建兰，张树剑.民国时期针灸医籍分类及内容特点［J］.中国针灸，2015，35（7）：731～736.

[4] 刘科辰，张树剑.近现代汉译日本针灸医籍述要［J］.中国针灸，2017，37（5）：555～560.

[5] 陈邦贤.中国医学史［M］.团结出版社，2006：189.

[6] 李素云，赵京生.民国针灸学讲义"重术"特点与原因探讨［J］.中国针灸，2016，36（11）：1213～1216.

[7] 承淡安.关于针灸界应该首先学习研究经络学说的意见［J］.中医杂志，1957（1）：24～25.

一 郁郁乎文：民国针灸文献

民国时期针灸医籍研究现状

岗卫娟

岗卫娟*

　　关于民国时期中国针灸医籍的数量，据笔者综合几种书目工具书及相关研究论文考证，民国时期中国针灸医籍数量为 200 种（详见另文《民国时期中国针灸医籍数量考》）。有关民国文献的研究情况，以往有对某一地区针灸医籍进行梳理研究者，也有对著名医家著作进行专门研究者，现概述如下。

1　地域性研究

　　刘芳[1]根据广州中医药大学图书馆馆藏书目对广东地区民国时期针灸医籍进行考察，分别从作者、成书年代及主要内容等方面，介绍了周仲芳《针灸学讲义》，梁湘岩《针灸科讲义》，陈主平《中医刺灸术讲义》，曾天治《针灸医学大纲》《实用针灸医学》《科学针灸治疗学》及《针灸治验百零八种》，汕头针灸学研究社《中国针灸治疗学讲义》计 8 种现存民国时期广州地区针灸医籍。

　　赖洪燕等[2]对广西近代中医针灸医籍进行收集整理与研究，分别从作者、成书年代、版本及藏书情况、书目记载情况、主要内容等方面，介绍了收集整理的广西针灸医籍 17 种，包括《针灸便览表》《实用针灸指要》《中国针灸经穴学讲义》《中国针灸学配穴精义》《针灸经穴分寸·穴腧治疗歌合编》《新著中国针灸外科治疗学》《中国针灸学薪传》

　　* 岗卫娟，副研究员，供职于中国中医科学院。

《针法入门》《经外奇穴学》《针灸说明书》《针灸精粹》《针灸秘钥》《中国针灸术诊疗纲要》《增订中国针灸经穴学改正辑要》《内经针灸汇集》《针灸发微》《针灸节要发微》，其中出版发行 7 本，手抄本 7 本，稿本 3 本。

上述研究的重点在于对本地区现存针灸医籍种类和数量的梳理，为理清民国时期针灸医籍提供重要线索和参考，但较少涉及各种医籍的学术渊源、学术价值及对后世影响等学术内容，有待加强对其开展进一步学术研究。

2　个人专著研究

除上述地域性研究之外，对民国时期针灸文献研究更多的是集中于对著名医家专著的研究，如对承淡安、罗兆琚及杨医亚等民国时期著名针灸医家相关著作的研究。

2.1　对承淡安专著的研究

据考，承淡安著作共 29 种（包括译作 5 部），其中 1949 年前有 14 种，1949 年后有 15 种。目前对其著作的研究主要有以下两方面。

（1）对著作进行研究考证

对承淡安专著开展研究者较少，其中对某部专著研究者更少，主要有王勇[3]以"承淡安《中国针灸治疗学》研究"为题开展博士论文研究，对承淡安第一部专著也是影响最大的专著《中国针灸治疗学》进行详细研究考证。王勇通过拜访承氏后人及承氏学生、请教承氏研究专家，并到南京中医药大学图书馆专门收集承氏著作及相关文献等方式，对《中国针灸治疗学》的版本、内容、学术渊源、学术价值进行研究，并在此基础上，总结承淡安早期学术特点及其对后世影响。同时，王勇等[4]还对承淡安著作进行全面收集整理，通过考察研究，认为承淡安一生著作共有 25 部，并简要介绍其中 7 部重要著作的版本及主要内容。王勇该篇博士学位论文是对承淡安著作研究最详细者，为开展承淡安著作及相关学术研究提供了重要参考。此外，刘辉等[5]撰文简要介绍承淡安生平著述，陆翔等[6]简要介绍承淡安5部重要著作的成书年代、主要内容及学术价值，二者均未超出王氏论述范畴。

对承淡安著作进行专门研究者，如肖少卿等[7]、徐荣庆[8]分别撰文在分析该书内容基础上，全面总结《伤寒论新注》特点及承淡安运用针灸治疗伤寒病的特点，认为该书是承淡安临床实践经验的总结和体会；黄世福等[9]通过分析《伤寒论新注》中承淡安运用马丹阳"天星十二穴"治疗热性病经验，认为这是开针灸八法配穴补注《伤寒论》条文之先河，对于今后针灸临床辨证取穴以及扩大针灸治疗范围具有指导意义。赵炳灿[10]对承淡安《校注十四经发挥》进行研究，撰文概述该书内容、承氏辗转得来此书的经过及承氏校注中的错误。

夏有兵[11]对承淡安主办的《针灸杂志》进行研究，介绍该杂志的办刊情况，并分析了在国民政府不断试图取消中医、中医生存环境殊为恶劣的20世纪30年代，该杂志能取得巨大成功的原因所在。

（2）对著作进行汇编及点校再版

近年来，学界先后点校出版了一批民国医籍，其中5部承淡安著作及1部译著相继出版。承淡安《中国针灸治疗学》，由福建科学技术出版社于2006年加以点校出版，收入《民国名医著作精华》丛书。该点校本以民国20年（1931年）无锡中国针灸学研究社铅印本《中国针灸治疗学》为主校本，兼参其他版本，并补入《增订中国针灸治疗学》中承淡安按语及承淡安医案等内容。据王勇[3]考证，该点校本虽言以1931年版《中国针灸治疗学》为主校本，但未言底本。除"点校说明"所言补入的承淡安按语及医案外，从具体内容来看，还掺杂较多《增订中国针灸治疗学》其他内容，且多不出注。另，承淡安《针灸薪传集》和《伤寒针方浅解》分别于2008年和2010年由福建科学技术出版社点校出版，收入《民国江南医家著作选粹》丛书；《承淡安伤寒论新注（附针灸治疗法）》由人民军医出版社于2011年点校出版；承淡安《中国针灸学讲义》由上海科学技术出版社于2013年点校出版，收入《近代国医名家珍藏传薪讲稿》丛书；承淡安译著《针灸真髓》由学苑出版社于2008年出版，收入《日本汉方医学丛书》。

除对承淡安著作点校出版外，尚有后人对其著述汇编而结集成册者。《针灸学术讲稿》，为承淡安遗著，由其女承为奋整理，于1958年由江苏人民出版社出版。该书内容由承淡安三篇讲稿汇编而成，包括《针灸的起源与沿革》《针灸治病的学理》《经络学说在针灸治疗上的应用》。《承淡安针灸选集》由承为奋、谢永光、梅焕慈等将承淡安针灸论文、治疗处方、歌诀注解、各书自序等整理汇编而成，由上海科学技术出版社于1986年出版发行。《承淡安针灸师承录》由人民军医出版社于2008年出版，收入《针灸临床家丛书》，该书是将承淡安部分著述汇编而成。由于承淡安著作多在民国时期或中华人民共和国成立早期出版发行，现已较难看到，这些点校本及著述汇编的出版为研究承淡安学术思想提供了重要参考及便利。

此外，南京中医药大学及山西澄江针灸学派研究所对承淡安著作及其学术思想进行了整理研究，并分别将研究成果结集成册出版。谢锡亮既为承淡安弟子，也是山西澄江针灸学派研究所的创始人。他的弟子俞中元主编的《中国百年百名中医临床家丛书——承淡安》于2003年由中国中医药出版社出版。南京中医药大学项平、夏有兵主编的《承淡安针灸经验集》，由上海科学技术出版社于2004年出版。夏有兵著《承淡安研究》，于2011年由江苏科学技术出版社出版，主要论述承淡安生平事略、学术思想及临床经验等。这些研究成果将为进一步研究承淡安著作及学术思想提供重要线索。

2.2　对罗兆琚专著的研究

罗兆琚（1895～1945年），广西柳州人，是民国时期另一位重要的针灸传扬者，从1924年起钻研针灸，在广西多地行医传术，业医之余，潜心研究针灸学术，颇有心得。1935年受承淡安邀请，到苏州协助承氏办学、办杂志，抗日战争爆发后，避乱返乡，后一直在广西行医治病、著书立说、培养后学。

为加强地方医学史研究并挖掘本地重要医家学术贡献，广西中医学院曾设专项课题并招收研究生对罗兆琚及其著述进行研究，如戴铭[12]对罗兆琚生平及其著述进行收集整理，撰文介绍其中8种重要针灸著作的成书年代、版本情况及主要内容。林怡等[13-15]对罗兆琚进行全面研究，将其总结为 7 个方面，对罗兆琚生平著述做进一步考证[16]，撰文介绍和总结了罗兆琚现存的医学著作和教材共 16 部，论文 19 篇。另有1979 年由罗惠君献出、黄祥续整理的有关罗兆琚针灸遗著内容摘录[17]，介绍了罗兆琚针刺实施法及针灸治疗中风、伤寒温病等 34 种病症的针灸治疗歌诀，该内容与现存罗兆琚著作关系及学术价值有待进一步深入研究。除广西中医学院外，尚未见其他对罗兆琚著述进行研究者。这些研究不仅丰富了地方医学史，更为重要的是为全面开展民国时期针灸学术研究提供重要线索和参考。

2.3 对杨医亚专著的研究

杨医亚（1914~2002 年），虽以中医内科为主，但也有诸多针灸著述和译著，为发扬针灸学术做出重要贡献。梅子英等[18]总结了杨医亚对中医学的贡献，包括撰述针灸专著，认为他从 1943 年开始，先后撰写 9 部针灸专著并汇编成《近世针灸医学全书》。高福惠等[19]系统整理杨医亚医学著作简目 35 部，其中包括针灸专著 14 部，简要介绍书名、成书年代和版本情况。文清亮[20]统计杨医亚针灸著作共 18 部（包括译著），仅介绍书名、成书年代和版本情况，而未系统对各书内容及学术价值进行研究。杨医亚著作虽丰，但由于多数是译著或者未标明译著而实为翻译而成者，有待进一步加强对其著作学术渊源及学术价值的研究。

2.4 其他

除对上述几位医家著作研究较多外，也散见对民国其他著作的研究论文。如魏稼[21]在论述黄石屏学术思想时，从几个方面论证《针灸诠述》确是由黄石屏所著。曲姗姗等[22]对曾天治《科学针灸治疗学》进行研究，总结其学术思想及该书学术特点。陈晓林等[23]论述了李文宪《针灸精粹》的成书、内容、编著特点及学术价值。赵寿毛[24]作为赵辑庵之外孙，比较熟悉其学术思想及鲜为人知的细节，撰文总结其学术思想、介绍其针灸专著《针灸传真》的成书经过及其医学文集《夏屋山房笔记》，惜后者毁于战乱，言及其撰有《针灸要诀》《按摩十法》《针灸经穴图表》《针灸验案》各一卷，未及付梓，后由其女赵玉青和外孙赵寿毛整理后于1986年重新出版，名为《针灸要诀与按摩十法》；为使家传珍籍发扬光大，赵寿毛还以其外祖父赵辑庵《针灸传真》及其母赵玉青《针灸传真精义》为蓝本，合并分类重编，加注标点符号，引证经典出处，再增加按摩点穴、武术、太极拳、太极内功等新内容，于2007年出版《赵辑庵针灸按摩真传》。岗卫娟[25]研究赵辑庵《针灸验案》，参考其《针灸传真》，将其针灸诊疗特点总结为：强调辨证（诊病），尊崇岐黄仲景；强调辨经选穴、辨性定法，用针用药理相通；重视手法，辟常人行针留针之谬；针辨证论治诊疗模式雏形初具。张世镳《温灸学讲义》由上海科学技术出版社于2013年点校出版，收入《近代国医名家珍藏传薪讲稿》丛书。

3 小结

民国时期被学术界认为是中国的"第三个诸子百家时代"，此时众多的针灸学家在秉承传统针灸学术的同时又吸纳现代西方医学的精华，为传承和传播针灸学术，撰写多部针灸著作。据笔者考察，现存民国时期中国针灸医籍数量有200种。如此众多的民国针灸著作，其内容必然良莠不齐。然而，如前所述，目前对其研究还比较有限。建议系统整理民国针灸著作现存情况，并对其内容进行梳理，厘清其学术渊源及对后世影响。在此基础上，搞清民国时期针灸学术发展变化。

参考文献

[1] 刘芳.民国广东针灸医籍考 [J].中医研究，2011，24（6）：72～74.

[2] 赖洪燕，戴铭.广西近代中医针灸医籍考 [J].广西中医药，2009，32（5）：44～46.

[3] 王勇.承淡安《中国针灸治疗学》研究 [D].中国中医科学院博士学位论文，2008.

[4] 王勇，黄龙祥.承淡安著述钩玄 [J].针刺研究，2008，33（5）：348～350.

[5] 刘辉，张雪华.著名针灸学家承淡安著述钩稽 [J].江苏中医，1991（12）：32.

[6] 陆翔，蔡玥.承淡安生平事迹、著作及学术成就研究 [J].中国针灸，2011，31（5）：467～472.

[7] 肖少卿，江一平，黄世福等.承淡安针灸偶拾——读《伤寒论新注（附针灸治疗法）》后 [J].江苏中医杂志，1985（5）：25～28.

[8] 徐荣庆.承淡安与《伤寒论新注》[J].黑龙江中医药，1991（1）：3～5.

[9] 黄世福，江一平.承淡安运用"马氏穴"治热性病探讨——读《伤寒论新注》兼谈针灸八法 [J].中国针灸，2003，23（7）：47～49.

[10] 赵炳灿.《校注十四经发挥》评介 [J].四川中医，1990（3）.5～6.

[11] 夏有兵.承淡安与《针灸杂志》[J].南京中医药大学学报：社会科学版，2004，5（3）：175～178.

[12] 戴铭.罗兆琚及其针灸著作 [J].广西中医药，2002，25（4）：29～30.

[13] 林怡.罗兆琚及其学术思想研究 [D].南宁：广西中医学院硕士学位论文，2005.

[14] 林怡，戴铭.罗兆琚《实用针灸指要》述要 [J].广西中医药，2005，28（2）：38～39.

[15] 林怡，戴铭.罗兆琚《新著中国针灸外科治疗学》学术思想探讨 [J].中国针灸，2005，25（7）：505～507.

[16] 林怡，戴铭，彭君梅.近代针灸学家罗兆琚生平著述考略 [J].中国针灸，2010，30（3）：245～248.

[17] 罗惠君，黄祥续.罗兆琚老中医针灸遗著摘录 [J].广西中医药，1979（4）：13～16.

[18] 梅子英，林洪翥.振兴中医，终生不渝：杨医亚教授对中医事业的杰出贡献 [J].河北中医，1985（6）：43～46.

[19] 高福惠，赵士斌，谭世芬.杨医亚教授医学著作简目 [J].河北中医学院学报，1996，11（1）：48～49.

[20] 文清亮.杨医亚教授对针灸学的贡献 [D].河北医科大学硕士学位论文，2006.

[21] 魏稼.黄石屏及其学术思想考略 [J].中医杂志，1984（4）：56～58.

[22] 曲姗姗，黄泳.针灸医家曾天治及其《科学针灸治疗学》[J].中国针灸，2012，32（9）：848～851.

[23] 陈晓林，戴铭，梁艳红.李文宪及其《针灸精粹》[J].中国针灸，2011，31（2）：186～188.

[24] 赵寿毛.医学当溯本，针灸贵传真：记近代名医赵辑庵对针灸事业的贡献 [J].中国针灸，2007，27（12）：935～938.

[25] 岗卫娟.从医案看赵辑庵针灸学术思想 [J].上海针灸杂志，2012，31（9）：690～692.

民国时期中国针灸医籍数量考

岗卫娟

近年来，越来越多的学者开始关注民国这一特殊历史时期的学术脉络，并呼吁开展相关研究，针灸学界也不例外。要对学术脉络进行研究，首先要理清其现存著述。因此，笔者以全国权威性中医书目《中国中医古籍总目》[1]（以下简称《总目》）为基础，参考《中国针灸荟萃·现存针灸医籍》[2]（以下简称《荟萃》）、《中国针灸文献提要》[3]（以下简称《提要》）及《民国时期总书目·自然科学·医药卫生》[4]（以下简称《民国总书目》）等相关书目工具书，并借鉴民国医家医籍相关研究论文，对民国时期针灸医籍数量进行了详细的梳理考证。

1 研究现状

关于民国时期针灸医籍数量，尚未见进行系统研究者。少数学者在开展民国针灸课题研究时曾做过统计，但所得数目不甚一致。如王勇据《中国针灸推拿学史》统计，民国时期针灸著作有 113 种[5]。谭源生对几种书目工具书分别进行考查发现：《中医图书联合目录》收载民国时期现存针灸著作 199 种（包含翻译日本的医籍），《荟萃》记载现存针灸医籍有 52 种，其中 2 种未见于《中医图书联合目录》，《民国总书目》收载现存针灸医籍 32 种，其中 4 种未见于《中医图书联合目录》，另有上述 3 种工具书均未载录者凡 7 种，因此，他认为民国时期现存针灸学著作共 212 种[6]。据谭源生言其所据《中医图书联合目录》为 2005 年修订版，经笔者考察该书修订版为 2007 年由上海辞书出版社正式出版，即《中国中医古籍总目》。由此推测，谭氏所据修订版当为该修订版尚未正式出版前之草稿。

2 民国针灸医籍概念界定及数量统计原则

为搞清民国时期针灸医籍具体的数量和书目，笔者对上述书目工具书及相关研究论文进行了考察研究。发现各种工具书对于同一种医籍的记载不甚一致，其原因主要在于各书目对"民国针灸医籍概念"的界定不同。因此，在进行详细考证之前，应先澄清以下几个相关问题。

2.1 民国时期起止时间的界定

对于民国起止时间的界定，目前存在两种观点：一种认为从1911年算起；另一种认为从1912年算起。而现行公认对民国时期起止时间的界定为1912年至1949年。《总目·凡例》也是将1911年作为清朝最后一年，"查不出准确成书年的著作，给参考年号，加方括弧表示，例如明朝著作，查不出具体年份，以明朝最后一年为参考年号，标作〔1644〕；清朝则标作〔1911〕。"因此，本次考察民国时期中国针灸医籍的数量，时间范围是1912年至1949年。

2.2 数量统计原则

通过对《总目》及相关工具书研究，在统计针灸医籍数量时，笔者认为从学术研究角度而言，有以下两条原则与编纂书目工具书的原则不尽相同。

（1）关于丛书与子目

从学术研究角度统计，应将丛书作为子目各书的一个版本，而不应将二者分别作为两种不同书籍计算。

从编纂《总目》等书目类工具书角度而言，丛书与子目分别单独著录，数量也分别单独计算，正如《总目》"凡例"在"条目的著录原则"和"有关条目著录的说明"两项分别指出："合刻书的单行本另立条目，不与合刻本混合著录"；"丛书子目的单行本遇有相同品种的独立条目，此单行本作为独立条目中的一个版本予以著录"。然而，在现行《总目》中，民国针灸医籍部分却不完全是按照上述原则著录，丛书与子目的著录方式存在以下三种情况。

①丛书与子目分别作为独立条目著录。如《针灸学讲义三种》作为一条著录，下设子目：针灸歌括汇编、经穴学讲义、针灸治疗讲义；同时，《针灸歌括汇编》《经穴学讲义》《针灸治疗讲义》又分别作为独立条目著录，符合《总目·凡例》的著录原则。

②仅以丛书一条出现，不仅未列子目，各分册也未以独立条目著录。如《高等针灸学讲义》，仅此 1 条，该条目下未列子目，各分册也未以独立条目著录，容易使人误解为该书仅有 1 本。然而，据考查，该书实为一套丛书，包括解剖学、生理学、病理学、诊断学消毒学、经穴学孔穴学、针治学灸治学，合计 6 册，与《总目·凡例》著录原则不符。因此，建议《总目》在《高等针灸学讲义》条目下应将子目分别列出，并分别著录各单行本：《高等针灸学讲义·生理学》《高等针灸学讲义·解剖学》《高等针灸学讲义·病理学》《高等针灸学讲义·诊断学消毒学》《高等针灸学讲义·经穴学孔穴学》《高等针灸学讲义·针治学灸治学》。

③丛书与部分子目分别著录。如《（绘图）针灸传真》条目，下设子目：针灸传真 2 卷、绘图针灸传真内经刺法 2 卷、绘图针灸传真名医刺法 2 卷、绘图针灸传真考正穴法 2 卷；同时，仅《（绘图）针灸传真考正穴法》2 卷作为独立条目著录，其他子目未单独著录，与《总目·凡例》著录原则不符。因此，建议《总目》将其子目各单行本分别单独著录。

通过上述分析，在《总目》中丛书与子目的著录方式的三种情况，存在前后不一致现象，建议在编纂同一本工具书时，同样情况应采取统一处理方式。虽然编纂书目可以丛书与子目同时计算，但从学术研究角度统计针灸医籍数量时，应将丛书作为子目各书的一个版本，而不应将二者作为两种不同书籍同时计算，如上面提到的《针灸学讲义三种》，当从学术研究角度统计针灸医籍数量时，应将《针灸歌括汇编》《经穴学讲义》《针灸治疗讲义》分别作为单一书籍统计，《针灸学讲义三种》

仅是它们的一个版本，而不应再作为一种，统计数量时当是三种而非四种。

除上述丛书与子目的关系外，关于同一书的问题，按《总目·凡例》"同一书的不同辑本，或经重订、校注、发挥等再创作，均按不同书处理，给单独序号"原则，则增订或重订等不应作为一个版本而应作为新书单独著录，在《总目》中《中国针灸治疗学》的著录不符合该原则。《总目》仅见《中国针灸治疗学》1 条，其下分列不同时间发行版本，然而，《中国针灸治疗学》在 1933 年再版时是在原书基础上增订而成，且更名为《增订中国针灸治疗学》，因此应增列《增订中国针灸治疗学》1 条；从学术研究角度而言，由于增订是在原书基础上，又增加新内容，因此，也应作为新书单独计算。

（2）关于译作及外国人著作

从学术研究角度而言，译作及外国人著作不应计算入内。

由于研究目的差异，对民国针灸医籍概念的界定也有所区别。从学术研究角度而言，如研究民国时期中国针灸学术发展，则应以此期出版或公开发行的中国作者自主创作的针灸医籍为研究对象，而不应包括译作及外国人著作，因为译作及外国人著作内容反映外国当时学术发展。虽然国外的著作被翻译为中文或用中文创作，有可能被中国学者看到而受其影响，从而在某种程度上影响中国学术发展，而其本身不反映中国针灸学术情况。因此，在研究民国时期中国针灸学术发展时，译作及外国人著作不作为主要研究对象，仅可作为参考而已，故不属于该期中国针灸医籍范畴，统计民国时期中国针灸医籍数量时，显然不应计算入内。

然而，从编纂书目工具书角度而言，与此原则不尽相同，书目统计原则是以实际图书出版数量为准，如同一种书有不同人的译本，则该两种译本算作两种不同书。因此，《总目·凡例·收录范围》规定，包括同期译作及外国人中文原著，"外国人所著中医药著作，只收中文原著或中文译本，外文不收"。

关于译作的标注年代，是标注原书成书年代还是译入年代，《总目》未作说明。通过对《总目》民国时期（1912～1949 年）针灸医籍书目考查研究发现：在《总目》中译作年代的标注是以译入年代为准，如《（最新）实习西法针灸》，据王勇考察，该书原名为《实习针灸科全书》，由日本冈本爱雄著于1900年，在日本该书到1914年已经出版至7版[7]。该书引入中国后于1915年被顾鸣盛翻译编辑并改名为《（最新）实习西法针灸》，于1915年12月由上海进步书局出版。在《总目》中，《（最新）实习西法针灸》标注年代为1915年。按照这个原则，《总目》收录属于民国时期针灸译作计有5种。

然而，与此不同的是，《总目》中有些译作又以原书成书年代进行标注，如《（杉山真传）百法针术》，成书于1887年，由日本杉山和一撰，缪召予译，于1932年由宁波东方针灸学社铅印发行。《总目》将该书的年代标注为1887年，与标注译入年代的原则不符。如以标注译入年代为原则，则该书译入年代为1932年，属于民国时期针灸译作。

另外，见于1991年版《全国中医联合目录》的译作《中风预防名灸》，在新版《总目》中却未收录，不知何故。据1991版《全国中医联合目录》载，《中风预防名灸》由日本吉原昭道撰，1932年由陈景岐译入中国，现存有宁波东方针灸学社铅印本。按照译作收录原则，该书也应列入民国时期针灸译作。因此，建议《总目》在下次修订时，在"凡例"中对于译作标注年代作明确说明，并在收录时予以统一。

关于外国人中文原著的收录，通过对《总目》考查发现：这类书籍的标注以成书年代为准，而不以引入中国的刊印时间为准，如《皇汉医学丛书》刊于1936年，其中4种针灸书则分别以成书年代列入相应时期内，包括《针灸则》（1776）、《经穴纂要》（1806）、《选针三要集》（1887）及《针学通论》（1925）。与此不同的是，《提要》将《针灸则》作为民国针灸医籍，显然是以引入我国年代为准。按照以成书年代标注为原则，《总目》收录的外国人所著中文原著属于民国时期针灸医籍计有8种。

综上，从学术研究角度统计民国时期中国针灸医籍数量的原则，有以下三条：①时间以1912年至1949年为限；②丛书类书籍数量计算方法应以各子目数量计算，不再将丛书作为一种单独计算；③译作及外国人著作不计算入内。

3　民国时期中国针灸医籍数量考

为进一步核实民国时期针灸医籍数量，笔者据上述原则，再次对《总目》等相关工具书进行认真考查比对，发现：

《总目》记载，民国时期针灸著作共有 193 种（含译作及外国人中文原著），包括针灸通论类 77 种，经络孔穴类 66 种，针灸方法类 24 种，针灸临床类 26 种；中国人著作 180 种，译作 5 种，外国人中文原著 8 种。新版《总目》较 1991 年版《全国中医图书联合目录》收载 183 种多 10 种。

《荟萃》记载民国时期针灸医籍 52 种，其中 5 种未见于《总目》民国针灸医籍，分别为：《嵊县周氏家传秘本针灸秘授全书》《（增图编纂）针灸医案》《针法穴道记》《中国针灸外科治疗学》《十二经脉汇辨》。其中，《总目》作为清代医籍而《荟萃》作为民国医籍者有：《嵊县周氏家传秘本针灸秘授全书》（《总目》载书名为《针灸秘授全书》）、《（增图编纂）针灸医案》及《针法穴道记》；《荟萃》作为清代医籍而《总目》作为民国医籍者有：《针灸灵法》《针灸便用》；另有《铜人图》一书，二者载书名同，而《总目》载著者佚名，《荟萃》载著者为贾梦莲，是否为同一种书，有待进一步考察，此次统计暂视为同一种。因此，《荟萃》载未见于《总目》的民国针灸医籍实有 2 种，即《中国针灸外科治疗学》和《十二经脉汇辨》。据笔者考察，《中国针灸外科治疗学》书名记载有误，当是《新著中国针灸外科治疗学》。

《提要》记载民国时期针灸医籍 47 种，其中 3 种未见于《总目》民国针灸医籍，分别为：《太乙神针古方》《针灸则》《中国医药汇海》。据上述分析，《针灸则》成书于 1766 年，为日本菅沼长之著，宁波东方针灸书局曾于 1936 年出版铅印本，故据成书年代则不属于民国医籍；《中国医药汇海》为中医丛书，其中第七编为针灸部，《总目》将其列入综合性著作，而未入针灸类；据王雪苔考证，《太乙神针古方》实为范毓蓲《太乙神针》（成书于清代乾隆年间）一书北京达仁堂 1913 年重刻本[8]。因此，《提要》载民国针灸医籍均见于《总目》。

《民国总书目》所载民国针灸医籍 33 种，其中 5 种未见于《总目》民国针灸医籍，分别为：《彩色针灸铜人图》《增订中国针灸治疗学》《（科学化）针灸医学》《救人利己的妙法》及《温灸医报》。其中，《增订中国针灸治疗学》为《中国针灸治疗学》的重订本，在《总目》未作为独立条目单列，然而据上述分析，该书应单独列出；另有《砭经》书名同，而著者异，《总目》载著者为砭道人，本书载著者为韬光居士，不知二者是否为同一人同一书，有待进一步考察，此次统计暂视为同一种。通过上述比对分析，上述 3 种工具书所载未见于《总目》的民国针灸医籍共 7 种（详见表 1）。另，据高福惠等考查，杨医亚民国时期针灸著述有 5 种未见于《总目》[9]（见表 2）；据戴铭等考查，罗兆琚有关针灸著作 15 种，其中 8 种未见于《总目》[10]（见表 3）；据王勇考证，承淡安《伤寒针方浅解》成书于 1941 年，经查《总目》未见载录。在《总目》针灸推拿类 1912～1949 年书目的基础上，增加中国人著作 20 种（该数目据上述文献考证所得，其中 5 种笔者尚未确定是否存在），包括《新著中国针灸外科治疗学》、《十二经脉汇辨》、《彩色针灸铜人图》、《增订中国针灸治疗学》、《（科学化）针灸医学》、《救人利己的妙法》、《温灸医报》、《中国针灸学》、《配穴概论》、《百廿孔穴挂图》、《针灸经穴学》、《针灸治疗学》、《中国针灸学讲习所消毒学讲义》、《中国针灸学讲习所诊断学讲义》、《针灸秘钥》、《针灸便览表》、《经外奇穴学》、《中国针灸术诊疗纲要》、《增订中国针灸经穴学考证辑要》及《伤寒针方浅解》；增加译作 2 种，包括《（杉山真传）百法针术》和《中风预防名灸》。因此，民国时期针灸医籍数目是在原 193 种基础上，增加 22 种，合计 215 种，建议将此数作为下次修订《总目》的参考。

表 1　《荟萃》等所载未见于《总目》的民国针灸医籍

序号	书名	成书年代	著者	收载书目
1	《新著中国针灸外科治疗学》	1936	罗兆琚	《中国针灸荟萃》
2	《十二经脉汇辨》	1938	阎德润	《中国针灸荟萃》

序号	书名	成书年代	著者	收载书目
3	《彩色针灸铜人图》	1924	倪耀楣	《民国时期总书目》
4	《（科学化）针灸医学》	1936	曾天治	《民国时期总书目》
5	《救人利己的妙法》	1943	曾天治	《民国时期总书目》
6	《温灸医报》	1935	张鸥波	《民国时期总书目》
7	《增订中国针灸治疗学》	1934	承淡安编著，孙晏如参订	《民国时期总书目》

表2 未见于《总目》的杨医亚针灸著作

序号	成书年代	书名	版本
1	1938	《中国针灸学》	1952年杨医亚医师诊所铅印本，1952年千顷堂分局铅印本
2	1943	《配穴概论》	北平国医砥柱月刊社铅印本
3	1947	《百廿孔穴挂图》	北平国医砥柱月刊社铅印本
4	1947	《针灸经穴学》	北平国医砥柱月刊社铅印本
5	1949	《针灸治疗学》	北平国医砥柱月刊社铅印本

表3 未见于《总目》的罗兆琚针灸著作

序号	成书年代	书名	版本	藏地
1	1935	《中国针灸学讲习所消毒学讲义》	1935年手抄本	桂林图书馆
2	1935	《中国针灸学讲习所诊断学讲义》	1935年手抄本	桂林图书馆
3	1936	《新著中国针灸外科治疗学》	1936年无锡中国针灸学研究社铅印本	
4	1943	《针灸秘钥》	鉴秋医室抄本	广西中医学院中医医史文献学科资料室
5	不详	《针灸便览表》	《针灸杂志》本（1933）	
6	不详	《经外奇穴学》	罗惠芬手抄本	广西中医学院中医医史文献学科资料室
7	不详	《中国针灸术诊疗纲要》	罗兆琚手抄本	广西中医学院中医医史文献学科资料室
8	不详	《增订中国针灸经穴学考证辑要》	上册佚失，下册存手抄本	广西中医学院中医医史文献学科资料室

从民国时期针灸学术研究角度来看，民国时期中国针灸医籍数量的统计则应在 215 种基础上，减去译作及外国人著作 2 类，并重新统计丛书类著作。通过上述统计，译作类共有 7 种，包括：《（最新）实习西法针灸》《高等针灸学讲义》《针灸秘开》《灸法医学研究》《针灸处方集》《（杉山真传）百法针术》《中风预防名灸》；外国人著作类 8 种；丛书类有《针灸学讲义三种》及《（绘图）针灸传真》，《总目》以 6 种计，实际应以 7 种计。因此，民国时期中国针灸医籍数量应在 215 种基础上，减去译作类 7 种、外国人著作类 8 种，增加丛书类子目 1 种，故民国时期中国针灸医籍数量为 201 种。由于本研究以上述几类常见书目工具书为考察对象，参考相关研究论文，疏漏之处在所难免，随着有关研究的进一步深入，祈望同道继续增补。

参考文献

[1] 薛清录.中国中医古籍总目 [M].上海：上海辞书出版社，2007：157~183.

[2] 郭霭春.中国针灸荟萃：第 2 分册：现存针灸医籍 [M].长沙：湖南科学技术出版社，1985：247~304.

[3] 王德深.中国针灸文献提要 [M].北京：人民卫生出版社，1996：177~201.

[4] 北京图书馆.民国时期总书目：自然科学：医药卫生 [M].北京：书目文献出版社，1995：435~438.

[5] 王勇.承淡安《中国针灸治疗学》研究 [D].北京：中国中医科学院博士学位论文，2008：63.

[6] 谭源生.民国时期针灸学之演变 [D].北京：中国中医科学院硕士学位论文，2006：6.

[7] 王勇.承淡安《中国针灸治疗学》研究 [D].北京：中国中医科学院博士学位论文，2008：76.

[8] 王雪苔.太乙神针流传考 [J].中医文献杂志，2001（2）：1~2.

[9] 高福惠，赵士斌，谭世芬.杨医亚教授医学著作简目 [J].河北中医学院学报，1996，11（1）：48~49.

[10] 林怡，戴铭，彭君梅.近代针灸学家罗兆琚生平著述考略 [J].中国针灸，2010，30（3）：245~248.

民国时期针灸医籍分类及内容特点

张建兰[*]　　张树剑

　　民国处于历史的特殊时期，彼时政府在税收、邮资等方面给予出版业一定的扶持，并重视著作权保护与图书馆事业，饬令邮局开展代购书籍及代订刊物业务等措施，均为出版业的兴旺提供了有利条件，书刊出版的数量逐年攀升[1]。虽然频受战争影响，但就整体而言民国时期出版业仍是繁荣的局面，多种医籍亦于此时期得以出版。邱崇丙《民国时期图书出版调查》一文对《民国时期总书目》收录的中文图书124040种（不包括线装书、外文和少数民族文字的图书）进行了分类统计，其中医药卫生类收书3859种，占3.11%，中国医学有885种，占医药卫生类的22.93%[2]。

　　关于针灸医籍的数量，谭源生综合《中医图书联合目录》、《中国针灸荟萃·第二分册·现存针灸医籍》和《民国时期总书目·自然科学》三大工具书和部分学者的研究，认为现存民国时期针灸著作共有212种[3]。《中国中医古籍总目》记录民国时期针灸著作有182种，笔者又通过各地图书馆检索、数据库搜索和实地考察等途径，查到《中国中医古籍总目》未收录的针灸医籍60种，计242种。排除部分医籍虽有目录书收录但实际已亡佚，笔者认为实际现存的著作为180余种，与谭源生考察结果有所出入。本文试将民国时期针灸医籍分类整理，并分析其特点。

---

　　[*]　张建兰，博士研究生，就读于陕西师范大学。

1 理论性著作

如前所述，由于出版业的兴盛，民国时期出版了相当数量的针灸医籍，其主体部分为理论性著作，其中又以立足经典的整理发挥性著作为主，并有部分以西学立论，会通中西的著作[4]。故笔者将理论性著作分为古典考订发挥类和会通中西类。

1.1 古典考订发挥类

《中国中医古籍总目》记载以考释发挥古典为主体的医籍见表1。

表1 民国时期考释发挥古典为主体的医籍

年代	书名	著者/出版者
1912	《针灸灵法》	程兴阳
1914	《针灸便用》	佚名
1915	《针灸指髓》	裴荆山
1915	《针灸菁华》	佚名
1916	《俞穴指髓》	裴荆山
1917	《经穴图考》	佚名
1917	《中医刺灸术讲义》	陈立平
1919	《针灸易知》	中华书局
1919	《针石之宝》	佚名
1920	《针灸变化精微》	佚名
1923	《经脉俞穴记诵编》	张寿颐（山雷）
1923	《针灸问答》	谭志光
1923	《针灸传真》	赵熙（辑庵）
1925	《十二经穴病候撮要》	恽铁樵（树珏）
1927	《针灸菁华》	韦格六（贯一山人）
1928	《针灸秘法》	曾玉莲
1928	《简明针科学论针篇》	周伟呈
1930	《针灸穴法病状合编》	佚名

年代	书名	著者/出版者
1930	《针灸翼》	路嘉霖（华农）
1930	《针灸》	佚名
1931	《针灸精华》	赵佩瑶
1933	《经穴摘要歌诀百症赋笺注合编》	承淡安
1933	《经络要穴歌诀》	承淡安
1933	《针灸纂要》	吴羲如（炳耀），吴韵桐（秀琴）
1934	《针灸学编》	王春园
1935	《针灸经穴分寸穴俞治疗歌合编》	罗兆琚
1935	《十四经穴分布图》	姚若琴（乐琴）
1935	《中国医药汇海·针灸门》	蔡陆仙
1936	《铜人经穴图考》	承淡安，谢建明
1936	《针灸经穴歌赋读本》	黄维翰（竹斋）
1936	《针灸精粹》	李文宪
1936	《针灸学薪传》	罗兆琚
1936	《针灸学讲义》	梁慕周（湘岩）
1937	《（古法新解）会元针灸学》	焦会元
1937	《金针秘传》	方慎庵
1938	《针灸经穴便览》	杨医亚
1938	《经穴辑要》	勘桥散人
1947	《针灸经穴学》	杨医亚
1948	《针灸传真精义》	赵彩蓝（玉青）
1949	《十四经经穴总编》	佚名
1949	《经穴学、孔穴学》	佚名
1949	《经穴全集》	徐青岑
1949	《汉和古今针灸汇编》	顾坤一

上述医籍中《针灸灵法》《针灸便用》《针灸指髓》《针灸菁华》《俞穴指髓》《经穴图考》《针灸易知》《针石之宝》《针灸秘法》《针灸问答》《中国医药汇海·针灸门》等医籍均为古典医籍的整理著作，其内容较为传统，著者少有解读发挥。如蔡陆仙《中国医药汇海·针灸门》，其内容多录自《针灸大成》。其余医籍在整理经典的同时，著者

又根据自身临床经验或者参合近世生理学和解剖学内容作了一定发挥：如赵熙《针灸传真》在针灸手法、治疗等方面作了较大的临床延伸；赵佩瑶《针灸精华》卷一叙述了仲景鼻目法、望色法及望色相绝知舌法、脉象脉法等，内容与一般的针灸著作相比颇具新意；《针灸经穴歌赋读本》上卷所载十二经及奇经八脉循行、主病、经穴次序部位等歌诀则参以近世生理、解剖之说，可见当时已出现中西会通的萌芽。

1.2 会通中西类

早在明清时期，传教士通过翻译著作将西学带到中国，部分学者著作受到一定的西学影响，如王宏翰《医学原始》。至清末民初，西方医学大规模传入中国，中医学界有一批学者主动将西医知识纳入自己的著作中，如杨如侯《灵素生理新论》和恽铁樵《十二经穴病候撮要》。在针灸学术领域，一批具有前瞻性眼光的医家积极吸纳西学，会通中西，著书立说。笔者考察民国时期具有明显中西会通特点的针灸医籍有如下9种（见表2）。

表2　民国时期具有明显中西会通特点的医籍

年代	书名	著者
1930	《温灸学讲义》	张世镳（俊义）
1936	《针灸学薪传》	罗兆琚
1936	《中国针灸外科治疗学》	罗兆琚
1937	《奇经直指》	刘野樵
1937	《金针秘传》	方慎庵
1937	《（古法新解）会元针灸学》	焦会元
1944	《科学针灸治疗学》	曾天治
1947	《针灸秘笈纲要》	赵尔康
1949	《实用科学针灸》	谈镇垚

该部分医籍的中西会通思想主要表现在3个方面。其一，用西学理论来解读经典概念。如刘野樵《奇经直指》[5]，将解剖尸体观察所见与传统理论对照后对冲脉、任脉和督脉的本质作了解读："冲脉之本体与器质，古今绝少正确之发明，考之西法解剖，则全身之淋巴系统是也。"

"《针经》曰：任脉起中极之下，以上毛际，循腹里，上关元，至喉咙，属阴脉之海。以此推之，可知任脉为胸中大血管。""可见督脉为脊髓神经，了无疑义。"刘氏认为，冲脉即淋巴系统，任脉是胸中大血管，督脉为脊髓神经。这一传统理论和西学对比得出的结论虽然略失于死板，但彰显了中西会通的积极意义，特别是"督脉为脊髓神经系统"这一观点在民国时期被不少医家所认同[6]。其二，经穴描述中引入解剖学内容。曾天治是民国时期岭南一带著名的针灸医家，其思想新潮，有明显的针灸科学化的倾向，《科学针灸治疗学》是其代表作。此书系曾天治综合传统医学和西方医学理论而著，书中对穴位解剖的描述十分详尽，如迎香穴"在上颚骨犬齿窝之上方。鼻翼下挚筋中，循下眼窝动脉，分布颜面神经麻痹及三叉神经之枝别，下眼窝神经"。该描述中"上颚骨""下眼窝动脉""三叉神经"等解剖学名词在其他穴位的描述中也多处出现，而传统医籍，如《针灸大成》对于迎香穴的定位为"禾髎上一寸，鼻下孔旁五分"。两者相比较可见引入解剖学后的定位描述更为准确。其三，以西医病名替代传统病候描述。张世镳《温灸学讲义》是参考日本相关资料著作而成，呈现出显著的西学特点。在第六编治疗学介绍临床各科疾病时，对病名的描述使用西医病名，如在呼吸器病中有喉头加达尔、百日咳、加达尔性肺炎、慢性气管枝炎、急性气管枝炎等[7]。《科学针灸治疗学》更为系统，各篇目以西医系统分类，将疾病分为十九编，分别为呼吸系统病、传染病、循环器病、神经系统病、妇科病、儿科疾患、维他命缺乏病、外科疾患、消化器疾患、泌尿器疾患、生殖器疾患、花柳病、运动器病、眼疾患、耳疾患、皮肤病、内分泌病、产科病、新陈代谢病。该书对于病名的阐述也完全西化，如呼吸系统病中鼻的病变有急性鼻黏膜炎、慢性肥厚性鼻炎、萎缩性慢性鼻炎、鼻衄和黏液性息肉等[8]。

2　绘图考订经穴类

《太平圣惠方》曰："穴点以差讹，治病全然以谬"，腧穴定位一直被针灸医生所重视。骨度分寸设定的改变、文献传抄的失误、文本的理解差异均可使经穴的定位产生分歧[9]，所以历代医家都致力于经穴考订。民国时期经穴考订类医籍有以下18种（见表3）。

表3　民国时期绘图考订经穴类医籍

年代	书名	编著者
1923	《（绘图）针灸传真·考正穴法》	赵熙（辑庵）等编
1924	《针灸经穴图考》	黄维翰（竹斋）编
1925	《铜人经穴骨度图》	张寿颐（山雷）撰
1927	《经络腧穴新考证（二卷）》	张寿颐（山雷）撰
1932	《铜人经络图骨度部位说明书》	赤城医庐编
1933	《（最新考正）经脉经穴挂图说明书》	包天白编
1935	《十四经穴分布图》	姚若琴
1935	《百廿孔穴灸治图说》	余天岸
1938	《仲景针灸图经注（二卷）》	赵树棠注
1945	《针灸经穴挂图（四幅）》	杨医亚绘
1946	《针灸经穴编》	佚名
1948	《人体十四经穴图像》	赵尔康绘
1949	《人体经穴图（四幅）》	承淡安绘
1949	《铜人经穴分寸图表》	卫道摹绘
1949	《铜人图（四十五幅）》	佚名
1949	《脏腑经络各部位图》	佚名
1949	《铜人俞穴分寸图》	佚名
1949	《经穴图解》	佚名
不详	《增订中国针灸经穴学考证辑要》	罗兆琚

相比之前的经穴学医籍，民国时期的相关医籍绘图精细，标穴清晰，姚若琴《十四经穴分布图》描绘出了胸骨、肋骨和椎骨等，定位细致；杨医亚所绘《针灸经穴挂图（四幅)》甚至以不同色彩和符号将经脉、禁针穴、禁灸穴标示。

除了在绘图表现上有较大的进步之外，此时期的绘图经穴考订类著作最为突出的特征是引入西方医学解剖图。在余天岸《百廿孔穴灸治图说》、赤城医庐《铜人经络图骨度部位说明书》、杨医亚《针灸经穴挂图（四幅）》中采用解剖图来说明腧穴定位。

姚若琴《十四经穴分布图》[10]手太阴肺经穴图（左侧），简要绘制了胸骨、肋骨，标示了骨度分寸，经穴的定位渐趋精确化。

余天岸《百廿孔穴灸治图说》[11]上肢孔穴和肩部孔穴，除了有上肢30穴、肩部2穴，另外可见如"第一掌骨、第二掌骨、尺骨、桡骨、尺骨鹰嘴、上膊骨"等解剖名词的标注。

除了采用解剖图之外，在文字描述上，此时期的著作对穴位考订也采用解剖语言。以张寿颐撰《经脉腧穴新考证（二卷）》中对脊柱邻近腧穴的描述看，"《针灸甲乙经》所谓在第一空腰髁下、第二空夹脊陷、第三空夹脊陷、第四空夹脊陷。寿颐按：此小骨即接连尾骶骨下，以成尖锐者，合信氏〔注：英国传教士，1816年生，1939年来华，医学传教的先驱者，译述了《全体新论》（1851年，1卷，与陈修堂合撰），该书是一部主要阐述解剖生理学的著作，与德贞的《全体通考》及柯为良的《全体阐微》构筑了近代中国解剖生理学说之基础〕谓此三小骨为尾闾骨，又谓此尾骶骨及尾闾骨，至中年以后，则总连为一骨。其兜弯之内，即直肠依附之处，有八孔，平分四对，以出脑气筋之尾派云云，则两行八孔，每行各有四孔，即此四髎之穴无疑"[12]。

3　译作类

日本在明治维新后期医学飞速发展，我国学者主要通过留学日本、翻译日本著作的方式来接纳新学。以翻译日本医书闻名的东方针灸学研究社（注：宁波东方针灸学研究社成立于1930年，曾编译多本针灸医籍，《高等针灸学讲义》和《针灸医学大纲》都为此社编写，用于当时的函授教育，对针灸学发展有广泛影响）社长张世镳在《针灸医学大纲》"序言"中说："本局所以印科学的针灸书者，其所负之使命有二：（1）搜集国外之针灸书，流传我国，以谋学术之改进；（2）提倡科学的针灸术，以造成无数科学的针灸专家，以谋学术之统一，而应时代之潮流"[13]。在这一时代潮流下，多种日本针灸医籍被推介到国内。目前笔者考察日本著作有16种，另有朝鲜译著1种（见表4）。

表4 民国时期翻译他国的医籍

年代	书名	著/译者
1915	《最新实习西法针灸》	〔日〕冈本爱雄撰，顾鸣盛编译
1922	《经络学》	〔朝〕洪钟哲著
1923	《改正孔穴部位图》	日本文部省编
1925	《针学（灸）通论》	〔日〕佐藤利信著
1929	《针灸萃要》	〔日〕吉田弘道著
1931	《高等针灸学讲义》	〔日〕延命山针灸专门学院编，缪绍予、张俊义编译
1932	《中风预防名灸》	〔日〕吉原昭道撰，陈景岐译
1935	《灸法医学研究》	〔日〕原志免太郎著，周子叙译
1935	《经穴纂要》	〔日〕小阪元祐著
1936	《针灸学纲要》	〔日〕菅沼周桂（长之）撰，陈存仁编辑
1936	《选针三要集》	〔日〕丹波元简撰，陈存仁编辑
1936	《腧穴折衷》	〔日〕安井元越著
1938	《针灸治疗学纲要》	〔日〕菅沼周桂（长之）著，杨医亚编译
1939	《人体写真十四经图谱》	〔日〕玉森贞助撰
1941	《针灸术秘传书》	〔日〕泽田治津夫撰
1942	《经穴并孔穴图谱》	〔日〕坂本贡编
1948	《针灸秘开》	〔日〕玉森贞助撰，杨医亚编译

日本受荷兰及其他西方国家医学影响巨大，其医学发展后期甚至全盘西化。表4所列的17种针灸译著中能见到明显的西学痕迹。《最新实习西法针灸》是最早传入我国的日本针灸医籍，书中第一章为针术之沿革，第二章为经穴解剖学，第三章针灸治病分消化、全身、呼吸、循环、泌尿、神经等系统疾病及传染病，并附插图多幅，录有冈本氏之实验谈。是书对早期的中医学教材广东中医药学校编《针灸学讲义》以及民国代表医家承淡安著《中国针灸治疗学》和曾天治著《科学针灸治疗学》均有直接或间接影响。

《高等针灸学讲义》被认为是当时影响较大的针灸译著，共6种。内容包括《诊断学、消毒学》《经穴学、孔穴学》《针治学、灸治学》《解剖学》《病理学》《生理学》，其中《经穴学、孔穴学》和《针治学、灸治学》与针灸学关系最大。承淡安的《中国针灸学讲义》《中国针灸治疗学》和朱琏的《新针灸学》都受到《高等针灸学讲义》的影响。

4 教材和医案类

4.1 教材

近代中医教育经历了北洋政府"漏列中医"案、南京政府"废止中医"案等波折，在各方中医人士的努力下，中医教育发展斗折蛇行，不同时期的中医院校也在各地得以创办。其中比较著名的有上海中医专门学校（1917～1947年）、广东中医药专门学校（1924～1955年）、浙江兰溪中医专门学校（1917～1937年）和承淡安所创办的中国针灸学研究社（1931～1937年）。各地院校的创办促进了针灸类教材的编撰，初期各个院校以自编教材为主，1928年、1929年先后举行两次全国中医教材编辑会议，决定编撰课本统一教学，这一举措对近代乃至现代的中医教育均产生深远影响。民国时期的主要针灸类教材见表5[14]。

表 5　民国时期主要针灸类教材

年代	书名	著者	学校
1927	《针灸学讲义》	周仲房	广东中医药专门学校
1931	《中国针灸治疗学》	承淡安	中国针灸学研究社
1931	《高等针灸学讲义》	张世镳	宁波东方针灸学社
1934	《针灸讲义》	华北国医学院	华北国医学院
1935	《针灸医学大纲》	曾天治	广州汉兴国医学校
1936	《最新按摩术讲义》	陈景岐	广州汉兴国医学校
1937	《针灸薪传集》	夏少泉	中国针灸医学专门学校
1937	《针灸薪传》	承淡安	中国针灸专校
1937	《近世针灸学全书》	杨医亚	中国针灸学社
1940	《中国针灸学讲义》	承淡安	中国针灸学研究社
1940	《实用针灸学》	焦宝堃	北平国医学院
1940	《针灸学讲义》	杨医亚	中国针灸学社
1944	《科学针灸治疗学》	曾天治	重庆针灸医学院

检梳以上针灸学教材，发现呈现出两个特点。

首先，融会西医学说。表5所列大部分教材从疾病分类、描述，到腧穴的主治、定位，刺灸原理阐述等，都渗透了西医学说。以北平国医学院《实用针灸学》为例，著者焦宝堃认为刺灸是对神经起一定刺激作用的疗法，针的治疗作用在于直接刺激神经，使之兴奋或镇静，从而徐徐达到治疗的目的；腧穴定位主治则直接应用解剖学和西医病名，如云门穴的解剖部位：在锁骨肩峰端之下缘，肩胛骨喙突内侧，胸大肌之上部，皮下通过头静脉，深部为腋动脉起点及臂丛与胸肩峰动脉，分布胸前神经、肋间神经和锁骨下神经，主治支气管炎、喘息、颜面及四肢浮肿；疾病分类则依据脑神经、消化、呼吸、循环、泌尿和生殖系统、运动、妇科、小儿科和一般全身病等分为十大类别，并提供或针或灸的治疗方法[15]。《高等针灸学讲义》是宁波东方针灸学社的系列函授教材，因其内容较为全面，被广泛引用。其中《针治学、灸治学》和《经穴学、孔穴学》详述了针术、灸术、经穴和治疗各方面的内容，并以解剖生理学对针灸效应机制做出相应解释，更单独成书《解剖学》、《生理学》、《病理学》和《诊断学、消毒学》，直接以西学授课。该教材对针灸科学化有较大的影响。

其次，初步呈现出针灸学科框架。承淡安是近代针灸学界的代表性人物之一，对针灸教育有巨大贡献，承淡安著《中国针灸治疗学》《中国针灸学讲义》不仅用作研究社的面授教材，而且通过函授等方式，共培养了针灸专业人士3000余人。其中《中国针灸学讲义》，第一编针科学讲义，第二编灸科学讲义，第三编经穴学讲义，第四编针灸治疗学，有学者认为是书初步构建了以针法、灸法、腧穴、治疗等为核心内涵的现代针灸学科体系和框架[16]。其他教材如《针灸薪传集》《实用针灸学》章节的分布也有类似特点。

4.2 医案

针灸医案在民国医籍中所占据的比例不大。具体书目见表6。

这一时期的针灸医案普遍记载较为详尽。如曾天治《针灸治验百〇八种》详细论述了多种疾病的针灸验穴，是个人临床经验的总结；也有

表6 民国时期针灸医案类书籍

年代	书名	著者
1915	《针灸诠述》	黄灿
1928	《针灸穴道经验汇编》	黄云章
1929	《针灸医案》	悔过居士
1930	《针灸秘授全书》	周复初
1930	《针灸医案》	姚寅生
1934	《针灸医案》	邓宪章
1934	《针灸治验百〇八种》	曾天治
1936	《针灸医案》	李长泰
1937	《金针治验录》	赵尔康
1949	《历代针灸医案选按（二卷）》	孔蔼如

对历代验案的总结，如周复初在《针灸秘授全书》中自述，是其集历代医家治疗数万人临床经验而成，载各科病症百余种，每病症列主症，主治穴及随症加减。从以上医案类著作，基本能窥见彼时针灸医家临证思路及用针经验，部分对现代临床仍有借鉴意义，值得进一步考察。

5 内容特点评述

以上四类针灸著作中，理论性著作所占比例最大，某种程度上说明民国时期针灸医家的学术创作热情与研究精神，其中又以整理发挥古典医籍为主，说明部分医家注重传统理论的传承，又有一部分的著作呈现出显著的中西会通的特点。绘图考订经穴类著作显要特点是解剖图的出现，且绘图精细，图像印刷较为精致。译作以翻译日本医著为主，反映了当时日本医界对中国针灸学界的影响。学校的创办促进了教材的编写，此时的针灸教材已经有了针灸学科体系的框架雏形，同时有明显的科学化倾向。医案所载内容详尽，实为不可多得的临床资料。总的说来，彼时针灸医籍呈现出显著的中西会通或者科学化倾向，应该与当时的科学化社会背景以及医生积极探索不断求新、力求针灸理论突破有关。

另外白话文的推广对针灸医籍的编写和针灸学术的传承起了一定的推动作用，较之明清时期的针灸医籍，白话文所记载的针灸学著作更为浅显易懂。专门性医籍之外，针灸杂志在民国时期扮演着学术传承与交流互动之重要角色，笔者将另文论述。

参考文献

［1］罗执廷.中国现代文学发展中的民国出版机制［J］.文艺争鸣，2012（11）：49～56.

［2］叶再生.出版史研究第五辑［M］.北京：中国书籍出版社，1995：163～171.

［3］谭源生.民国时期针灸学之演变［D］.中国中医科学院硕士学位论文，2006.

［4］黄兴涛.论民国文化的时代精神［J］.教学与研究，1998，10：15～22，63.

［5］刘野樵.奇经直指［M］.宜昌：国医针灸学社，1937：1～2.

［6］李素云.西医东传与针灸理论认识之演变［M］.北京：学苑出版社，2012：90.

［7］张世镳.温灸学讲义［M］.上海：上海东方医学书局，1930：35～44.

［8］曾天治.科学针灸治疗学［M］.科学针灸医学院，1944.

［9］王勇，黄龙祥.经穴定位分歧的基本因素［J］.针刺研究，2008，33（2）：139～141.

［10］姚若琴.十四经穴分布图［M］.上海：姚若琴和李乃煌印行，1935：2.

［11］余天岸.百廿孔穴灸治图说［M］.上海：上海理疗器械行，1935：5.

［12］浙江省中医管理局《张山雷医集》编委会.张山雷医集［M］.北京：人民卫生出版社，1995：605.

［13］张世镳.针灸医学大纲［M］.宁波：东方医学书局，1936：33.

［14］邓铁涛，程之范.中国医学通史·近代卷［M］.北京：人民卫生出版社，2000：213～218.

［15］焦宝堃.实用针灸学［M］.北京：北平国医学院，1940.

［16］夏有兵.承淡安研究［M］.南京：江苏科学技术出版社，2011：204.

近现代汉译日本针灸医籍述要

刘科辰[*]　张树剑

民国至中华人民共和国成立早期，我国针灸学者为谋求学术进步翻译了一批日本针灸医籍。这部分医籍对我国近现代针灸理论、临床、教育等方面均产生了一定的影响。目前，已有学者对此类医籍有所关注，如张建兰、张树剑[1]对民国时期针灸医籍进行了分类整理，其中收录汉译日本针灸医籍16种，并对部分医籍进行了简要的介绍；王勇、黄龙祥[2]以腧穴解剖为线索，阐述了民国早期针灸医籍与汉译日本针灸医籍之间的联系；李素云的《解读的异化——西学影响下的针灸理论演变》[3]以及《近代针灸理论演变中的西医影响研究》[4]两文则涉及汉译日本针灸医籍对我国针灸理论的影响。不过，至今少有汉译日本针灸医籍的专门整理研究。笔者系统梳理了近现代（1912~1960年）汉译日本针灸医籍，并对其主要内容进行了分类考察。

1　汉译日本针灸医籍种类及版本

笔者查阅《中国中医古籍总目》，并通过各地图书馆检索，共考察民国与中华人民共和国成立早期汉译日本针灸医籍25种，见表1。

＊　刘科辰，医学硕士，毕业于南京中医药大学。

表1 汉译日本针灸医籍25种

书名	编/著者	译者	备注（版本出版年、出版社）
《最新实习西法针灸》	冈本爱雄	顾鸣盛	1915，上海进步书局
《温灸学讲义录》	坂本贡等	张俊义	1928，东方针灸学社
《高等针灸学讲义·解剖学》	猪又启岩	陈景岐	1931，东方针灸学社
《高等针灸学讲义·生理学》	日本延命山针灸专门学院	缪召予	1931，东方针灸学社
《高等针灸学讲义·病理学》	日本延命山针灸专门学院	缪召予	1931，东方针灸学社
《高等针灸学讲义·诊断学、消毒学》	牛岛铁弥	缪召予	1931，东方针灸学社
《高等针灸学讲义·针治学、灸治学》	日本延命山针灸专门学院	缪召予	1931，东方针灸学社
《高等针灸学讲义·经穴学、孔穴学》	猪又启岩	张俊义	1931，东方针灸学社
《百法针术》	杉山和一	缪召予	1932，东方针灸学社
《中风预防名灸》	吉原昭道	陈景岐	1932，宁波东方针灸学社
《灸法医学研究》	原志兔太郎	周子叙	1933，上海中华书局
《灸科学》	坂本贡	承淡安	1935，连载于《针灸杂志》（民国期刊）
《针灸秘开》	玉森贞助	杨医亚	1948，北平国医砥柱月刊社
《针灸处方集》	松原四郎平等	杨医亚	1949，北平国医砥柱月刊社
《（最新）针灸治疗医典》	柳古素灵	杨医亚	1953，上海千顷堂书局
《灸点新疗法》	阪井松梁	刘芸卿	1954，中国针灸学研究社
《经络之研究》	长浜善夫、丸山昌郎	承淡安	1955，上海千顷堂书局
《知热感度测定法针灸治疗学》	赤羽幸兵卫	刘芸卿等	1956，上海卫生出版社
《经络治疗讲话》	本间祥白	九芝	1957，江苏人民出版社
《经穴主治症的研究》	本间祥白	承为奋等	1957，中国针灸图书用品社
《针灸临床治疗学》	代田文志	胡武光	1957，人民卫生出版社

书名	编/著者	译者	备注（版本出版年、出版社）
《针灸真髓·泽田派见闻录》	代田文志	承淡安等	1958，江苏人民出版社
《针灸经穴概要》	柳古素灵	董德懋	1958，人民卫生出版社
《针术的近代研究》	间中喜雄等	萧友山等	1958，人民卫生出版社
《十四经经穴图谱》	本间祥白	承为奋等	1959，中国针灸图书用品社

2 汉译日本针灸医籍内容述要

上述医籍中《高等针灸学讲义·解剖学》《高等针灸学讲义·生理学》为西学教材，分别论述了西医的解剖学与生理学。其余医籍内容主要集中于3个方面：其一，阐述针灸机制，主要介绍针灸实验及研究成果；其二，阐释基础理论，侧重讨论"经络""腧穴"理论；其三，论述针灸临床，着重介绍诊断法、刺灸法与病症治疗。

2.1 针灸机制研究

汉译日本针灸医籍中《温灸学讲义》《高等针灸学讲义·针治学、灸治学》《灸法医学研究》《灸科学》《针术的近代研究》等医籍涉及针灸机制相关内容。

2.1.1 针术机制研究

对于针术机制的论述主要见于《高等针灸学讲义·针治学》与《针术的近代研究》。《高等针灸学讲义·针治学》主要从神经生理角度阐述了对针术的认识。书中介绍了冈本爱雄的"刺激电气说"、大久保适斋的"电气刺激说"和三浦谨之助的"刺激变质说"；将针的生理作用归为"兴奋作用""制止作用（镇静或镇痛作用）""诱导作用"；讨论了针刺对于身体的影响，并从神经生理的角度着重介绍了针刺的介达作用（反射作用）。书中认为"气"为"神经"颇有新意。相比之下，《针术的近代研究》有关针术的论述更为详细，本书将日本明治至昭和年间有关针术的实验研究进行了系统的总结，分别介绍了大久保适斋、三浦谨之助、藤井秀二、水野重原、石川日出鹤丸等人的研究成果。书中阐述了针刺与神经生理、血液等的联系，认为针刺效应是基于对神经系统（尤其是"植物神经"）的刺激而产生的一系列生理病理变化，讨论了针术对于肠蠕动、神经兴奋性、血管、肌肉等的影响，并着重论述了与针术有关的神经生理学研究，如"内脏的感觉"研究、"传入性内脏感觉的传导径路"研究、"皮肤压、植物性神经反射"研究等。

2.1.2 灸术原理研究

有关灸术原理的阐述可见于《灸法医学研究》、《灸科学》、《高等针灸学讲义·灸治学》和《温灸学讲义》。原志免太郎著的《灸法医学研究》是一本灸法实验集。书中分别论述了施灸后局部组织、血管、细胞的变化；施灸对于白血球、红血球、血糖浓度、血液凝固时间等的影响；施灸对于结核动物的治疗倾向，并单独讨论了对"火伤毒素"的研究，发现施灸后，局部蛋白会发生异常分解，产生一种"火伤毒素"，继而引起人体一系列的生理病理变化；提出"灸法之本态"，认为灸是一种蛋白体疗法。原志氏的研究在当时应是受到关注的，《灸科学》《高等针灸学讲义·灸治学》等医籍均对其研究成果进行了引用。坂本贡的《灸科学》为灸学专论，书中提出了"灸之医治作用"与"灸之健体作用"，并将有关灸术的实验研究进行了总结，分别论述了"灸"对于"血管""血压""肠蠕动""疲劳曲线""赤血球及血色素""白血球""血清""补体作用""免疫体发生""血液凝固时间""血糖""局部组织""结核动物"等的影响，其中包括樫田十次郎、原田重雄、后藤道雄、青地正皓、时枝薰、原志免太郎等人的研究成果。《高等针灸学讲义·灸治学》则将上述研究进行了概括，提出"灸之生理作用""灸之刺激作用""灸之体健及病体作用"，分别讨论了"灸"对于"血液""血管""血压""肠蠕动""吸收作用""神经系统"的影响，"灸"与"蛋白体"疗法，并将灸的作用归为"诱导刺激"、"直接刺激"与"反射刺激（又名介达刺激）"三种。类似的，《温灸学讲义》亦从神经生理的角度对灸的作用进行了简要的讨论，但是该书将灸作用归为"诱导""兴奋""镇静""食菌"四个方面，与《高等针灸学讲义·针治学、灸治学》稍有区别。

总体来说，汉译日本针灸医籍有关针灸原理的论述，已打破应用传统"气血""经络"等学说进行阐释的方式，书中多以西医医理解读针灸机制，较少运用传统理论进行解读。这种提法引起了彼时我国针灸学者的广泛关注，诸如针的生理作用之"兴奋作用""制止作用（镇静或镇痛作用）""诱导作用"，灸的刺激作用之"诱导刺激"、"直接刺激"与"反射刺激（又名介达刺激）"等内容被屡次引用于民国与中华人民共和国成立早期针灸著作之中。

2.2　基础理论阐释

"经络腧穴"作为针灸理论的经典概念历来为针灸学者们所重视，汉译日本针灸医籍中不乏与其有关的论著，如《经络之研究》《经络治疗讲话》主要论述了经络相关知识，《高等针灸学讲义·经穴学、孔穴学》《十四经经穴图谱》《经穴主治症的研究》《针灸经穴概要》则为腧穴专著，其他医籍如《最新实习西法针灸》《高等针灸学讲义·针治学、灸治学》《针灸秘开》《针灸临床治疗学》《针灸真髓·泽田派见闻录》《针术的近代研究》等亦对经络腧穴理论有所涉及。

2.2.1　论经络

长浜善夫、丸山昌郎著的《经络之研究》系统论述了针刺人体某些部位后产生的感觉传导研究，并阐述了其对"经络"的理解。书中分别记录了在人体"井穴""背俞穴""募穴""五输穴"等处进行针刺刺激后产生的异常感觉及其传导路径，发现这种感觉传导路径与经络循行基本一致。该书把这种异常感觉称为"针响"，将"针响"的轨迹称为"感觉圈"，并把这种感觉传导现象称为"循经感传现象"，认为"感觉圈"的发生即是"经络"。在对"循经感传现象"的研究中，还找到一些"新经络""新经穴"，如"膈腧经""八俞经""第二阳池""中泽"等。其研究成果被赤羽幸兵卫继承，与之相关的研究可见于赤羽氏著的《知热感度测定法针灸治疗学》。

间中喜雄等的《针术的近代研究》亦对"经络"概念进行了讨论。他们认为"'经络'就是见于植物神经系紧张力分布状态的'机能曲线'"，"（中国古代的）'经络'概念把事实的记载与说明的抒述混淆在一起"，所以不利于从科学上来解决"经络"是否实有其物的问题，于是提出"经络现象"以强调"经络"是客观存在的。书中将当时有关"经络现象"的报告进行了总结，其中包括长浜氏等的"循经感传现象"与赤羽氏的"赤羽氏现象"。该书还着重介绍了石井陶白的观点，石井陶白认为经络是"综合发生系统"，即"肌、骨、内脏、循环系、神经系等一切系统都以浑然一体的姿态，在营着生命、生活活动的。经络就是综合这一切解剖系统来经营生活的综合系统"。

《经络之研究》《针术的近代研究》，或以"经络现象"论证"经络"确实存在，或将"经络"与神经等西学比附，试图运用较为科学的方法以剖析"经络"内涵。

相比之下，《经络治疗讲话》对"经络"的论述则显得较为传统。本书主要介绍了与"经络"相关的基础知识，译者自序中将本书内容进行了总结："此编所述，盖其用古井先生与 T 君假名，就经络治疗作问难之讲录，举凡经络、脏腑、营卫、气血、阴阳、表里、虚实、寒热之要旨，以及五行之生克，四诊之精微，治证之大纲，补泻之要点，诸有关经络问题之基本学识，均有所概述无遗"。该书多从"气血""营卫"等角度阐释"经络"，对"经络"的论述偏于传统。

2.2.2　论腧穴

《高等针灸学讲义·经穴学、孔穴学》为腧穴专著，全书分为"经穴学"和"孔穴学"两部分，"经穴学"主要按照部位（如头部、胸部、背部等）介绍了十四经穴的"位置"、"解剖的部位"、"疗法（刺灸法）"和"主治"；"孔穴学"将原有经穴进行了删除，只保留了十四经穴约三分之一的内容（从 354 穴中选出 120 穴定为"改正孔穴"），并按照部位介绍了各腧穴的定位；书末阐述了有关"海氏带"的内容："海氏带者，言其人体内之疾病，关联身体某部分，而来神经过敏之现象，因感其部之疼痛，而起痉挛等而作也。于内脏疾病起时，其脏器相当于一定之皮肤面，而生知觉过敏。"提出经穴的部位与"海氏带"最高过敏点一致。

本间祥白的《经穴主治症的研究》主要讨论了十四经经穴的主治，其另一部著作《十四经经穴图谱》属于腧穴图谱，在勾勒腧穴时加入了精细的解剖。同为腧穴专论的《针灸经穴概要》，其内容就显得比较全面。本书首论"穴"的分类、位置与取穴方法，将"穴"称为"刺激点"，并将"穴"与神经、血管、"海氏带"最高过敏点进行了比附。在各论中按照十四经顺序详细论述了十四经经穴的"部位"、"取穴法""主治症"、"刺灸"、"解剖"和"备考"（注："备考"主要将各个医家或一些经典著作对该腧穴的认识进行了总结），并将"解剖"再分为"肌肉""血管""神经"三方面介绍，内容翔实。

此外，还有一部分医籍亦对"腧穴"进行了讨论，且颇具特点。《最新实习西法针灸》是目前已知最早翻译出版的汉译日本针灸医籍，该书在论述腧穴时单独列"解剖"一项，较早将解剖知识引入腧穴描述。

《高等针灸学讲义·针治学、灸治学》论述腧穴时将其描述为"中枢点"，强调了腧穴部位的神经解剖，将头部、胸腹部、上肢、下肢各处与神经解剖对应的腧穴进行了逐一论述。玉森贞助的《针灸秘开》将十四经经穴进行了删除，选取其中一部分定为"玉森天心派使用十四经经穴"，介绍各经穴的定位。代田文志的《针灸临床治疗学》和《针灸真髓·泽田派见闻录》论述了代田氏师父泽田健先生的用穴感悟，书中详细论述了泽田氏常用穴位的主治，提出"经穴移动"的观点，强调穴位处的触诊，并介绍了泽田氏创立的新穴，具有一定的临床参考价值。

2.3　针灸临床治疗

汉译日本针灸医籍中涉及临床的著作颇多，如《温灸学讲义》《最新实习西法针灸》《高等针灸学讲义·病理学》《高等针灸学讲义·诊断学、消毒学》《高等针灸学讲义·针治学、灸治学》《百法针术》《中风预防名灸》《灸科学》《针灸秘开》《针灸处方集》《（最新）针灸治疗医典》《灸点新疗法》《知热感度测定法针灸治疗学》《针灸临床治疗学》《针灸真髓·泽田派见闻录》《针术的近代研究》等，主要论述了诊断法、刺灸法与病症治疗。

2.3.1 述诊断方法

《温灸学讲义》主要介绍了"问诊"、"望诊"（望体格、肤色、步态等）、"接诊"三种，其中"接诊"又分为"视诊"（视皮肤"黏膜"溃疡发疹之有无）、"触诊"、"打诊"、"听诊"、"查血查尿"等，以西医的内容为主。与之相似，《高等针灸学讲义·诊断学、消毒学》论述了9种诊断方法，分别为"问诊法"、"望诊法"、"检温法"、"检脉法"、"检尿法"、"腹部诊断法"、"打诊法"、"听诊法"与"皮肤诊断法"。《知热感度测定法针灸治疗学》系统论述了赤羽氏发明的"知热感度测定法"，该方法主要通过测定并对比患者四肢末端的热觉敏钝以指导疾病诊断与治疗。代田文志著的《针灸临床治疗学》结合"泽田派"的临床经验，讨论了望、闻、问、切四诊，其中较有特色的是切诊里的"腹诊"、"经络诊"和"压诊"。《针术的近代研究》在其"针术的诊断学"中将诊法内容进行了系统的总结，述有"海氏带""压诊法、撮诊法"等内容，阐释了"海氏带"与疾病之间的联系，并分别介绍了"胸部压诊""腹部压诊""臀底部压诊""胸部的撮诊""腹部的撮诊"等诊断方法，注重对患者触压觉的考察，将其敏感点用于疾病的诊断与治疗。

2.3.2 述刺灸法

杉山和一著的《百法针术》为针法针术专著，书中述有"管针法"与112种"杉山流"术式（如"雀啄针术""随针术""散针术""发散针术"等）。《高等针灸学讲义·针治学》论述了针术的种类、针刺的"适应症""禁忌症"等内容，述有"捻针法"、"打针法"、"管针法"和"小儿针法（皮肤针法）"，讨论了16种"押手"、7种"基本针刺手法"，并引用了部分《百法针术》的内容，介绍了"雀啄术""随针术""发散针术""细捐针术（又名诱导术）"等5种针术。《针灸秘开》则介绍了"捻针法"、"管针法"、"打针法"、"皮肤针法"和"散针法"。赤羽幸兵卫著的《知热感度测定法针灸治疗学》介绍有"皮内针法"。《针术的近代研究》在其"针的用法"一节中介绍了"管针"、"小儿针"、"鍉针"、"燔针"（灸温针）、"行针"（置针）等内容。

有关灸法的讨论主要见于下列医籍。《温灸学讲义》主要介绍了无瘢痕灸法，讨论了无瘢痕灸的"目的""适应症""禁忌症"等内容。《高等针灸学讲义·灸治学》论述了灸的种类，介绍了"有瘢痕灸"、"无瘢痕灸"与"特殊灸"，并讨论了灸术的"适应症""禁忌症"，以及艾炷的大小等问题。《灸科学》在总论里分别介绍了艾叶的"起源""性状""制法""保存法"，"艾炷的大小"与"壮数的多少"；在各论中论述了灸术的"适应症""禁忌症"等内容。

2.3.3　述病症治疗

《中风预防名灸》专门讨论了与中风病相关的艾灸治疗，该书主要论述了中风发作时的应对措施与中风预防之灸法运用，在其"附录"部分还讨论"肋膜炎""肺病""寝而小便""慢性淋病及膀胱病""睾丸炎""齿痛""瘰疬""头痛"等 8 种疾病艾灸疗法，并介绍了"长寿"与"孕子"的灸疗处方。《灸点新疗法》主要论述了与灸疗相关的知识，全书分为三编：第一编讨论了"子宫内膜炎""癔病""神经痛""神经性胃痛"等 74 种疾病，在每种疾病下分别论述了该病的"病因"、"病状"、"护理"和"灸点"（灸疗方法）；第二编以小论文的形式探讨了一些医学问题，如"精神对于疾病的影响""土地与健康"等；第三编单独论述了"水治疗法"相关内容。《最新实习西法针灸》亦对临床治疗进行了讨论，本书按"消化器病""传染病""全身病""呼吸器病"等将疾病分为七类，讨论了各种疾病的"原因"、"诊断及证候"、"预后"和"治法"。与之相似，《温灸学讲义》按"脑神经系病""消化器病""呼吸器病""血行器病"等分为九类，载有疾病 101种，讨论了各个疾病的"原因"、"证候"、"经过"、"预后"和"取穴"；《高等针灸学讲义·病理学》将疾病分为"呼吸器病""消化器病""泌尿器及生殖器病""血行器病及心脏病"等十一类，载有疾病166 种，讨论了各种疾病的"原因"、"症候"、"预后"和"主治要穴"。另外，《高等针灸学讲义·消毒学》在书末对 10 种传染病进行了讨论，如"肠窒扶斯""拍拉窒扶斯""发疹窒扶斯""赤痢"等。

与上述医籍相比，代田文志的《针灸真髓·泽田派见闻录》与《针灸临床治疗学》和赤羽幸兵卫的《知热感度测定法针灸治疗学》的特色更为突出。《针灸真髓·泽田派见闻录》为代田氏将十几年来于日本针灸名家泽田健先生日常治疗时的所见所闻随时笔录，以见习笔记的形式整理而成，书中详细记载了泽田健先生独特的临床诊疗思想。《针灸临床治疗学》分为总论与各论两部分，总论系统介绍了"泽田派"的整体疗法、腧穴应用、穴位诊断、常见病对症取穴、治疗方法等内容；各论收录了著者本人自 1927 年至 1942 年间所医治的数万患者中疗效显著的病案，按"循环器病""呼吸器病""消化器病""泌尿器病"等西医的分类方式论述了各个病案的诊疗过程。

《知热感度测定法针灸治疗学》主要介绍了赤羽幸兵卫发明的知热感度测定法与皮内针法，提出了与之相应的"平衡作用""天平现象"等理论，并载有诸多图表说明与详细的病案内容。

还有一部分医籍论述治疗时仅有疾病名称与针灸处方，未讨论其他内容，如《针灸处方集》和《（最新）针灸治疗医典》。《针灸处方集》是合译日本松原四郎平的《针灸临床治方录》与代田文志的《临床治疗要穴》而成。《针灸临床治方录》按西医系统分为"呼吸器病""消化器病""泌尿生殖器病""神经系病"等，共记载约 429 种疾病的针灸处方；《临床治疗要穴》同样采取了西医系统的分类方法，共记载约 106 种疾病的针灸处方。相比之下，《（最新）针灸治疗医典》所列举的疾病种类更加丰富，并将当时许多针灸著作的针灸处方进行了汇总。该书将"病"易为"门"，述有"消化器门"156 种病、"呼吸器门"50 种病、"神经系门"127 种病、"循环器门"22 种病等共计约 862 种疾病的针灸处方，在书末讨论了 15 种"重要针灸法"，如"去湿针法""去热针法""去风针法""下气针法"等，将一些针灸处方以中医功效进行了命名。

3 小结

本文梳理近现代汉译日本针灸医籍 25 种，并从三个方面对其主要内容进行了考察。针灸原理方面，如《灸法医学研究》《灸科学》《针术的近代研究》等医籍，介绍了针灸实验及研究成果，书中多以西医医理解读针灸机制，较少运用传统理论进行解读；基础理论方面，如《经络之研究》《高等针灸学讲义·经穴学、孔穴学》《针灸经穴概要》《针灸临床治疗学》等医籍，论述了经络腧穴理论，提出了"经络现象"的研究，于"经络""腧穴"的阐释中引入了解剖等西学知识，并提出了"经穴移动"等颇为新颖的观点；临床治疗方面，如《百法针术》《针灸真髓·泽田派见闻录》《知热感度测定法针灸治疗学》《（最新）针灸治疗医典》等医籍，介绍了多种诊断法，如"压诊法""撮诊法""知热敏度测定法"等，论述了新的"针法针术"，如"打针""管针""皮内针"等，采用了西医系统及西医病名的分类方式论述针灸治疗，并将诸如"泽田派"针灸等较有特点的内容进行了介绍。

总体而言，该时期汉译日本针灸医籍中吸纳了大量的西学内容，且在理论、临床等方面均有鲜明特色，这在一定程度上体现了部分日本针灸学术特点。

从日本针灸的发展来看，针灸学术经历了由传统到中西折中再到明显西化的演变过程。以明治维新为节点，明治以前，针灸学术仍偏于传统，针灸名家辈出，针灸流派纷繁活跃，针灸医籍大量涌现[5]；明治维新以后，针灸医学开始会通西医知识及其研究方法，发生了变革与更新[6]。反观上述汉译日本针灸医籍的内容，不难发现，其学术特点偏向于后者，医籍中较少涉及传统针灸理论。可见，彼时我国针灸学者对于日本近代以来针灸的"科学化"走向与实用性特点较为关注，将目光放在了一些具有西化特点或介绍新颖技术的针灸医籍上，这种取向与彼时的时代背景不无关系。民国时期崇尚"科学"，面对以生理、病理、解剖为基础，以实验医学为其研究方法的西医学体系，传统学术理论显得相对质朴。我国学者选译此类日本针灸医籍，一方面是欲借鉴其中的"科学化"成分，以图针灸实现其科学的表达；另一方面参考日本针灸家的诊疗经验，引进日本特有的刺灸方法，以丰富我国针灸之临床。汉译日本针灸医籍引入后对我国针灸理论、临床、教育等诸多方面产生了影响，笔者将另文论述。

参考文献

[1] 张建兰，张树剑.民国时期针灸医籍分类及内容特点［J］.中国针灸，2015，35（7）：731~736.

［2］王勇，黄龙祥.承淡安《中国针灸治疗学》版本及引用文献考［J］.中国中医基础医学杂志，2009，15（5）：375~376.

［3］李素云.解读的异化——西学影响下的针灸理论演变//2011中国针灸学会年会论文集［C］.北京：中国针灸学会，2011.

［4］李素云.近代针灸理论演变中的西医影响研究［J］.辽宁中医杂志，2010，37（6）：1019~1021.

［5］肖永芝.日本江户时代的针灸医学成就与特色［J］.中华医史杂志，1998，28（4）：193~197.

［6］李素云.西医东传后的日本针灸学近代转型［J］.中国针灸，2014，34（4）：392~394.

民国期刊《中国针灸学》钩沉

耿　飞*　张树剑

　　民国时期，社会一直处于动荡不安、新旧交替的变革之中。不过，随着新文化运动的孕育和发展，封建保守的传统思想逐渐得以解放，加之西学东渐之风的影响，西方的文化理念和自然科学相继传入我国，对当时学术界、教育界的治学风气和思想观念形成强烈的冲击，国人对于新知识、新文化和新的思想观念逐渐接受。在此环境下，中医学界的有识之士，纷纷致力于对传统中医的反思，同时，为及时沟通与联络，交流学术经验，谋求中医的发展与进步，纷纷成立学术团体，创办学术期刊。

　　近代中医药期刊的出现，客观反映出了这一历史时期中医、针灸的发展处境及状态。据考察，该时期载有针灸文章的中医期刊有 34 种[1]，然而，针灸专业期刊仅有两种，一种是由承淡安创办的《针灸杂志》；另一种就是《中国针灸学》。

　　我国针灸专业期刊发轫于 1930 年的《温灸医报》，后有《针灸杂志》，1937 年停刊，之后未见有针灸专刊发行，直至 1945 年，杨医亚创办《中国针灸学》。其创刊之缘起正如发刊导言中所述："……复承一般针灸同志们屡次来函云：'认我国针灸术为物理之惟一疗法，而皆神秘其技，不能广推风传，以致岐黄绝学湮没而不彰，殊深可惜。'医亚亦不忍古道之日趋沦亡，特在业余之一部分时间，毫不计个人之学识与能力，简陋与绵薄，凭着勇敢来负责发扬针灸工作，以尽个人之

*　耿飞，医学硕士，毕业于南京中医药大学。

天职，故除编辑针灸书籍外，特发行《中国针灸学》广为宣传，以便神效万能针灸术得以早日复兴。"[2]此外，国医砥柱社为其提供的印刷等方面的硬件条件，加之时任《国医砥柱》总主编的钱今阳和主理汪浩权、王治华等人的帮助，使《中国针灸学》的创办得到了较好的保障。

1 《中国针灸学》概况

《中国针灸学》是民国时期由杨医亚创刊于北平，面向全国发行的一份针灸专业杂志。该刊于1945年1月创刊，1948年8月停刊，计划出版周期为季刊，断续发行5期。创刊号主编是杨医亚，复刊号主编是焦勉斋，复刊时组建编辑委员会，成员是：杨医亚、焦勉斋、钱今阳、曾天治、汪浩权、王治华。复刊后第二期马继兴加入，并担任后三期主编。该刊所载文章中西兼有，内容广泛，同时积极与读者、作者交流互动，不断改进办刊思路。该刊的创办及发行切实助力了彼时针灸的传播与发展。

2 创刊人及编辑团体

通过梳理该刊信息可知，杨医亚、焦勉斋各担任一期主编，马继兴担任三期主编。复刊时，钱今阳、曾天治、汪浩权、王治华被聘为编委，该刊编辑者共7位。

杨医亚[3]（1914～2002年），原名杨益亚，河南温县人。1936年冬月尚在读书期间的杨医亚即组建成立"国医砥柱"社[4]，独自创办中医杂志——《国医砥柱》。1937年元月1日该期刊创刊号正式发行，销至港澳地区，甚至远销美国旧金山、日本、马来西亚等地[5]。《国医砥柱》的成功使杨医亚逐渐为医界所知，与此同时有机会结识许多优秀医家，这与其后来能创办《中国针灸学》并能组织优秀的编辑团队有切实之关系。

焦勉斋[6]（1906～1975年），原名焦念勉，山东章丘人，出身于世医之家。1946 年，受杨医亚聘请担任《中国针灸学》复刊号主编。在担任主编时，选稿、审稿既立足传统，又不墨守成规，而且积极写稿，为该刊的发展做出了重要贡献。

马继兴[7]（1925～2019 年），山东济南人。1947 年 1 月，受校友杨医亚之聘担任《中国针灸学》主编直至期刊停刊。马继兴对针灸知识的灵活把握和对西医知识的兼通，为《中国针灸学》的编辑工作提供了新的视角。

钱今阳[8]（1915～1989 年），名鸿年，号苍盦，江苏武进人。先后兼任上海医界春秋社理事兼撰述委员、国医砥柱社董事长兼沪社社长等。1946 年，担任《中国针灸学》编委直至该刊停刊。

曾天治[9]（1902～1948 年），原名曾贵祥，广东五华人。师承著名针灸医家承淡安，悬壶于两广、香港等地。抗日战争胜利后由港迁于沪上设诊办学，1946 年，被聘为《中国针灸学》编委。

王治华[10]（生卒年不详），名延豪，浙江诸暨人。先后任北平国医砥柱总社主理、重庆新中华医药月刊社编辑委员、华西医药杂志社分社社长等。1946 年，被聘为《中国针灸学》编委。

汪浩权（生卒年不详），上海名医，《国医砥柱》主理兼编辑委员。1946 年，被四川省医药学术研究会聘为主理，同年被聘为《中国针灸学》编委。

综上所述，这些医家多数拥有针灸知识和编辑经验，本着务实推动针灸医学进步的理念，积极参与《中国针灸学》的编辑工作，为该刊的创办发行奠定了基础。

3 发行历程

3.1 发刊

1945 年 1 月 1 日，《中国针灸学》创刊号正式面向全国发行。该刊由位于北平宣武门外米市胡同四十五号的中国针灸学季刊社出版，由国医砥柱社印刷部印刷，中国针灸学社发行部为其总发行所。至此，针灸专业期刊得以续焰。

3.2 首次停刊与复刊

《中国针灸学》出刊一度，便告停刊，其主要原因是受《国医砥柱》停刊的影响。《中国针灸学》在编辑人员、期刊印刷等方面都依赖于国医砥柱社，而《国医砥柱》受当时社会环境影响于 1945 年 3 月出版第四卷第一、二期合刊后首次停刊，如杨医亚所述，"……出版七期，即逢事变，因环境之恶劣，不得不暂行停刊"[11]，鉴于此，《中国针灸学》亦无法继续开办。另外，抗日战争胜利后，国民政府为巩固自己的新闻阵地，对北平地区各类报纸、杂志、出版社等进行严格整顿管理[12]，《中国针灸学》因待政府核准、登记等事宜，一直处于停刊状态。

1945 年 12 月内政部开始陆续公布已核准登记的刊物[13]，《中国针灸学》经内政部整饬核准并记录在案，其登记证字号：25，经中华邮政登记为第一类新闻纸类[14]。这使该刊的 1945 年 1 月 1 日创刊得到了政府的许可。1946 年《国医砥柱》的第四卷第六期、第七期、第八期三期连续刊载"自六月一日起恢复该期刊（《中国针灸学》）订阅的消息"，并在 1946 年 6 月的第四卷第九期上刊登《中国针灸学》征文启事。后"本定于七月出版，因登记证未经发下，未能准时出版，现奉中央令准于出刊，特定于十月一日正式出版……"[15]。此外，值得注意的是《国医砥柱》于 1946 年 2 月便已复刊，这又为《中国针灸学》的复刊提供了依附条件。1946 年 10 月 1 日，《中国针灸学》复刊号正式出版，复刊号之后，其出版社地址迁至北平宣武门外米市胡同乙五十二号。其后，第二期、第三期、第四期陆续发行，其时间依次为：1947 年 6 月 1 日、1948 年 1 月 1 日、1948 年 8 月 1 日。

3.3 最终停刊

1948 年 8 月 1 日，《中国针灸学》复刊后的第四期出版发行，之后该刊物宣告最终停刊。对于停刊原因，笔者分析如下。首先受当时社会环境的影响，从 1946 年到 1949 年，南京政府的中医政策出现大幅度的摇摆[16]，这十分影响中医各方面顺利的发展。其次是受经济方面的影响，

1948 年国内通货膨胀十分严重，纸张价格上升较多，致使《中国针灸学》办刊资金紧张；而该刊定价也不得不上调，创刊号时其定价为全年二十元，复刊后第二期时其全年定价即已飞涨至六千元，因此，其订阅量受到一定影响，期刊的正常运转受到了限制，继续开办十分艰辛。另外，不可忽视的一点是，鉴于通货膨胀，《国医砥柱》的连续开办也已非常困难，继第七卷第一、二期最后一次合刊于 1948 年 11 月 1 日出版后，宣告停办[17]，这样，《中国针灸学》在印刷及编委等方面的依附条件消失。后来，杨医亚于 1949 年受聘为华北国医学院院长，开始从事中医高等教育工作[18]，由于其工作重心转移，该刊不再有复刊的机会。最终，《中国针灸学》刊行五期，退出历史舞台。

4 栏目与内容

4.1 栏目简介

《中国针灸学》在栏目的编排方面没有固定形式。由目录可见，创刊号和复刊号均未分栏目，第三期的栏目只有"信箱"和"编后话"，其他文章均以篇名列于目录。第二期和第四期标明了栏目，第二期栏目依次为"专论""验案""译文""史料""每期论坛""信箱""读者来论"，第四期栏目依次为"专著""史料""治疗""译文""验案""读者来论""针灸新闻""信箱""编后话"。

该刊所设"专论"栏目，旨在广开言论，广泛而深入地探讨针灸学术，激励读者思考；"专著"栏目旨在刊登当时已有一定学术地位和影响力的针灸医家的著作或译作，如日本医家玉森贞助著、杨医亚译的《针灸秘开》，该书为作者晚年所著，内容多涉及其治疗经验，具有一定的临床参考价值；"验案"栏目，刊载医案、医话，数量方面呈逐期增多趋势；"史料"栏目是一个特色，丰富期刊之内容，平添趣味性，如第二期中某学生的《隔腹针胎之传说》，介绍了 8 则相关故事，如摘录《齐东野语》中的屠光远治番易酒官之妻不能分娩案、《江宁府志》中的丁德刚针治即将下葬的一位孕妇案等；"信箱"一栏，内容广泛，涉及"批评"、"建意"（注："意"，原刊如此）、"摘疑"等；"每期论坛"和"读者来论"栏目极大增强了读者、社员之间及其与编辑者的互动性，为各地社员、读者提供了较好的信息和学术交流平台；"针灸新闻"一栏，介绍针灸界的相关新闻，增强了期刊的时效性；"编后话"栏目为主理马继兴撰写，反映其编辑观点和思路，兼顾与作者、读者及社员交流的功能。

4.2 内容概述

期刊自身对于内容的分类较为模糊，笔者将其重新梳理归类，以呈其详。通观《中国针灸学》其内容可分为："评论性文章""著作刊载""国外译文""学术探讨""信息平台"五类。其中"学术探讨"类分为"理论阐述"和"临证纵横"两部分，"理论阐述"类又细分为："传统类""尚新类""会通类"三个方面；"临证纵横"类细分为："临床心得""经验传承""医案医话"三个方面。"信息平台"类分为"医讯广告""针灸新闻""交流互动"三部分。笔者将该刊文章分类统计如表1所示。

表1 《中国针灸学》内容分类

期刊号	评论性文章	著作刊载	国外译文	学术探讨						信息平台		
				理论阐述			临证纵横			医讯广告	针灸新闻	交流互动
				传统类	尚新类	会通类	临床心得	经验传承	医案医话			
创刊号	0	3	1	1	0	2	1	1	2	2	0	0
复刊号	3	5	0	3	0	0	3	2	2	3	0	0
第二期	2	0	0	0	0	1	0	0	10	8	0	0
第三期	5	0	1	1	0	1	2	1	3	12	0	4
第四期	1	1	1	0	2	0	0	1	6	6	2	7
合 计	11	9	3	5	3	3	6	5	23	31	2	11

注：多则医案一并发表的记作一篇（如：复刊号中史韶薄发表的《温灸治验医案五则》，计为一篇文章）。

资料来源：作者根据《中国针灸学》所载112篇文章自行分类整理。

由此可以宏观地看出，创刊号主编杨医亚比较注重对于专著的刊载，或其个人著作，或为难得的针灸医籍，如《近世针灸学全书》、日本医家高桥大和馈赠的《灸法要穴》等，一者可见其传播针灸知识的开放态度，再者期刊刚起步，不乏稿源空虚之由。复刊号主编焦勉斋在延续"著作刊载"的基础上还刊载了3篇较为有主见的评论性文章，如王治华的《针灸为医学上治疗奏效最伟大之技术》、汪慎之的《针灸慢谈》（注："慢"，原刊如此）等；另外刊登3篇个人临床心得类文章，如曾天治的《药石无灵之面神经痉挛的特效疗法》、秦正生的《针灸术之小发现》等，为读者提供了较好的临床借鉴。第二期时，马继兴担任主编，较之于前两期，本期刊登较多医案医话，此类文章共计10篇；另外刊登8条医讯广告。第三期刊载5篇评论性文章，如吴超先的《中国推行公医制度与针灸医学》，通过谈"公医制度"，展现针灸的诸多优势；周处中的《谈谈神针灸治病的来历及在现代针灸学上的价值》，直言"神针术是改良的灸法，可补现代医学的缺憾"，观点明确，立场务实。第四期呈现尚新倾向，传统针灸理论的阐述未有刊载，尚新类文章有2篇：佚名的《背部植物性神经之刺针点》、潘钧若的《针灸治疗顽固的书痉症》，多用西医知识揭示医理；此外，主编与读者交流互动方面非常活跃，读者所提问题，涉及针灸书籍、针灸知识、疾病治疗等方面，马继兴不惜版面，一一详尽回复。

纵览全刊，每期都刊载了不少医案医话，通过对此类文章的梳理，可以看出当时针灸治病的范围较广，除了腹痛、腿膝疼痛等常见的针灸适应症之外，针灸医家在治疗妇科病、传染病及内科杂病等方面亦有一定的发微与实践，如高辅汉的《针合谷三阴交治愈难产始末记》、宋鹤年的《以针灸治愈寒霍乱》及焦勉斋的《针灸验案选录》等。在治疗方法方面，针灸医家不拘泥于针，而是根据不同疾病灵活运用针、灸、药，如胡朝钧针治产妇证为肝气横逆、血瘀凝结一案，助治以太乙雷火药针，焦勉斋针治温热症一案，助治以汤药等，真实呈现了当时针灸医家积极进行针灸临床探索的情况。而该刊作为当时针灸信息平台，除学术文章外，还刊登了诸多广告，如书籍广告、针具广告、药物广告等，其中书籍广告最多，如钱今阳的《中国儿科学》，姜春华的《中医病理学》，杨医亚、马继兴合编的《中国针灸学集成》（第一集）等都有刊载。另外，自复刊号起，逐期刊登社员照片。从期刊刊登的 79 张社员照片信息可知，社员地域分布较广，北部有辽宁、陕西、河北；中部有河南、四川、湖北、安徽；南部有江苏、浙江、江西甚至远及广东、广西、贵州、福建等，共计 14 省。由此可见，该刊在当时传播范围较广。

5 讨论

《中国针灸学》是在社会动荡、战火频繁、人们思想观念转型的时代背景下诞生的。《中国针灸学》创办时抗日战争尚未结束，此时办刊不利因素较多，该刊难免出现不足之处。该刊计划出版周期为季刊，发刊期间囿于当时国内局势不稳、中医政策摇摆、通货膨胀等诸多因素，出刊断续不接，即便由国民政府内政部认证后也未能按期出刊；在栏目分类方面，亦未能形成稳定的形式；该刊刊载了一些具有一定学术价值的著作，如杨医亚的《近世针灸学全书》《简明针灸治疗医典》等，但未能坚持连载，实有遗珠之憾。除此之外，尚有同文重刊之现象，如复刊号中叶劲秋的《针灸孔穴证疗典》、杨医亚的《重要针灸法》及第四期中焦勉斋的《针灸学研究论》均与创刊号中的重复。

然而，该刊作为战争中唯一一份坚持创办的针灸专业期刊，体现了彼时针灸医家切实争求针灸之进步的心志，反映出针灸医家为求针灸之发展所经历的曲折道路。作为民国时期继承淡安《针灸杂志》后的一次接续，该刊为针灸会通西学、交流新知提供了较好平台。再者，该刊作为医讯信息的发布平台，加强了针灸医家之间的沟通联络，较好地促进了针灸知识的传播。更为难得的是，期刊在复杂的社会背景中为当时针灸界提供了颇有价值的发展理念，正如期刊主旨所示："我们的主旨，在整理旧有文献，而归纳以客观的结论。故即使我们现在所用的说明，和所执的理由，未能满足近代学术上的欲求，但是我们正是不屈不挠向着这个方向追求的。"[19]这昭示了当时针灸医家寓传扬于继承之中的理念和积极进取、实事求是的学术态度。这些对于针灸学术的思考与探索在今天仍有一定的意义。另外，其所呈现的针灸医家的学术观念和临床经验，如马继兴的《针灸学走向何处去》，倡导用实验、检验等西医学手段揭示针灸医理，强调针灸治病要有理有据，母永祥的《针灸验案二十八则》等，在当时具有一定的时效性和临床参考价值，而今，这些文章、医案被该刊保存下来，为目前临床诊疗疾病，探寻新的治法与思路提供了思考空间和借鉴价值。此外，该刊在混沌复杂的社会背景中仍保持清醒的学术理念，扮演着重要的向导角色，作为一种刊物的价值体现，同时也是当前期刊应该借鉴和秉持的。

参考文献

[1] 马继兴.针灸学通史［M］.长沙：湖南科学技术出版社，2011：642～645.

[2] 杨医亚.发刊导言［J］.中国针灸学，1945（1）：1.

[3] 陈辉.中国当代中医名人志［M］.北京：学苑出版社，1991：186.

[4] 国医砥柱社.本社扩大征求社员启事［J］.国医砥柱，1939，2（9～10）：5.

[5] 谢谷阳.百年北京中医［M］.北京：化学工业出版社，2007：286.

[6] 张永臣，贾红玲.齐鲁针灸医籍集成·现代Ⅲ［M］.北京：科学出版社，2016：3.

[7] 马继兴.马继兴医学文集［M］.北京：中医古籍出版社，2009：841.

[8] 秦伯未.武进钱今阳先生小史［J］.现代医药杂志，1946，1（15～16）：23～24.

[9] 陈一方.曾天治病故苏厓诊务由及门诸子继续开募［J］.中国针灸学，1948（4）：13.

[10] 蒋乐庵.本社分社长王治华先生小史［J］.华西医药杂志，1947，2（4～5）：61～65.

[11] 杨医亚.胜利后的再生［J］.国医砥柱，1946，4（5）：1.

[12] 梅佳.抗战胜利后国民政府对北京地区新闻出版业管理史料［J］.北京档案史料，2006（1）：27.

[13] 梅佳.抗战胜利后国民政府对北京地区新闻出版业管理史料［J］.北京档案史料，2006（1）：47～48.

[14] 中国针灸学季刊社.中国针灸学封面［J］.中国针灸学，1946，（1）：1.

[15] 杨医亚.中国针灸学季刊启事［J］.国医砥柱，1946，4（12）：1.

[16] 文庠.南京政府时期中医政策法规述评［J］.南京社会科学，2005（4）：46.

[17] 谢阳谷.百年北京中医［M］.北京：化学工业出版社，2007：262.

[18] 张镜源.中华中医昆仑·杨医亚卷［M］.北京：中国中医药出版社，2011：17.

[19] 中国针灸学季刊社.中国针灸学封面［J］.中国针灸学，1947（2）：1.

承淡安与《针灸杂志》

夏有兵[*]

夏有兵[*]

　　承淡安先生（1899～1957 年）是我国近现代著名针灸医学家和针灸教育家，曾任江苏省中医进修学校校长、中华医学会副会长，中国科学院学部委员，全国政协委员。著有《针灸治疗实验集》《中国针灸学讲义》等数十种针灸书籍，创办了中国针灸学研究社、中国针灸医学专门学校及我国最早的针灸学专业杂志——《针灸杂志》。他以发扬祖国之针灸绝学为急务，为清末至民国备受摧残之针灸医学的复兴而呐喊，使湮没不彰之祖国文化遗产得以渐广流传，是一代针灸宗师。

　　承淡安先生出生于江苏省江阴市华墅镇承门世医家庭，祖父凤岗公精于儿科，名驰遐迩；父乃盈公内、外、儿科并举，尤擅针灸。承淡安少从父学，尽得其传；又从同邑名医瞿简庄先生学习中医内科，打下了坚实的基础。此后，承淡安参加了上海中西医函授学校学习，初步掌握了西医的诊疗方法。1923 年，承淡安由沪返乡，采用中西两法行医。当他目睹父亲针到病除、灸至病消，特别是父亲用针灸治好自己经年不愈的腰疼后，深感针灸治病简、便、验、廉，遂专心研究针灸医术。1925 年独立挂牌行医后，先后在江阴、苏州等地行医，以针灸为主诊疗疾病，活人无数，享有盛名。

　　自 1822 年，清道光皇帝认为"针刺、火灸，究非奉君之所宜"，下令在太医院内永远废止针灸一科，针灸学的发展受到了极大阻碍。清末

---

　　* 夏有兵，教授，供职于徐州医科大学。

民初，西学东渐，包括针灸在内的祖国医学受到进一步冲击。承淡安目睹针灸疗法濒于湮灭，遂以复兴绝学为己任。面对当时针灸医师奇缺、学术空气停滞不前的现状，他以培养针灸人才为根本，于1931年6月出版了《中国针灸治疗学》。该书删繁就简，既遵循传统针灸理论，又大量引入近代生理学、病理学、解剖学知识，并辅以腧穴定位的照片绘图，使得全书既浅显易学，又切合实用，一经刊出，即深得医界同行的赞许。由于申明凡购买此书者，即免费解答书中疑问，因而引起各地读者极大兴趣，要求跟随学习针灸者纷至沓来。在此基础上，承淡安创立了以研究针灸学术、推动针灸复兴为宗旨的针灸函授机构——中国针灸学研究社。

随着要求入社参加学习人员的不断增加，承淡安感到亟须构建一条使各期、各地学员与研究社保持联系的公开渠道，以便就学员们在学习中遇到的共性难题作统一解答，并及时发布研究社的各种信息。更重要的是，要通过这一公开的联系渠道，向社会阐明研究社推广针灸、复兴绝学的鲜明宗旨；要通过这一公开的联系渠道，引导和帮助研究社社员交流学习心得和临床体会，逐步深化对针灸的研究和理解，不断增强振兴针灸的信心；要通过这一公开的联系渠道，向社会介绍针灸医术的科学性，使更多的社会民众能正确认识针灸、接受针灸。而要实现上述诸项目标，最好的办法就是公开创办一份专门的杂志——《针灸杂志》。

创刊于1933年10月10日的《针灸杂志》，是我国最早的针灸学专业杂志。设论文、专载、杂著、社友成绩、问答、医讯（后改为"社讯新闻"）等栏目。其中"论文"栏登载关于针灸的言论；前人针灸遗著或近人针灸新作，往往篇幅较长，分期刊载于"专载"栏；短篇针灸论文或针灸治疗过程中的新发现，列入"杂著"栏；各地研究社成员提供的针灸验案报道，归入"社友成绩"栏；"问答"栏则主要回答学员关于针灸的各种疑问，以及答复病家有关治疗方法的咨询；"医讯"栏载录各地医界新闻，特别是关于中医界或研究社本身的新闻。除"医讯"外，其他各栏每期都有相应文章刊登。创刊之初，文稿以社友成绩栏所占比例最大，自第2卷第1期（1934年10月10日出版）起，逐步增加了论著专载及医学研究的内容，提高了杂志的医学理论水平。

创刊之初，《针灸杂志》为双月刊。随着研究社业务的快速发展，研究社社员人数迅速增加，加之社会各界特别是广大社员对《针灸杂志》认可度的不断提高，来稿量大增。同时，研究社业务的快速发展也要求能更加及时地把研究社的工作动态向社员乃至社会反映，因此，自第 3 卷第 1 期（1935 年 10 月 10 日）起，《针灸杂志》由双月刊改为月刊，同时增设"秘术公开"栏，鼓励社员把大量隐藏于民间的针灸秘方公布于众，以此促进针灸疗效的普遍提高，扩大针灸的社会影响，加速针灸复兴进程。

《针灸杂志》在页码编排上颇费匠心，不以各期为编排单元，而以每卷同一栏目为编排单元。如某卷"专载"栏第 1 期编码至第 10 页，同卷第 2 期"专载"栏则从第 11 页开始。这种编排方法，可以方便读者根据自己的兴趣，将同一栏目登载的内容单独装订成册。如将若干期"专载"栏内容单独装订，就是一本针灸专著。

《针灸杂志》最初由承淡安独力承担编辑工作。随着研究社经济状况的好转，加之承淡安萌生了东渡扶桑考察日本针灸发展情况的念头，所以，自第 2 卷第 1 期起，《针灸杂志》的编辑工作移交谢建明负责，直至 1937 年 8 月因日寇侵华战争爆发而停刊为止。停刊前夕，《针灸杂志》已在中医界具有相当广泛的影响，每期发行量接近 4000 册，这在当时国内医学杂志中算是相当可观的发行量了，且发行范围远及中国香港、南洋以及英、美等国家和地区。在中医被不断摧残的风雨飘摇的环境里，在各种中医刊物层见叠出且绝大多数普遍"难以推广，难以久行，不到周年半载，便要寿终正寝"[1] 的背景下，《针灸杂志》何以能取得如此引人注目的成绩呢？

1　鲜明的办刊宗旨

鲜明的办刊宗旨是《针灸杂志》成功刊行的根本。作为中国针灸学研究社舆论阵地，《针灸杂志》的创办宗旨不是简单地为了赚取利润，而是通过"介绍针灸术的真理，和阐扬其学术，直接是谋针灸复兴，间接是解除民众疾苦"[2]。这样一份与中国针灸学研究社设立宗旨一脉相承的公心，这样一种对民族优秀传统文化的忧患意识，在 20 世纪前叶特定的历史背景下，在针灸医术几近衰亡的特定历史事实面前，应该说是具有很强的号召性和现实意义的。

2 想读者之所想的办刊指导思想

想读者之所想的办刊指导思想是《针灸杂志》成功刊行的关键。根据中国针灸学研究社的要求，凡有志于研究针灸学术、年龄在 20 岁以上、文字清通者，均可入社，这就使得社员成分既有市井百姓，也有官宦商贾、儒子世医，文化知识特别是医学知识参差不齐。各人学习目的也不尽相同：或为谋生而习一技之长；或为自我保健养生，防病治病；或为锦上添花，丰富临床医疗手段。《针灸杂志》尽量照顾各层次社员需求，文言、白话兼收，内容上既有对临床医疗极具指导价值的验案汇编、秘术公开栏目，也有具有一定理论色彩的论文、杂著。此外，将罗兆琚所著《实用针灸指要》《外科针灸学》、日本坂本贡所著《灸科学》，门人弟子根据承淡安及研究社其他教师的笔记、讲稿、心得合编而成的《针灸薪传集》等诸多针灸著作在《针灸杂志》中连载刊登，使杂志物超所值。特别是本着提倡学术、公开研究的思想，把承淡安从日本寻回、已在中国失传的《十四经发挥》，在第 3 卷第 6 期专刊全载，更赢得读者的齐声赞叹。此外，研究社还刊登广告，重金收购针灸古本名著，公之于世；设立读者服务社，推荐并代购研究社内外出版发行的各类医学书籍；等等。这些举措，无一不是设身处地为读者考虑的体现。

3 精益求精的编辑态度

精益求精的编辑态度是《针灸杂志》成功刊行的动力。居安思危的编辑们总是努力寻求从形式到内容上的突破，希望以常办常新的面目、越办越精的文章赢得读者持续的认可。如在形式上从纯文字逐步发展到图文并茂，在内容上从以验案报道和阐释古意为主到关注从西医生理学、病理学角度研究针刺效果的进展情况，并报道针灸在国外发展状况。为提高文章质量，从 1935 年 11 月起，《针灸杂志》还特聘黄竹斋、周柳亭、杨华亭、沈波涵、卢觉愚、李健颐、祝春波等十余位针灸名家为特约撰述人，经常为杂志提供文稿。这十余位针灸名家，文章学理俱臻上乘，学贯中西而复精研针灸。他们的加入，无疑对提高《针灸杂志》的质量大有裨益。《针灸杂志》还主动征求读者们的批评意见，心意之诚正，语词之恳切，令读者为之所动。

4　拥有一支忠实的读者队伍

拥有一支忠实的读者队伍是《针灸杂志》成功刊行的基础。《针灸杂志》的发行对象是中国针灸学研究社社员及关心、支持针灸发展的社会各界同人。在复兴针灸的旗帜下，这些志同道合的社会各界人士，如对待自己的赤子婴儿一样，给予《针灸杂志》以真诚的呵护，积极订阅，踊跃投稿，主动向他人介绍针灸、推荐《针灸杂志》，使《针灸杂志》的影响与日俱增。同时，无论函授社员还是面授社员，凡能按章缴纳社费（新入社缴费 2 元，以后每年 1.5 元）一律赠阅《针灸杂志》的规定，也较好地稳定了读者队伍。

5　蓬勃发展的中国针灸学研究社社务

蓬勃发展的中国针灸学研究社社务是《针灸杂志》成功刊行的保证。在承淡安苦心经营下，研究社越来越为社会所认可，诸多学员在当地中医考试中折桂，更多学员被病人赠以锦旗匾额。特别是 1935 年底，研究社向中央国医馆申请注册备案获得成功，保证了此后研究社培养的学员都能顺利获得国医馆盖章认证的毕业证书，从而大大增强了中国针灸学研究社的知名度和吸引力，使之发展成为近代中国最具影响力的针灸人才培育机构，其规模和影响在 20 世纪 30 年代中医教育机构中皆臻一流。研究社事业的顺利发展，不仅吸引了更多新学员入社，而且每位针灸从业人员都以曾参加中国针灸学研究社学习而自豪。最为典型的是南京学员王敷荣，1935 年 10 月参加南京市第六届国医考试获针灸科首席后，仍以遗失研究社证章为憾，请求补发。学员对研究社的认同感由此可见一斑。而这份普遍的认同感又对稳定《针灸杂志》读者队伍起到了不可或缺的保证作用。

《针灸杂志》的创立，对于推动中国针灸学研究社工作的蓬勃开展，对于针灸医术在华夏大地的广泛传播，对于研究和弘扬针灸学术、培养针灸人才、促进针灸学术交流、振兴针灸事业起到了不可磨灭的历史推动作用。1951 年，承淡安先生曾在苏州复刊《针灸杂志》，但时代变迁，复刊后的《针灸杂志》影响远不及当年。一年后，复刊的《针灸杂志》更名为《针灸医学》，直至 1954 年承淡安赴南京出任江苏省中医进修学校（南京中医药大学前身）校长而最终停刊。

参考文献

［1］谢建明.编辑者言［J］.针灸杂志，1936，3（12）：2.

［2］承淡安.发刊词［J］.针灸杂志，1933，1（1）：3.

民国针灸译著《最新实习西法针灸》内容及其影响

张建兰　　张树剑

著名医史学家范行准先生尝言，"中国医学，在历史上有三变，一为五朝之变，一为金元之变，一为清季之变。五朝医学，一变江右以前虚玄守阙之医学，而成崇实灿备之医学……清季医学，一变以前守旧复古之医学，而成融会中西之医学，其变有因，以有外来医学也"[1]。清代晚期，西方思想与医学知识等先后传入，学界因此产生了一定的震动，此时部分学者对西洋医学的认识逐渐发生转变，开始乐于接受新思想，谋求学术改进，与中国比邻相望的日本也是西学传入的窗口之一。民国初期，在接受新思想的潮流推动之下，加之民国时期政府在税收、邮资等方面给予出版业大力扶持，大约16种日本针灸医籍被译介到中国[2]，其中，一本对于国人而言内容十分新鲜的针灸学著作《最新实习西法针灸》，即在此背景下编译出版。

1　版本概况

《最新实习西法针灸》全一册，由日本军医冈本爱雄编著，原书名《实习针灸科全书》，曾是日本针灸教本，于明治卅三年（1900年）印刷发行，明治卅五年（1902年）再版发行，明治卅七年（1904年）三版印刷发行。该书后由无锡医师顾鸣盛编译，于民国4年（1915年）12月初版，民国6年（1917年）9月再版，由上海进步书局发行。笔者将第三版《实习针灸科全书》与1917年版《最新实习西法针灸》比对发现，后者主要内容译自《实习针灸科全书》，未见明显变动，仅对序言、目录、图片顺序等略微调整。《实习针灸科全书》包含二版绪言、序，三版凡例；目录中，"针灸学治病"这章中 7 个治病系统及 65 种病名罗列较为详尽，图片附着在内页中各条经脉介绍之后。《最新实习西法针灸》前文为提要、弁言，目录中，"针灸学治病"这章按系统分类，未列出详细病名，图片统一置于目录之后，图序有所调整，以上为二书编排的不同之处。

2 编译者

《实习针灸科全书》著者日本军医冈本爱雄，其人背景记载较少，他在日本兴起对针灸原理的科学研究时建立了"电气"学说，认为"金属所制之针，带有积极性电气，当刺入组织后，即与组织所产生之消极电气互相交流，而发生电流，此种电流，成为针刺效果之决定因素"。[3] 由此可知，冈本爱雄具备一定的近代科学思维。《实习针灸科全书》由无锡医师顾鸣盛于 1915 年编译介绍到国内，更名为《最新实习西法针灸》。除编译《最新实习西法针灸》外，顾氏另编著有《国民必读·防疫须知》（1918 年）、《中西合纂外科、妇科、幼科大全》（1923 年）、《简明配药法》（1924 年）、《（实验）勿乐医药法》（1932 年）等。顾鸣盛在弁言中说明他编译此书之目的："谙经穴未知生理，夫生理乃理病之先导，而国工奏技之命脉也，此而不知，纵千百穴道亦何所附丽？余用兹故憾。憾十年行医，苦不解针术，犹幸于按摩途径略知一二，辄赖以助余药力之不逮，俾余于万分棘手中乍而神情飞越。此故余沾沾自喜者是编之译，盖本其旨，诵其书，则中西一贯也。"20 世纪初的中国，面对西学的传入，各界认识尚处于混乱胶着的状态，并未有清晰的共识。从"夫生理乃理病之先导，而国工奏技之命脉也"可见，顾鸣盛颇具进步眼光，在社会潮流走向不明的情况下，顾氏预先发觉学习生理（解剖）的必要性，遂决定编译《最新实习西法针灸》，以期经穴与生理（解剖）相合，从而"中西一贯"，这一特点在书中有充分体现。

3 主要内容

《最新实习西法针灸》的编写大纲为：第一章"针术之沿革"，第二章"经穴解剖学"，第三章"针灸学治病"，附录"医学士冈本爱雄之实验谈（医案）治病 7 则"。今人对《最新实习西法针灸》一书已有零星研究，如李素云在《近代针灸理论演变中的西医影响研究》一文中论及，腧穴定位中增加西医解剖内容最早见于该书[4]；刘科辰等认为《最新实习西法针灸》是目前已知最早翻译出版的汉译日本针灸医籍[5]。然而，对于这本对中国针灸学有很大影响的译著，目前的研究还远远不够，笔者试从该书的主要内容及其影响两个方面梳理，以探讨该书的学术价值。

3.1 针术之沿革

该章节内容以"针术本我国所发明，其由来颇邈远……日本之知针术，实出自我国所传"开篇，大致论述了日本针灸产生与发展的简要过程，包括各时代统治阶级对于针术的态度，如"大宝令中，载有针博士、针生云"，"文武帝时，定针灸为医生应研究之学科"，"嵯峨帝颇好唐令，于针术甚注重"等；还介绍了日本针灸史上较为著名的针灸名士及特色针法，如"一为和介氏（一作和气氏），一为丹波氏……定八处灸法，甚有神效"，"长崎有泽田氏……受技于我国人，擅捻针之巧"，"西京又有藤木等数辈，以善打针得为针博士"，"又有杉山和一者，亦德川时人，瞽者也，以管针鸣"，"鹿儿岛人西乡幽仙，石坂之及门也，亦长于运针"；"灸法""捻针""打针""管针""运针"等针灸术，在各自时代都具备一定影响力，甚至在现代社会，"管针法"仍然被广泛应用和不断改进。

3.2 经穴解剖学

该章分为四节，分别为"绪言""骨度法""经穴的名称""经穴的定位"。在"经穴的定位"一节中，将经穴定位与解剖学相结合，是该书的一大特色与贡献。

（1）绪言

"经穴云者，不过于人身表面假定某某名称，使便于记忆而已，而其最要者，固莫如根本医学之系统解剖学，为近世针灸家所必修习者也，顾自来习是术者，大都以论穴道为便，进以解剖学，多茫然不辨，故以经穴解剖相提并论焉"。此节主要说明将解剖学引入经穴定位中的目的。

（2）骨度法

该书第一、二图为同身寸图，此二图均未有文字注解，依据手势判断应是"拇指同身寸""中指同身寸"的指寸取穴法。在此节中记录有"横大指第一节度之作为一寸，多用为上肢之尺度，如第一图"，"男子以左手中指之中为一寸，女子则以右，如第二图"，正文中还记录有骨度分寸法，分别用于上肢、胸腹部、头盖、侧胁部、背部等，还有专用于灸治的寸法，即"足之外踝与外辅骨之间作为一尺三寸，用为足之尺度，腓骨之外踝与腓骨小头之间亦如之"，专供女子用的寸法，即"于手掌，则自中指之尖端至手纹横纹处其间作为八寸，用为手及躯干之尺度"，专供男子用的寸法，即"两乳房间作为八寸，用为躯干之尺度"。从论述可知，同身寸的取穴方法较为传统，而"专用于灸治""专供女子用""专供男子用"等则表明针与灸、男与女适用不同的取穴法，也说明同身寸法的使用存在一定局限。另，该节所记载的"……自腕头至中指之本节计长四寸，自中指本节至其尖端计长四寸半"，与现代临床所应用的骨度分寸法相比更为细致。

（3）经穴的名称

该节列举了同名异穴和异名同穴。同名异穴，指穴位不同而名称相同，如手之三里（足之三里），腹之通谷（足之通谷）。异名同穴者，穴位相同而名称不同，即一穴多名。一穴二名者，如神庭（发际）；一穴三名者，如络却（强阳、脑盖）；一穴四名者，如上星（鬼堂、明堂、神堂）；一穴五名者，如上关（客主人、客主、容主、太阳）。分析一穴多名出现的原因，大约是"皆沿袭旧本之名，故生歧异，舛错讹谬，或不能免"。有学者[6]对穴位名称的思想内涵进行研究，认为穴位名称不仅仅是一个指示符号，还蕴藏该时代的思想。

（4）经穴的定位

该节主要包括定位的描述、解剖位置以及摘要（禁针、禁灸），其中对经穴解剖位置的描述最具特色。《最新实习西法针灸》在日本成书时，日本医学界对于解剖学的认识已趋于成熟，一些解剖学名词，如"神经"、"动脉"和"静脉"、"肌肉"已经被普遍运用，该书能在一定程度上反映日本当时解剖学的发展水平。

以《最新实习西法针灸》中对手太阴肺经的 11 个腧穴的定位为例。该书详尽描述了每一个腧穴局部的肌肉、动静脉及神经分布，尤其是对神经十分侧重，从表 1 可见一斑。谭源生分析后认为，该时期神经在腧穴定位中占据主导地位，是针刺所以能起作用的根本所在[7]。

表 1　《最新实习西法针灸》中对穴位的深层解剖列表

穴位名	深层解剖（动静脉、神经）
中府	腋窝动静脉及中膊皮下神经、前胸神经
云门	头静脉、胸肩峰动脉、分布前胸神经及锁骨下神经
天府	腋窝动静脉及正中神经、筋皮神经
侠白	头静脉、上膊动脉及内膊皮下神经、桡骨神经枝
尺泽	尺骨动脉、桡骨动脉、正中神经、中膊皮下神经与重要之静脉
孔最	尺骨及桡骨动脉、头静脉之枝，外膊皮下神经、桡骨神经之皮下枝
列缺	桡骨动脉枝、前项之神经
经渠	桡骨动脉枝、前项之神经
太渊	桡骨动脉枝、前项之神经
鱼际	第一总指背动脉、桡骨神经
少商	桡骨神经枝

该书共有 32 幅图片，其中 2 幅为同身寸图，前文已论述，其余 30 幅都与经穴的定位相关。这 30 幅中有一类图为经穴图，即将穴位与经脉循行线对应的关系一一标示；另一类图为解剖图，即描绘了穴位所在位置解剖结构。

经穴图并未按照传统的经脉循行顺序绘制，笔者认为此类图示是以解剖图为参照，而后绘制而成，以达到与解剖图相参照、精准定位的目的。该书的经穴定位图如图 1 所示。

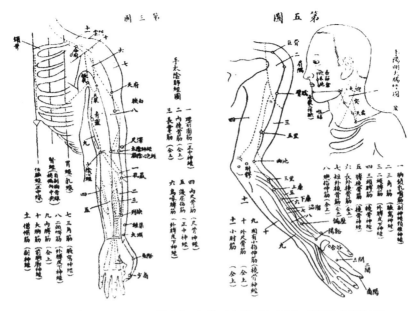

图 1　《最新实习西法针灸》中的手太阴肺经图和手阳明大肠经图

资料来源：1917 年版《最新实习西法针灸》。

从图 1 可以总结出如下特点：其一，以手太阴肺经图（图 1 左）为例，除了本经的穴位，手厥阴心包经、手少阴心经的穴位也有少量标示，直观展示各经脉、经穴的位置关系；其二，将前胸部的经脉走行与解剖位置大约相对应：任脉经（正中线），肾经（自副胸骨线稍偏向中央），胃经（乳腺）；其三，以数字序号分别表示各筋肉及其神经支配，如手阳明大肠经图（图 1 右）所示：一、胸锁乳嘴筋（副神经头椎神经）；二、三角筋（腋窝神经）；三、二头膊筋（外膊皮下神经）；四、三头膊筋（桡骨神经）；五、膊桡骨筋（桡骨神经）；六、长外桡骨筋（桡骨神经）；七、短外桡骨筋（桡骨神经）；八、总指伸筋（桡骨神经）；九、固有小指伸筋（桡骨神经）；十、外尺骨筋（桡骨神经）；十一、小肘筋（桡骨神经）。《最新实习西法针灸》中的经穴定位图均具有如上特点，图中对肌肉和神经的标示非常清晰，这种绘图及标示方法在此后的多部著作中被使用，利于腧穴定位的精确化。

解剖图中主要包含的内容有：图次、部位、解剖层次与各解剖组织的名称。《最新实习西法针灸》对解剖学的关注点集中在"筋肉""血管""腺体""神经""动脉""静脉",对脏腑没有特意标示,对于骨骼名称标示很少,而在经穴图中对骨骼标注得较详细。该书第十六图中有腹部的肌肉:外斜腹筋、内斜腹筋;动静脉:下腹壁动脉、股动脉、股静脉;解剖部位:斯披氏半月状腺、朴氏韧带、卵圆窝、精索等。每一幅图中都有相应的标示,细致清晰,而且许多解剖名词(股静脉、卵圆窝、精索)在现代解剖学中依然被使用。对《最新实习西法针灸》中解剖图片(见图2)进行解读,总结出如下特点。

①部位。主要是对筋肉、神经、血管分布较为丰富部位的解剖。如颈项部、腹部和四肢部位。②系统。展示的主要解剖组织大多可归属于运动系统。从图中可见,对于筋肉的描绘原著者不惜笔墨,这一展现应是为适应当时针灸的实际需求。③层次。基本依据皮肤→筋肉→神经的顺序而来,层次感也较为明显。④解剖名词。对于解剖名词,"筋肉"和"神经"占据比例很大,虽是着重于对运动系统的解剖,无论是解剖层次还是解剖部位,都没有对骨骼名词做相关标示。另外,图2所示的10幅解剖图中,有2幅专门描绘身体前面、后面皮肤神经分布区域,可见作者对身体浅部"神经"的偏重,估计与当时重视神经在针灸治疗中的作用这一理念密切相关。

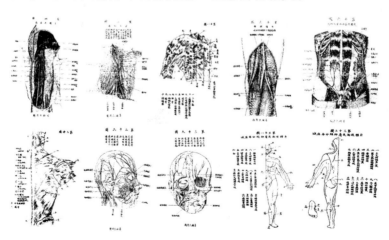

图2 《最新实习西法针灸》中的解剖图

资料来源:1917年版《最新实习西法针灸》,此图由笔者自行拼接。

3.3　针灸学治病

《最新实习西法针灸》"针灸学治病"一章，分为 7 节，分别为消化器病、传染病、全身病、呼吸器病、循环器病、泌尿器病及神经系统病，共涉及 65 种病，皆按照原因、诊断及证候、预后、治法的体例记录。虽与目前通行的人体系统划分有差异，但在当时，这一分类方式的出现无疑是较大的进步。以"急性胃加答儿"为例，略窥该部分的特点。

　　　原因：多由于食物不摄生，或食不良之物，或食冷热过度之物，或中鱼、蟹、菌及诸种药物之毒，或发热性病，皆以此为其前驱，更有波及肠管，同起加答儿者。诊断及证候：食欲不振，哕恶，呕吐，呃逆嗳气吞酸，嘈杂，拒食，胃痛。舌被厚苔，重症则体发热候，头痛不寐，大便秘结，或则泄下，小便减少。预后：佳良。治法：当注意食物而检查其原因，按摩腹部、背部、腰部，并与下列之部针之：中脘、上脘、巨阙、不容、承满、期门、肝俞、胆俞、意舍、大抒。

在此段描述中，"急性胃加答儿""菌"等现代西医名词已出现，全书中亦可见"神经痛""肾脏炎""肺结核""脓胸"等名词，但对于疾病证候的描述以及具体的治疗方法等仍沿用传统中医术语。结合该书的成书背景，经历了传统至西化的过渡，书中所记录的较为传统的内容，符合针灸医学对东西两方医学学术的兼容性[12]。治疗方法注重从病因论治，多种疾病的治疗方法提及"食物摄生"，重视按摩以及灸法的运用，针刺取穴一般以经穴、局部穴为主。

3.4　附录

该书附录题为"医学士冈本爱雄之实验谈（医案）治病 7 则"，分别介绍了胃痉挛症、慢性胃加答儿、胃扩张、筋肉偻麻质斯、坐骨神经痛、四肢麻痹、颜面神经麻痹。这 7 则医案简要记录了患者的一般信息、现病史、治疗方法及结果。治疗方法以针刺配合按摩为主，以局部取穴、神经走行部位取穴为主，与现代临床医案相较，未见经穴的辨证论治以及对穴位性质的阐释。

4 讨论

按照日本政治史分期，日本的近世为安土桃山时代（1573~1603 年）和江户时代（1603~1868 年），近代为明治时代（1868~1912 年）[8]9-12。受政治环境的影响，日本的针灸医学在各个时期也呈现不同的特点。安土桃山时代，日本针灸开始具有自身特色，主要表现为专门施行针术的医家出现、针灸流派孕育[9]。这一时期西方医学开始渗入日本（如1591 年荷兰医学传入日本）。江户时代，因为社会稳定且受统治阶级扶持，针灸临床流派活跃，"打针""捻针""管针"等针灸术盛行[10]，针灸交流亦异常频繁，针灸专著纷纷问世，尽管曾有闭关锁国政策，但西方科学技术还是有所传入[6]10。明治时代，全面维新使日本的针灸医学遭到了前所未有的冲击，为求生存，针灸医学主动地进行自身革新，有识之士认识到以实验诠释机理，如医学博士三浦谨之助在明治卅五年（1902 年）发表《针治的科学研究》，京都帝国大学教授青地正德氏发表《灸治的本体》。两书系统地介绍了针灸疗法的治疗作用，在医学界引发震动，冈本爱雄的"电气"学说也是在此时期建立，由此日本针灸在医学变革的大环境之下做出了不少"科学化"的探索和尝试[7]，开展以实验方法探究艾灸原理、以西方科学理论诠释针灸作用机制的各项研究活动，并取得了一定研究成果。这一时期的针灸著作中，西学内容也在不断增加。《最新实习西法针灸》在"针术之沿革"章节的记叙，包括日本针灸的缘起、德川时代的针灸名士和特色针法，以及明治时代"泰西医学勃焉兴起，针灸遂有一落千丈之势，究之此等器械之疗法，实于医界中别开生面，而为文明国人必须研究者也"，实为对成书背景的论述。

《最新实习西法针灸》译入中国之后，"经穴解剖学"、西医病名以及按西医系统进行疾病分类方法的出现，都给针灸学界注入全新理念。在经穴的定位这一方面，与解剖学相结合不仅提高了准确性，更使定位浅显直观。无论是图片还是经穴定位的解剖文字描述，对"肌肉"、"动脉"和"静脉"、"神经"等词汇都着了大量笔墨，特别是"神经"。谭源生认为从日本人关于针灸治病机理的论述来看，不难发现他们并没有探求经络的"物质结构"，意味着日本人没有将经络当作一个独立的新物质或者是解剖结构，而是将所有的作用都归结到"神经"中，潜台词即传统针灸中的"经络"功能是由现代解剖中的神经系统来实现的，所谓的经络，就是神经系统[7]，虽然以神经比附经络一直被诟病，但从学术发展方面看，能以西医学理来阐释中医学中"虚幻"的问题，甚至能用针灸实验设计来予以证实，并得出一套相对有说服力的理论，在针灸学研究历史中确有一定价值。

《最新实习西法针灸》的译入对中国针灸学最大的影响是将解剖学应用于经穴的定位，但绝非局限于此，其更深远的作用在于打破了中国传统针灸的僵局，融入新的元素。在此之前，1923 年杨如侯编著的《灵素生理新论》被认为是我国较早出现腧穴解剖内容的著作，但有学者将两书中对部分穴位与经脉描绘作了对比，发现具有极高的相似度，所以该书的腧穴解剖的内容实际也参考了《最新实习西法针灸》的内容[11]。另有学者研究，该书所载的经穴解剖结构直接影响了 1927 年出版的广东中医药专门学校的教材《针灸学讲义》，后者作为民国时期较早的中医学教材，对承淡安编的《中国针灸治疗学》一书的经穴解剖结构又产生了直接影响[1]。《中国针灸治疗学》一书影响巨大，追本溯源，其经穴解剖学的部分则来自《最新实习西法针灸》。

顾鸣盛言："预料此书一出，凡针灸能愈之神经系病、肠胃病、痛风病以及齿痛头痛定可一旦肃清矣。"此言实指《最新实习西法针灸》一书的"针灸学治病"章节，此章节内容也可看作该书的一大特点，其与我国当时传统的针灸治病医籍大相径庭。此章节虽为阐释针灸学的治病方法，但对于疾病的分类遵从西医的划分原则，疾病的名称亦是西医病名，疾病的诊治从原因、诊断及证候、预后、治法等方面论述，于当时的西学水平可见一斑。彼时我国大部分针灸医籍在体例和对疾病的认识方法上依然遵从传统，此后部分医家的医籍中逐渐可以发现援引此书内容的痕迹。何崇《日本近代针灸医学对承淡安学术思想的影响》

一文论及承淡安先生旅日归来后在编写《中国针灸学讲义》时，在治疗各论中，完全采用西医病名[12]，虽未完全取之于《最新实习西法针灸》，但体例相似；有人[13]将日本译入医籍与民国时期的针灸教材相比较，认为曾天治《针灸医学大纲》中有关疾病的讨论是引自日本译入医籍，其中有部分疾病的描述取自《最新实习西法针灸》，这从另一个角度说明了该书对近现代针灸的影响之深。

如上，从《最新实习西法针灸》所展现的西学概念及其译入后对我国针灸产生的影响来看，此书在相当程度上助推了针灸理论从传统走向近现代。

参考文献

[1] 范行准.明季西洋传入之医学 [M].上海：上海人民出版社，2012：1.

[2] 张建兰，张树剑.民国时期针灸医籍分类及内容特点 [J].中国针灸，2015，35（7）：731～736.

[3] 王德儁.中医药进修手册第六辑 [M].新中华医药学会，1954：17.

[4] 李素云.近代针灸理论演变中的西医影响研究 [J].辽宁中医杂志，2010，37（6）：1019～1021.

[5] 刘科辰，张树剑.近现代汉译日本针灸医籍述要 [J].中国针灸，2017，37（5）：555～560.

[6] 马新平.《针灸甲乙经》穴位名称中的五行思想探析 [J].医学与哲学（人文社会医学版），2009，30（12）：53～55.

[7] 谭源生.民国时期针灸学之演变 [D].中国中医科学院硕士学位论文，2006.

[8] 廖育群.扶桑汉方的春晖秋色 [M].上海：上海交通大学出版社，2013.

[9] 肖永芝.日本古代针灸医学源流概论 [J].中国针灸，1999（5）：53～56.

[10] 吴章，张树剑.海外古典针灸流派述略 [J].中华医史杂志，2017，47（3）：156～159.

[11] 李素云.西学东传与针灸理论认识之演变 [M].北京：学苑出版社，2012：107～110.

[12] 何崇.日本近代针灸医学对承淡安学术思想的影响 [C].纪念承淡安先生诞辰一百周年暨国际针灸发展学术研讨会论文集.中国针灸学会，1998：8.

[13] 王勇.承淡安《中国针灸治疗学》研究 [D].中国中医科学院博士学位论文，2008.

民国时期汉译日本针灸医籍对我国针灸学的影响

刘科辰　张树剑

民国时期，西洋医学不断涌入。通过对西医的学习，人们的知识结构与思维满足时人的要求。因此，如何使得针灸理论解读更加科学，针灸临床应用更为丰富、实用成为彼时针灸医者关注的重点。为谋求学术进步，我国针灸学者将目光投向率先接受西方思想与制度的日本，选译了一批具有西化特点和载有新颖技术的日本针灸医籍。

目前，笔者已整理民国时期汉译本针灸医籍13种，即《最新实习西法针灸》、"高等针灸学讲义"系列丛书（共6种：《解剖学》《生理学》《病理学》《诊断学、消毒学》《针治学》《灸治学，经穴学》《孔穴学》）、《百法针术》、《中风预防名灸》、《灸法医学研究》、《灸科学》、《针灸秘开》、《针灸处方集》。这部分汉译日本针灸医籍逐渐受到彼时针灸学者的重视，在民国时期和中华人民共和国成立早期，针灸理论引入西学知识、针灸临床技术出新、针灸教育加入西学课程等，无不与这批医籍的引介有直接或间接的联系。

1　促进针灸理论与西学会通

民国时期汉译日本针灸医籍吸纳了大量的西医内容，书中述有解剖、生理、病理等西医知识，多从神经、血液、内分泌等角度阐释针灸原理，而较少讨论传统中医"阴阳""气血"等理论。这部分医籍对于彼时欲借助西医医理重新诠释针灸理论的学者们而言具有重要的参考价值，其内容屡次被民国与中华人民共和国成立早期的针灸著作引用或效仿，因此许多著作中对经络、腧穴等理论的解读均有西医的痕迹，一定程度上促进了我国针灸理论与西学的会通。

1.1 引用西学知识与其说理方式

1931年翻译出版的"高等针灸学讲义"系列丛书对西医知识与其研究方法进行了介绍。例如，《高等针灸学讲义·解剖学》《高等针灸学讲义·生理学》详细地论述了彼时西医的解剖与生理知识，涉及神经系统、循环系统、运动系统等内容；《高等针灸学讲义·针治学、灸治学》从西医的角度将针的生理作用概括为"兴奋作用"、"制止作用"和"诱导作用"三种，并对灸术的"诱导刺激法"、"直接刺激法"与"反射刺激法"（介达刺激法）进行了阐述，将针灸作用归结为针灸对神经、血液、新陈代谢、身体机能等的调节。与之相似，原志免太郎的《灸法医学研究》和坂本贡的《灸科学》均应用西医知识对灸术原理进行了阐释，两书以介绍灸法实验为主，讨论了灸对于血液、免疫、组织细胞等的影响。

上述医籍将解剖、生理等知识引入针灸医学，并采用西医医理阐释针灸机制。这种西化的论述方式与其内容对我国针灸学者影响很大，被许多针灸著作引用。例如，1936年罗兆琚著的《针灸学薪传》，该书分为"针治学""灸治学"两章，基本承袭《高等针灸学讲义·针治学、灸治学》的内容；1940年承淡安的《中国针灸学讲义》中列有"针科学""灸科学"两章，"针科学"内容大部分引自《高等针灸学讲义·针治学、灸治学》中的"针治学"，而"灸科学"的内容则基本引自坂本贡的《灸科学》。此类例证还有许多，如赵尔康的《针灸秘笈纲要》、杨医亚的《近世针灸学全书》、张俊义的《针灸医学大纲》、曾天治的《针灸医学大纲》、邱茂良的《针灸与科学》等著作，均对《高等针灸学讲义·针治学、灸治学》《灸科学》等医籍的内容进行了参考，诸如针之"兴奋作用""制止作用""诱导作用"和灸之"诱导刺激法""直接刺激法""反射刺激法"（介达刺激法）等内容被反复提及。

对西医内容与其解读方式的引用和效仿使神经生理、血液等西学知识逐步渗透于针灸学之中，经络、腧穴等理论亦随之发生了明显的变化。

1.2 启发对经络理论的思考

在神经学等西医知识的影响下，人们对针灸原理有了新的认识。周伯勤在《中国针灸科学》中写道："针灸原理，不外刺激神经，增加血行，是一种简而不烦的物理疗法。"[1]承淡安曾说："以针刺者，刺激神经、兴奋神经、促进或减缓血液之运行、亢进或制止内脏之分泌与蠕动及排除神经之障碍。以艾灸者，因温热而用有鼓舞神经之功能，促进血液之循环及增加白血球杀灭细菌，促进淋巴发挥新陈代谢、营养等功用。"[2]可见，"神经""血液"等西学术语已成为解释针灸学的重要词汇。然而，对于千年以来将《内经》《难经》等经典作为基础的中国针灸人而言，以"经络"理论解释针灸机制的方式早已根深蒂固。既然针灸原理可以采用西医知识阐释，那么"经络"理论和西医医理之间有何联系？

承淡安在《增订中国针灸治疗学》中提道："吾人之意识举止、运动，无不系乎神经之作用，其总枢悉统于脑……于是知我中医认为人身之生活运用系于十二经之气血运用者，即西医所谓神经也。"[3]从这段话中，可以明确看出承淡安将"十二经之气血运用"与"神经"进行了直接联系，即"十二经"就是"神经"。除了十二经之外，奇经八脉内容亦有西学知识的会通。例如，1937年刘野樵的《奇经直指》提到，"今之淋巴系统，即为古人之冲脉"；"任脉为胸中大血管"；"督脉者，脑髓与延髓，脊髓，及各种神经系统是也"；"带脉之本体器质，即为肾上腺（一曰副肾）与板油（一曰内膜与腹膜）"；"二蹻脉者，脑中又形器之所属系统也"；"二维脉者，颔下甲状腺所属之系统也"[4]。刘氏将奇经八脉分别与淋巴、血管、神经、肾上腺、腹膜、甲状腺等系统的西医内容进行了比附。

由此看来，彼时学者们对西医解剖、生理等内容与经络的关系进行了初步探索，欲用西医医理重新诠释经络的内涵，探索经络的实质。这一学术现象的形成与引入汉译日本针灸医籍后人们逐步深入了解西学的过程密切相关。

1.3　促进腧穴学的变革

受汉译日本针灸医籍的影响，民国时期腧穴学在称谓、构成和主治病症等三个方面发生了显著的变化。

其一，将腧穴称为神经刺激点。《高等针灸学讲义·针治学、灸治学》从解剖学的角度将针刺部位称为"刺针中枢点"或"刺激点"，如："在上肢第一刺激点，即前膊前面正中线之中央部，（郄门）桡骨神经刺激点。在上肢第二刺激点，即桡骨结节之外方去一寸五分，即'三里'……"[5]与此提法类似，承淡安在其著作《中国针灸学讲义》"何为经穴"一节中曰，"穴者，为调整或预防脏腑百骸各种组织，发生变态时之刺激点耳"[6]，将穴位描述为刺激点。鲁之俊的《新编针灸学》将腧穴均称为刺激点，并在某些部位明确指出是对神经的刺激。1957 年田占元编著的《实用针灸学》中"躯干四肢之重要刺激点"亦基本引用《高等针灸学讲义·针治学、灸治学》的相关内容，可见这种"将腧穴称为神经刺激点"的提法产生了一定影响。

其二，于腧穴构成中加入西医解剖。对于这部分内容已有学者进行了考察。如，王勇等[7]发现承淡安的《中国针灸治疗学》、周仲房的《针灸学讲义》中有关腧穴解剖的内容是引用或效仿 1915 年冈本爱雄的《最新实习西法针灸》；李素云[8]认为受《最新实习西法针灸》《高等针灸学讲义·经穴学、孔穴学》等著作的影响，杨如侯的《灵素生理新论》、承淡安的《增订中国针灸治疗学》等医籍均在描述腧穴时加入西医解剖，成为彼时腧穴学编著的示范与引导；类似的研究还可见于张建兰的《民国时期针灸医籍对解剖学的引入和应用》[9]，对《最新实习西法针灸》进行了较为深入的研究，详细地论述了该书解剖学内容对我国针灸著作的影响。总之，民国时期腧穴构成中解剖学的引入受汉译日本针灸医籍的影响较大，解剖由此成为腧穴学的重要组成部分。

其三，于腧穴主治中引入西医病名。《高等针灸学讲义·经穴学、孔穴学》论述腧穴主治时主要采用西医病名，如："侠白，主治：心脏病、胸部神经痛、心悸亢进、干呕。"[10]仿此，杨医亚的《袖珍针灸经穴便览》（三版）应用了类似的提法，例："侠白，主治：上膊神经痛、神经性心悸亢进、胸部神经痛、心脏疾患。"[11] 与之相似的还有 1958 年山西省卫生厅编的《针灸学讲义》，该书各个腧穴的主治板块基本承袭《高等针灸学讲义·经穴学、孔穴学》。之后，以西医病名描述腧穴主治成为针灸著作与教材不可或缺的内容。

综上所述，汉译日本针灸医籍对民国时期腧穴学的影响较大，诸如腧穴解剖、主治西医疾病等内容一直延续至今。此外，腧穴的数目与讨论顺序亦有变化。《高等针灸学讲义·经穴学、孔穴学》将腧穴进行了删减并按照部位顺序（如头盖部、颜面部、颈部等）介绍腧穴，受其影响，徐益年的《实用针灸学》、鲁之俊的《新编针灸学》、山西省卫生厅编的《针灸学讲义》（1958 年）、朱琏的《新针灸学》均采用了类似的论述方式。但是，这种按部位介绍的方式并未成为主流，多数医籍论述腧穴仍按照经络循行的顺序。

2　丰富针灸临床

部分汉译日本针灸医籍对日本针灸临床经验与技术进行了介绍，其内容亦有西化的痕迹且具有实用的特点，其中不乏一些独特的针灸技术，如"管针法"等，在一定程度上丰富了我国针灸之临床。

2.1　引入针法针术

汉译日本针灸医籍（如《百法针术》《高等针灸学讲义·针治学、灸治学》《针灸秘开》等）对彼时日本比较盛行的"捻针法""管针法""打针法"进行了介绍，其中以"管针法"对我国针灸临床的影响最大。"管针法"由日本杉山和一发明，是一种利用针管将毫针快速刺入皮下的方法。杨医亚的《针灸金方》论"卵巢囊肿"的治疗时提到此法，"管针法弹入，各穴依一般深度……"[12]，并指出运用此法可使进针无痛。1959 年，徐振烈[13]发表论文介绍"管针法"，认为该针法易为广大群众所用。可见"管针法"被引入后在临床上具有一定的实用价值。另外，有关"管针法"的内容还被引介于早期的针灸教材中。如，1959 年北京中医学院编著的《简明针灸学》，在"进针法"中介绍有"管针法",指出管针法多适用于小儿、妇女与畏针痛的患者。1963年，上海中医学院编的《针灸学（三）刺灸法》亦有对"管针法"的论述。之后，"管针法"作为辅助的进针方法被收录于针灸教材的刺灸法部分，因其便捷、无痛的特点多为初学针灸者所用。

除了"管针法"等针法外，有关针刺术式的内容亦受到我国针灸学者的重视。《高等针灸学讲义·针治学、灸治学》介绍了"单刺术""旋捻术""回旋术""振震术""间歇术""置针术""雀啄术"等七大基本手技；《百法针术》述有"雀啄针术""随针术""散针术""发散针术""屋漏针术"等112种杉山流针术。1955年，承淡安的《中国针灸学》在"一般应用之新针法"中对"单刺术""旋捻术""雀啄术""屋漏术""置针术""间歇术""震颤术""乱针术"等操作手法进行了介绍，其内涵与汉译日本针灸医籍介绍的针术基本一致。1957年，江苏省中医学校针灸学科教研组编的《针灸学》的"近代刺法"一节亦有"单刺""旋捻""雀啄"等针刺术的讨论。此外，值得注意的是，"雀啄术"在之后的针灸著作中常作为灸法手技，形成"雀啄灸"，具有一定的影响。

2.2　按照西医疾病划分针灸治疗

按照西医病种划分针灸治疗的论述形式是民国时期汉译日本针灸医籍的共性。《高等针灸学讲义·病理学》论述了"呼吸器病""消化器病""泌尿器及生殖器病""血行器病及心脏病"等166种西医疾病的针灸治疗，除"主治要穴"板块隶属针灸学外，该书有关各个疾病"原因""症候""预后"的讨论均属西医内容。与之相似，《最新实习西法针灸》《中风预防名灸》《针灸秘开》《针灸处方集》等医籍亦是如此，均应用西医疾病划分针灸施治，其中《最新实习西法针灸》述有西医疾病67种、《针灸秘开》述有21种、《针灸处方集》述有535种［《针灸处方集》合译《针灸临床治方录》（载疾病429种）、《临床治疗要穴》（载疾病106种）而成］。

受上述医籍影响，我国针灸著作论述治疗时也采用了类似的体例。1935年曾天治的《针灸医学大纲》分"脑神经系统疾患""消化器疾患""血行器疾患""泌尿器疾患"等介绍针灸治疗，其中对于各个疾病"原因""症候"的论述与《高等针灸学讲义·病理学》基本一致。1948年杨医亚的《近世针灸学全书》（1937年初版）按照"循环器疾患""呼吸器疾患""消化器疾患""泌尿器疾患"等西医系统分类，分"原因""症候""疗法"三个方面对各个疾病进行了讨论，其中"原因""症候"部分是加工《高等针灸学讲义·病理学》的相关内容而来。类似地，1948年赵尔康的《中华针灸学》、1955年承淡安的《中国针灸学》均采用了以西医系统论述针灸治疗的方式。这种论述方式一方面是中西医学会通的体现；另一方面，它将西医病种的诊断与针灸治疗进行了直接对应，并涉及内科、外科、妇科、儿科各科多个病种，具有一定的临床实用价值。

2.3 对技术规范有所关注

对于针灸操作的卫生、规范问题，汉译日本针灸医籍亦有相关论述。《高等针灸学讲义·针治学、灸治学》述有"针之选择及保存法"等内容，指出针具应该置于棉花和绢布之中，防止针身生锈和针体毁伤。《高等针灸学讲义·诊断学、消毒学》详细论述了消毒的意义、目的与方法，并将"针灸术之消毒顺序"进行了单独讨论。该书指出，先对针具进行消毒；然后，依次消毒医者手指、施术患部；施术完毕后要在患部再次消毒；若行灸法，应在灸痕处贴消毒药膏。

受上述医籍引导，针灸操作的卫生、规范问题逐渐受到彼时学者们的关注。赵尔康言，"当今科学昌明，凡百医事，俱以消毒异常重视。自显微镜下发现病菌后，消毒之学，日渐注意"[14]。他的著作《针灸秘笈纲要》对"针之保藏""针刺之消毒"进行了讨论，并强调消毒最为注重的是"针体的消毒"与"穴位的消毒"。承淡安、承为奋的《针灸精华》曰："为害人身的病原体，常存在于我们日常生活所接触的事物上，趁着机会侵入身体。我们为了防止疾病的发生，便要消毒。针灸医生对消毒的执行，更应严格。因针灸的治疗方法，定要破坏组织，病菌最易从创口侵袭之故。"[15]该书指出了消毒的目的，书中还对消毒卫生进行了详细的介绍，其中包括消毒用品、方法、程序等内容，与《高等针灸学讲义·诊断学、消毒学》的内容十分相似。由此，针灸术消毒等操作规范受到广泛重视。

总体而言，民国时期汉译日本针灸医籍对我国针灸临床之技术、所治病种等均有一定的丰富。此外，需要补充的是，中华人民共和国成立早期传入我国的代田文志著的《针灸真髓·泽田派见闻录》和《针灸临床治疗学》、赤羽幸兵卫著的《知热感度测定法针灸治疗学》等医籍的诊法内容较有特色，其中记载的"腹诊""知热感度测定法"等诊法对我国针灸家影响较大，并被广泛地应用于针灸临床。

3 推动针灸学校教育的发展

民国时期针灸教育发展曲折，彼时，我国针灸医者为针道之传承著书立说、兴办学校，东渡日本借鉴日本之经验，代表医家如承淡安。承淡安于1934年秋至1935年夏游学日本，学习科目有解剖、生理、病理、诊断、经穴、针学、灸学、消毒等，并考察了东京、大阪、西京、福冈等地的其他学校，如东京的东京针灸学校、东京盲人技术学校，大阪的明治针灸学校等[16]。回国后，承淡安致力于针灸办学，广收门徒，振兴学术，建立了民国时期著名的"澄江针灸学派"。可以说我国近代针灸学受日本的影响很大，而于汉译日本针灸医籍而言，则主要体现在对我国针灸教材的影响，具体如下。

首先，承淡安的《中国针灸治疗学》《增订中国针灸治疗学》《中国针灸学讲义》等。《中国针灸治疗学》论述了"经穴""手术""治疗"三部分内容，其中"经穴"部分讨论腧穴时加入西医解剖是仿自冈本爱雄的《最新实习西法针灸》。相比之下，《增订中国针灸治疗学》在《中国针灸治疗学》的基础上加入了西医理论，对于针灸理论如针刺机制、补泻等的阐述偏于西化，这部分内容则是受到《高等针灸学讲义·针治学、灸治学》等医籍的影响。而《中国针灸学讲义》中的"针科学""灸科学"等内容，基本仿自《高等针灸学讲义·针治学、灸治学》和坂本贡的《灸科学》。

其次，杨医亚的《针科学讲义》《中国灸科学》《近世针灸学全书》

等。《针科学讲义》仿自《高等针灸学讲义·针治学、灸治学》中的"针治学"，讨论了针之"构造""种类""制法"，针刺之"练习""方式""押手"，针之"生理作用""晕针""出针困难""折针"等内容。《中国灸科学》效仿了《高等针灸学讲义·针治学、灸治学》中的"灸治学"，论述了灸术的"定义""种类""施灸的原料"，灸对于"血液""血管""血压""肠蠕动"等的影响，"灸之刺激作用"等内容。《近世针灸学全书》则参考了《温灸学讲义》《高等针灸学讲义·病理学》等医籍，按照西医疾病的划分方式对针灸治疗进行了讨论。

再次，曾天治的《针灸医学大纲》、周仲房的《针灸学讲义》、罗兆琚的《针灸学薪传》、赵尔康的《针灸秘笈纲要》、朱琏的《新针灸学》、山西省卫生厅编的《针灸学讲义》等书，均对汉译日本针灸医籍进行了引用或参考。

总之，民国至中华人民共和国成立早期的针灸教材均在一定程度上受到民国时期汉译日本针灸医籍的影响，诸如"于腧穴论述加入解剖内容""以西医疾病论述腧穴主治"，以及"管针法""雀啄术"等针法针术一直沿用至今。

4　评述

综上所述，民国时期汉译日本针灸医籍对我国近代针灸理论、临床、教育等方面均产生了影响。其中，对针灸理论的影响比较突出。民国时期，针灸理论西化显著，以西释中成为彼时针灸界的学术风气，人们欲通过引介西医的说理方式来阐释针灸原理，将经络腧穴理论与西学比附，以图使得针灸理论解读更加科学。同时，可以看出在汉译日本针灸医籍中，以"高等针灸学讲义"系列丛书的影响最大，其影响主要体现在以下四个方面：①引介解剖、生理等西医基础知识，促进了时人对西医的认识；②示范以西医医理阐述针灸机制的论述方式，使人们了解西医与针灸的联系，加之于腧穴论述中引入西医解剖与西医病名、按西医病种划分针灸治疗等内容，推动了针灸理论的中西会通；③介绍了新颖的技术，示例了卫生、规范的操作流程；④一定程度上呈现彼时日本针灸教育的模型，为我国针灸学者所效仿。其次是《最新实习西法针灸》。该书较早地将解剖引入针灸学，采用西医分类论述针灸治疗，为我国针灸学者提供了参考。另外，受汉译日本针灸医籍影响，我国针灸学家承淡安、杨医亚、曾天治、赵尔康、鲁之俊等人积极应用西医知识探索针灸理论的实质，以谋求学术革新。在承氏等人的引导下，民国时期针灸科学化倾向逐渐形成。总体而言，民国时期汉译日本针灸医籍促进了我国近代针灸理论的更新，对针灸临床有所丰富，在一定程度上推动了针灸教育的发展。

此外，值得指出的是，民国时期汉译日本针灸医籍没有针对"经络"进行详细讨论，只是将针灸所有的作用归结到神经、血液等生理病理中。那么，彼时日本学者对于经络持怎样的态度呢？石川日出鹤丸教授认为，古来的"经络说"太质朴，且结合着古代中国的自然哲学概念，如阴阳五行说，将"经络说"斥为荒唐无稽之谈[17]14。石川教授为昭和时代（1926～1989年）较早从事针灸实验研究的代表人物，他从神经生理的角度指导其门生发表了许多研究成果。显然，石川氏对"经络说"持否定的态度，为何如此？考察日本早期（1902～1933年）的研究发现[17]16~18，虽然日本学者进行了有关针灸的一系列实验研究，但是"针灸"仅是实验的干预措施。换言之，"针灸"仅作为一种治疗手段或者说治疗工具被研究，而不是作为理论体系。所以，当一部分日本学者初步探明了针灸对于人体生理病理的影响后会提出否定"经络说"的言论。但对于有传统理论情结的中国针灸人而言，他们则会以针灸之"生理""病理"重新阐释经络理论，会想尽各种办法证明经络的存在。进一步讲，彼时日本只是借用了中医的手段或工具探索了西医原理，我国则欲以西医医理阐释中医理论，用客观实证的西医知识来探求中医理论的本质——以西释中。虽然立场有些区别，但毫无疑问我国针灸理论的西化解读是通过引介日本研究促成的，中医思维在此影响下已然变得较为客观，从这一点看，引入汉译日本针灸医籍的意义深远。

参考文献

[1] 周伯勤.中国针灸科学 [M].上海：上海中医书局，1934：112.

［2］曾益群.针灸术之价值［J］.针灸杂志，1934，1（4）：52～53.

［3］承淡安.增订中国针灸治疗学［M］.无锡：中国针灸学研究社，1937：51.

［4］刘野樵.奇经直指［M］.宜昌：宜昌国医针灸学社，1937.

［5］缪召予译述.高等针灸学讲义·针治学、灸治学［M］.宁波：东方针灸学社，1936：37.

［6］承淡安.中国针灸学讲义［M］.无锡：中国针灸学研究社，1940：51.

［7］王勇，黄龙祥.承淡安《中国针灸治疗学》版本及引用文献考［J］.中国中医基础医学杂志，2009，15（5）：375～376.

［8］李素云.解读的异化——西学影响下的针灸理论演变［C］.北京：2011中国针灸学会年会论文集，2011.

［9］张建兰.民国时期针灸医籍对解剖学的引入和应用［D］.南京中医药大学硕士学位论文，2015.

［10］张俊义译述.高等针灸学讲义·经穴学、孔穴学［M］.宁波：东方针灸书局，1936：121.

［11］杨医亚.袖珍针灸经穴便览［M］.北京：北京医亚制药社，1952：27.

［12］杨医亚.针灸金方［M］.石家庄：河北科学技术出版社，1988：264.

［13］徐振烈.无痛进针器介绍［J］.人民军医，1959，11：855.

［14］赵尔康.针灸秘笈纲要［M］.北京：中华针灸学社，1948：18.

［15］承淡安，承为奋.针灸精华［M］.苏州：中国针灸学研究社，1954：5.

［16］承淡安.东渡归来［J］.针灸杂志，1935，2（6）：137～143.

［17］〔日〕间中喜雄，〔德〕许米特（H.Schmid）.针术的近代研究［M］.萧有山等译，北京：人民卫生出版社，1958.

二 示我周行：民国针灸医家

承淡安游学日本经过

夏有兵　　张建斌　　周俊兵　　葛善为

承淡安（1899～1957 年）是近现代杰出的针灸巨擘，王雪苔、刘冠军先生将他与扁鹊、皇甫谧、王惟一、杨继洲并列为针灸发展史上的五位标志性人物[1]。20 世纪 30 年代中期，他有一段游学日本的经历，对其学术思想的丰富与发展产生了重要影响，也是中日针灸学术交流的重要章节。

承淡安有记日记的习惯，并一直保持到去世前夕。他游学日本的日记，始于 1934 年 10 月 29 日从上海出发，止于在日游学结束，踏上故国乡土的 1935 年 6 月 12 日。其间除了累日旅途稍有停顿外，一直未曾间断。从承淡安游学日本的日记中，我们也感受到了他对针灸事业的那份挚爱和真情。现结合相关文献史料，试对承淡安先生游学日本的经历及取得的主要收获进行梳理、分析。

1　游学背景

20 世纪前期，日、中针灸的发展呈现不同的轨迹和结果。

日本针灸首先经历了涅槃。公元 500 年前后传入日本的针灸，经千余年发展，逐渐成为日本民众防病治病的重要手段之一。1871 年，日本内务省卫生局以"灭汉兴洋"为宗旨，主持制定与实施了废除汉方医学、全面西化的卫生政策，几乎使汉方医学陷入绝境。直至 1910 年，西医学校毕业、后从事中医学研究的和田启十郎通过出版专著《医界之铁椎》，向日本社会发出了复兴汉方医学的呼吁[2]。一些潜心汉方医学研究的有识之士，借助现代医学拓宽了针灸、中药及中医医疗的研究领域，发表了一大批研究论文及专著，推动了包括针灸在内的日本汉方医学的革新，也把汉方医学的复兴与发展推向了新的境界。至 20 世纪 30 年代，日本针灸也在复苏过程中逐渐形成了以泽田派、玉森天心派和柳谷素灵派为主要代表的不同学术门派。这些学派都崇经重本，谨守传统，同时在其学术上或多或少地打上了现代医学的烙印，使其更易为公众所认同和接受。

作为起源地的中国，针灸则呈现另一番景象。

1822 年，清道光皇帝颁布诏令，称"针刺火灸，究非奉君之所宜"，着令太医院永远停止针灸科，致使针灸仁术迅速走向衰落。鸦片战争之后，随着西医的影响不断扩大，中国医界西化思潮日盛。特别是新文化运动后，欧化之风盛行，废止中医之说也日益甚嚣尘上。北洋政府和国民政府对中医都采取了歧视、限制、排斥的态度，为包括针灸在内的中医发展设置重重障碍，甚至妄想取缔中医。在这样的情况下，一些热爱中医的有识之士，努力通过创办中医学校等途径，以图保存和发展中医。相对而言，针灸状况更显式微，"每见研是术者，多属行夫走卒，不学无术，遂以人贱而贱其学，竟不屑研究之……仅凭前人一二之遗法，妄刺妄针"[3]，针灸并未在中医图存的抗争中受到中医同行的足够重视。因此，是时的针灸学，既和中医药一样要直面与西医的抗争，同时又要单独面临自我复兴的重任。面对这一现状，承淡安毅然公开家学，设社办学。1930 年夏，深受其父针灸思想影响的承淡安在苏州望亭镇设立中国针灸学研究社，自愿为针灸学员答疑解惑，全国各地的学员纷至沓来。随着"学员日多，自己感到学识不够"（摘自承淡安自传），当听友人告知日本也有针灸学校后，便决定东渡扶桑，取他山之石以攻玉。

2 游学日本的过程

经过简短的日语补习，1934 年 10 月 29 日上午，承淡安和福建学生杨克容从上海登船启程，经过一昼夜的航行，于 10 月 30 日下午 1 时左右抵达日本长崎。小住 3 天后，即孤身一人于 11 月 2 日动身前往东京。

抵达东京后，首先需要解决语言障碍。在中国旅日青年会的帮助下，承淡安插班日本人举办的日语学习班，除星期天外，从 11 月 6 日至 12 月 24 日，每天上午上课 3 小时，下午则以复习为主。虽然对日本饮食极不习惯，又时值冬季，天气寒冷，常有雨雪交袭，自己身体又殊为赢弱，但承淡安仍然以顽强的毅力坚持每天到校上课，从未有一天缺课。为尽快提高日语水平，他还专门雇请了一位家庭教师，每天陪自己谈话，纠正自己的发音错误，并批阅自己的课后练习。

语言课程学习结束后，为进一步深入考察日本针灸教学情况，并方便与日本针灸同行探讨针灸理论，1935 年元月 7 日至 5 月 26 日近半年的时间里，承淡安报名参加了东京高等针灸学院甲种研究科学习，学习内容包括解剖、生理、病理、诊断、经穴、针学、灸学、消毒等课程。该校校园面积虽不甚大，只有 5 间教室，11 名讲师，但学生数量却是全国各针灸学校中最多的。学习过程中，承淡安一直以一名普通学员身份自居，从不恃才自傲，并不时根据教材内容寻机与学校校长及教师探讨针灸原理。一直到学习结束前的 5 月 19 日，承淡安携带了中国针灸学研究社出版的图书和部分教学挂图拜访院长坂本贡教授，对方才得知承淡安的真实身份，遂赠送了相当于两年毕业的"日本针灸专攻士"证书，并按照日本接待贵宾的崇高礼节，偕同夫人一起与承淡安合影留念，还在位于东京目黑区目黑町的日本最大的饭店雅叙园设宴为承淡安送行。

辞别坂本贡教授后，根据日本针灸同行介绍，以及广告引导，承淡安又考察了大阪、西京、福冈、长崎等地针灸诊所，更加深入地了解日本针灸发展现状后，方乘船回国。

3　游学日本的主要收获

3.1　考察日本社会教育文化生活现状

从承淡安的日记中，笔者发现日本之行让他感慨颇多。首先是日本道路交通之便捷、有序，让承淡安赞叹不已。初踏日本，承淡安即深感

"电车汽车到处皆有，效能之便极矣"*（按：引文内容均摘自承淡安先生的旅日日记，下同），由长崎往东京的特快火车上"设备清洁，无一卖果食物者，吸烟亦另有室，并有食堂车。沪宁车设备已佳，与此不能相抗衡矣"。"三七路车往来车辆繁行之区，皆有红绿警灯，往来无不依规行止，绝不纷乱……余往东京已十日，未闻有受车辆撞伤或弊死者"*，等等。更让承淡安叹服的是日本教育之先进、国民素质之高，如"迁道经长崎公园……树木皆在标签，何科何名备载无遗"*；在长崎往东京的火车上，承淡安见到"晨八时后，车役出理寝具，一一铺好，并将旅客衣服整备，绝不受分文酬报。可贵也"*。到东京后，更是见到商店内"百货皆序次置设，店伙甚少，亦不关心其货物，读报阅书，各宝其时。苟路人将其货窃取，直反掌间耳，然未闻有此行为者，足见日人品德甚好。即购一微物，银钱接付，毕恭毕敬，谢谢之语直贯耳际。较之国中商人之慢客行为，不可同日而语矣"。"学生对于先生之敬礼颇重，途中相遇必作九十度之鞠躬，即师在电车中，并未见到学生，而在途之学生苟望见，亦必如仪，日人礼教之严，可见一斑。其道德之高，概有由矣"*。初到东京的承淡安，因地形不熟，加之语言难以通畅，曾两次在街头迷路。第一次被一位送货员发现后，主动停下送货工作把他送回宿舍而不取分文酬金；第二次正在街头徘徊，"适有空汽车至，掌汽车者知余失途，意来问明住址，送至宿舍，为费仅五角。因思如在国中，无此便利，即乘车亦将大敲其竹杠矣"*。承淡安在归国后撰写的《东渡归来》[4]一文中，也再次提到日本先进的文化教育："节而言之，该国人民，五岁以上，无不识字，其最低程度为高小毕业，商店职员，居家仆役，在大学毕业者，大有其人。学校林立之外，各种展览会演讲会，可谓无月不有，无日不开。"但是承淡安也没有对日本采取一味追捧的态度，而是客观地看到日本人性格多疑，气量狭窄，唯利是图，"不无可议之处"*。特别是目睹了日本军帝国主义妄图侵吞中国的行径，更增强了他对日本军帝国主义的痛恶和对国家民族前途命运的忧患。

3.2　较为全面地把握了日本针灸发展现状

　　每到一处，承淡安必先考察针灸的影响。如在长崎市内巡游过程中，"关于针灸学术之首触眼帘者，为广场上侧某町之名灸市招，为一宽约一尺五寸之长方小板，绘一背形，画灸点数处，上书'家传名灸'，悬于檐下，不啻商店家之市招，日人名曰看板。后巡礼长崎街市，见有此看板者甚多，惟不见单以针名者，询之杨君至戚，谓书'家传名灸'者，皆为有特效之古法灸，甚少用针，乡人信之甚笃。其以针灸二字共名者，悉为学校出身，其灸法则为另一派矣"*。

到东京后，"每在公共浴室洗澡，其背部十人中七人有灸痕，然皆属商人工人，在教育阶级者甚少，盖已醉心欧化，与我国之新知识阶级类似"*。通过细致考察，承淡安认为"日人信仰针灸医甚深，故针灸医特多，几无一街巷不设有针灸医院一二。余谓日本医院之多，首推齿科医院，其次为产科，针灸医院可列入第三位，惟设备甚简单"*。这一认识，无疑进一步增强了承淡安振兴针灸的信心。

与针灸同道进行直接的交流，是承淡安考察日本针灸发展现状的重要方法。在日本期间，他不仅遍访了本校教师，与他们探讨针灸发展的问题，还前往大阪、西京、福冈、长崎等大城市及东京的其他学校，访师求友，虚心请教。虽然因为语言及相互熟悉程度等因素的影响，除与本校五位教师交流比较频繁也比较详细深入外，多数交流并不能随心所欲，但这对于承淡安全面了解日本针灸发展的现状，仍然还是很有帮助的。

3.3 增强了对灸法的信心

为能更为深入地考察日本针灸的实际情况，特别是灸法在日本的发展情况，承淡安有时也以看病为由，前往实地考察。在其游学归来发表的《东渡归来》[4]一文中，记载了这样一件事：福冈有一位以灸为特色的名医高田喜多，每日门庭若市，据日本同行介绍说他的灸法与众不同，承淡安即以诊病为由，专程前往参观。诊室烟雾缭绕，这位医生每次替人诊断后，就用墨圈点在准备施灸的穴位上，再由助手用艾条压灸。这种艾条与当时中国的太乙神针外形相似，只是没有掺杂其他中药气味，拿捏时手感松软，远不如中国太乙神针结实，而且按压后不易熄灭。灸的时候，艾条与皮肤之间不是用布而是用一张纸隔开，热度不是很高，让人觉得很舒服。看完病后，承淡安以回家自灸为名，向医生又购买了一支，以作进一步研究。而其他病人也有一次就购买二三十支的，日本人对灸法的信赖由此可见一斑。1935 年 5 月 29 日，行将回国，承淡安在报纸上看到将有施行一天中风预防灸的广告，遂决定推迟行程，于 6 月 1 日清晨前往受灸。他 8 点钟到达时，发现正在受灸的人已达 150 人左右，据此推算，预计当天至少有 500 人受灸。于是大为感叹："日人之信灸也如此，其价值可以知矣，我于灸之观念更进一层矣！楚材晋用，吾叹国人之无识。"*

3.4　为回国后进行针具改革奠定了基础

对日本针灸器具，承淡安也做了细心考察。他发现，日本毫针细如发丝，虽然进针不痛，但针刺疗效也差，即使是对于针刺疗效很好的病，也要 10 次以上才能见效，一般的病则常常需治疗半年以上。1935 年 5 月，他写信把这一发现告诉了已经回国行医的杨克容。此时已在福建福清开设针灸诊所的杨克容，因疗效一直欠佳，而开始怀疑针灸的真实临床价值，并准备另择他业。收到承淡安的信后，他方才恍然大悟，知道由于自己使用的日本毫针太细，刺激量不够，所以才导致疗效一直不好，于是转而改用中国所产的毫针，针灸疗效有了立竿见影的提高。

正是基于对中、日针灸针具的对比研究，以及临床需求与疗效的分析、观察，在不断探索、实践的基础上，承淡安于 1952 年正式创制了针灸针制作范式，逐一明确了毫针制作的外形、选材、规格、制作工艺及质量标准，并逐步成为针灸毫针制作的行业标准。也正是在他及其传人的大力支持、悉心指导下，以生产缝衣针为主的私营作坊"华二房"，逐步发展成为全球最大的针灸器具生产厂商——苏州医疗用品厂。

3.5　为进一步办好中国针灸学研究社开阔了思路

承淡安对日本针灸教育情况也进行了系统考察。由于较早也较多地接受了西方文化影响，特别是在竭力推行汉方医学科学化的思潮影响下，20 世纪 30 年代的日本针灸教育已经完全摆脱了传统模式，呈现出与时代要求相呼应的特性。当时日本针灸学校设有本科、普通科、研究科等不同的教育层次，本科学制 4 年，毕业后即可自由开业，但由于学制相对较长，因此针灸本科毕业的学员较少。普通科学制 2 年，毕业后如能通过政府组织的考试，也同样可以开业，因而从学者相对较多。研究科则要求在普通科毕业后才能加入，学习时间一般为半年，学习科目为解剖、生理、病理、诊断、经穴、针学、灸学、消毒等课程。此外，承淡安还考察了东京一所培养按摩技师的盲人技术学校，这里的学生毕业后即可开业。

正是受日本针灸教育模式的启发，1935 年夏，承淡安决定在中国针灸学研究社附设"中国针灸学讲习所"，教学模式也在原有的函授和一般面授学习的基础上，增设了 3 个月的针灸速成班和 6 个月的普通学习班，前者主要为有一定医学基础者研习针灸提供通道，而后者则致力于从零基础培养针灸医学人才。1937 年 1 月，根据社务发展要求，以及新颁布的《中医条例》明确中医可以兴办学校的规定，针灸讲习所更名为"中国针灸医学专门学校"，同时讲习所的速成班升格为研究班，并在普通班的基础上增设了两年学制的本科班，所有课程设置皆源于他及其同事对中医以及针灸的认识与思考。此外，承淡安还创造性地将针灸教学点开设到全国各地及东南亚地区，对濒临消亡的针灸复兴与发展，起到了极大的推动作用。

3.6 向日本针灸界介绍了中国针灸特点

在取他石攻玉的同时，承淡安也不忘向日本同行介绍中国针灸发展的现状，以及对一些疾病的治疗方法。例如，他发现一些针刺有特效的传染病，在日本是禁止针刺治疗的，因而日本针灸学校的教材中也缺少对这些病的针刺治疗方法。在与学校老师交流过程中，承淡安就把中国的针刺方法和疗效如实告诉坂木、高桥二位老师，他们两人"惊为奇谈，询我取穴法而一一记录之，谓遇有机会当一试针"[4]。针对日本针灸习惯于局部取穴、每次取穴较多的特点，承淡安也介绍了中国针灸取穴少而精且注重远道取穴的基本思路，令日本师生十分疑惑。适值一日在讲授经穴学时，一位名叫增山忠藏的同学牙痛难忍，老师束手无策。

承淡安就以此为例借机告诉他们中国用针灸治疗牙痛方法与日本的不同之处，立刻引起了在场师生的兴趣。在众人撺掇下，承淡安根据"左病右取，右病左取"的原则，用自己从国内带去的针，仅取对侧合谷一穴，不到两分钟，牙痛立止，在场师生无不感到惊奇。后来这位名叫增山忠藏的学生还到旅社拜访承淡安，向他请教中国针灸的方法。

4 结语

在游学日本的 8 个月里，承淡安克服了语言、气候、生活习俗等各方面的困难，"无日不兢兢业业于针灸中求进步，如参观针灸学校之设备也，收买各校之讲义也，或与针灸名家交换意见也，或伪病而往名家受诊以观其施术之伎俩也，或搜罗书肆中之名作品也"[5]，或殚精竭虑地指导国内社务的开展。他从不主动与其他留学生无谓闲聊，除了与一二名住在同一家旅社且经常见面的中国留学生比较熟悉外，在东京没有结交任何中国留学生。除了上街购买生活必需品或逛书市外，偶尔的消遣方式就是看电影，而且在他看来这也是学习日语的一种方式。因此，虽然只有短短的 8 个月时间，但这 8 个月的所见所闻，极大地丰富了承淡安的针灸学术思想，并为其进一步推进针灸复兴伟业坚定了信念，明确了思路。

参考文献

[1] 王雪苔，刘冠军.中国当代针灸名家医案［M］.长春：吉林科学技术出版社，1991：前言.

[2] 李经纬.中外医学交流史［M］.长沙：湖南教育出版社，1998：322.

[3] 承淡安.述针灸术功效万能及近世衰微不振之原因［C］//针灸治疗实验集.无锡：中国针灸学研究社，1936：5~6.

[4] 承淡安.东渡归来［J］.针灸杂志，1935，2（6）：137~143.

[5] 承淡安.从针灸立场说到本社创办经过及以后之方针［J］.针灸杂志，1935，3（1）：157~164.

民国针灸医家徐益年及其《实用针灸学》

李乃奇*　刘小斌

民国时期广东针灸医家徐益年，幼承庭训，对于国医学术多有研习，尤精于针灸一科。徐益年年轻时北上游学，采诸家之长，结合祖父家传针法，从简编著《实用针灸学》一书[1]。该书针灸内容丰富，并收集民间有效疗法，颇具实用。惜徐氏早逝，其生平和著作不为学者注意，笔者不揣谫陋，就研究该书所得，试述其要。

1　徐氏生平

徐益年（？～1933），广东鹤山县人。据《实用针灸学》"序言"可知，徐氏赋性聪颖，由鹤山县立高小学校毕业后，升国立中山大学附中毕业。学业之余，受严父训，对于国医学术，复豁然贯通，其后参加南海国医考试，以最优录取。徐氏少时即怀仁人济世之心，更操岐黄之术救民于疾，每视人疾，施以针灸药，无不着手成春，救活多人。及长，常以我国医术，南北不同，欲精益求精，非亲历其境，不能切实研究，遂拟步行全国，博览当代名流，以求裨益国医学术。民国20年（1931年）11月，徐益年取得南海中医生开业执照后，由广州出发徒步经闽浙、江苏入山东而抵北平，迨东三省事变，即行返华南，沿长江至上海而返粤。徐氏将祖父实用针灸验法以及当代名流效验法，从简编著，汇之成册，书稿刚脱即病逝，友人将其遗稿付梓，是为《实用针灸

* 李乃奇，讲师，供职于南方医科大学。

学》。

2 《实用针灸学》考评

2.1 《实用针灸学》主要内容

《实用针灸学》现存唯一版本是民国 22 年（1933 年）广州顺天印务局印刷，徐仁甫医庐发行，《全国中医图书联合目录》和《中国中医古籍总目》收录均为此版本，笔者在广东省中山图书馆所见及本文所据即为此书。

该书封面有南海邓明枢的书名题字，扉页是徐益年近照和执业证影印，正文前有友人赵景韶、林挺云、徐炳勋、赵弼群 4 人共作的序言，目录前有例言。全书共分为 20 章，第一章至第四章分别论述西法人体之构造，制针法和针时用具消毒法，行针法、灸法、手术刮痧、钳痧、捻筋和定寸各法，制灸叶及灸法；第五章至第十二章选取 91 个要穴，分头面、脑后、前身、后身 4 个部位八章介绍各穴位的定位、主治、刺灸法及禁忌法，内容简明扼要，更倾于临床实用；第十三章为任督灸痧法；第十四、十五章为十三鬼穴内容；第十六、十七章分别介绍小儿脐风灸法和先后天灸法；第十八章虽题为"前身针灸禁穴歌、审穴歌"，实际还收录了逐日人神所在禁忌针灸歌、十二时人神所在禁忌针灸歌、十二经络歌、放痧分经诀和穴道诊治歌，其中审穴歌、穴道诊治歌是根据前面经穴内容改编的，其内容与所录穴位主治基本一致；第十九章是徐氏所附痧症验方和针药医案；第二十章是徐氏家传救急验方、小儿寒热症辨和育儿经验，探讨小儿寒热症辨证施治和育儿之宜忌。

2.2 《实用针灸学》文献构成

该书除第一章西医人体之构造外，第二章到第十九章针灸主要内容基本出自温主卿编著的《中国简明针灸治疗学》（又名《针灸简易》）一书，徐益年对其编次顺序做了轻微的改动。通过对经穴部分文献进一步的分析，温氏该部分主要引自《医宗金鉴》内容。

2.3 《实用针灸学》针灸学术特点

（1）针灸效应在于神经感应，针刺手法重用提插补泻

徐氏在卷首即明确阐述针灸治病的原理"究其疗病之原因，皆激刺骨骼肌肉神经系之作用""运用神经感应，就是针灸疗疾之本原也"，在第一章即附图详解西学人体构造。徐氏认为针灸能治病的原因在于刺激神经，在其书中不收录经络内容，所载经穴亦不采用归经法，而是参照按部位划分法。

在西学东渐的影响下，西医的现代消毒观念也深刻影响着徐氏。无论是制针、保存针具、针前针后穴位清洁等，徐氏均提出要注意消毒卫生，且以洁布摩擦温针法取代传统的口纳温针法，既是对患者负责，也保护医生的安全，避免疾病相互传染。

尽管徐氏接受针灸的效应是刺激神经的观点，但在针刺补泻手法上，并不采用当时较流行的强弱刺激学说，仍沿用传统补泻手法。徐氏重视押手配合，以提插补泻复式手法为主，补法三进三退，出针紧闭其孔；泻法一进三退，出针不闭针孔。如补虚法，左手重而多按，欲令气散，随咳入针至天部；次随病者呼，旋插入人部，微弹振针；再随病者呼，持针左转，旋插入地部；次随病者一吸，缓缓退针，出地部；再吸，退出人部，三吸，退出天部，急以食指按住针尾，速闭穴门，此为随济补母之法。徐氏补泻之法，是以提插补泻为基础，结合弹振、开合、呼吸的复式补泻手法。

（2）精选经穴宗《医宗金鉴》

笔者对《实用针灸学》所录 91 个穴位进行文献对比，发现除筋会、山根等少部分穴位为痧症要穴外，大部分穴位主治、刺灸法内容与《医宗金鉴·刺灸心法要诀》有较大相关性[2]，而《医宗金鉴·刺灸心法要诀》经穴主治内容又与明代李梴《医学入门》卷之一"治病要穴"存在联系[3]。据此笔者将三书的经穴主治内容进行对比，发现徐氏书中穴位的主病、宜忌和刺灸法，与《医宗金鉴》卷八十五、卷八十六相关性更大。试举例说明之（见表1）。

表1 《实用针灸学》《医宗金鉴》《医学入门》三书经穴主病及刺灸法对比举例

经穴/书名	《实用针灸学》	《医宗金鉴》	《医学入门》
风池	治肺受风寒及偏正头痛；针四分，灸三壮至七壮	治肺受风寒及偏正头痛；刺四分，灸三壮、七壮，炷宜小	主肺中风寒，偏正头风
章门	治癖块，多灸左边，如肾积，灸两边，针六分，留六呼，灸三壮，或百壮	主治癖块，多灸左边，肾积灸两边；针六分，留六呼，灸三壮，一云	主癖块
带脉	治疝气偏坠木肾，及妇人赤白带下；针六分，灸五壮	主治疝气偏坠木肾，及妇人赤白带下等证；针六分，灸五壮	主疝气偏坠水肾，妇人带下

徐氏在第十八章中录入大量针灸歌诀，其中最具特色的"审穴歌""穴道诊治歌"与前面收录的91穴主治一一对应，如曲泽穴"治心痛，寒热烦渴及吐逆"，审穴歌为"吐逆心烦刺曲泽"，穴道诊治歌"曲泽主手臂弯纹，专治心痛寒热温；此手厥阴灸三壮，烦渴吐逆针三分"，仿《医宗金鉴》穴位歌诀形式，将每穴经络属性、定位、主治、刺灸法全包含在歌诀中，读之朗朗上口，易于记忆。

（3）灸法多样，幼科诸风尤重灯火灸

《实用针灸学》中，所载灸法包括艾条压灸、悬灸、隔姜灸、隔蒜灸和灯火灸及古法先后天灸法。

其先后天灸法以"内伤及诸虚症，此真阳失其所，当治先天灸其阳；如外感及诸实症，则真阴受其伤，当治后天灸其阴；如兼内伤外感，可先后天按图灸之，此取坎填离之道"立论。男以背为阳，女以背为阴。取穴以心窝量至脐下二寸为一尺，以黄纸照此一尺剪圆，内伤证，用朱书先天八卦，粘贴背上，女性反之，以乾卦在上，与前面心窝相对，用艾炷先灸乾卦三壮，次灸兑卦二壮，三灸离卦二壮，四灸震卦一壮，五灸巽卦二壮，六灸坎卦一壮，七灸艮卦一壮，坤为纯阴，故禁灸；外感证，用朱书后天八卦，粘贴胸下，以离卦安心窝，坎卦即在气海，先灸离卦一壮，次灸艮卦二壮，三灸坤卦三壮，四灸兑卦一壮，五灸坎卦二壮，六灸巽卦一壮，七灸震卦二壮，乾为纯阳，亦禁灸。灸后焚图和水吞服，戒房事，除食牛犬。徐氏认为此法实有特效，并用现代医学理论解释"人病无不内脏腑积滞，凡纸烧灰后，只存碱质，极助消化，又对于心理作用，生出催眠之感想，亦非无理于其间也"。此法亦于民国时期《针灸杂志》[4]有记载，其出处和治验，有待进一步考证。

同时，徐氏尤其推崇夏禹铸灯火十三燋，认为小儿诸风，此法神效非常。小儿诸风中，新生儿脐风因病急且危，历来为幼科所重。徐氏认为"小儿生七日内，面赤喘哑，是为脐风"。判断预后，"脐上初起有青筋一条，自脐而上冲心口，若此筋已至心，十难救一二矣"，若筋未至心口时，用艾绒在此青筋头上烧之，此筋即缩下寸许，再从缩下之筋上烧，此筋即消，而病痊愈矣，屡试屡验。

（4）辨痧论症分经络，刮钳刺灸凭轻重

痧症一病，极盛于清代，以症见寒热、头痛头晕、呕恶、闷胀、肢冷唇青、起病急促等为典型，其中以郭志邃《痧胀玉衡》和王凯《痧症全书》对后世痧症辨证论治影响最大[5]。徐氏宗前人经验，验痧以"芋艿带毛生嚼不麻口，生黄豆细嚼不豆腥"为准；辨痧宗郭氏"治痧当分经络"论[6]，拟放痧分经诀总括之"胁肋肿胀痛耳边，痧发胆经足少阳；心胸气痛作肿胀，足厥阴痧起肝经……狂言昏沉不省事，痧发心经手少阴；半身不通连足左，手太阳痧小肠经"等。

痧症治法，则根据轻重选择刺、刮、钳、焠、药五法，仍宗刮、放、药大法。痧在皮肤，未及发出，刮法为先；邪已入营，痧筋刺血；但凡感冒闭汗，四肢疲倦，诸热癍痧症，抽钳起痧；感暑卒中风，四肢酸疼痛，小儿风热抽搐，军旅劳倦积痧，红毛热疔症，拍痧自除。危急痧症，速刺痧筋及十宣十井，不效者，自病人尾闾灸起，直上玉枕，约五分长为度，用灯火灸，旋过山根，下气海为止，并配合药物。结合临床实际，徐氏把纷繁复杂的痧症用药概括为暑痧方、寒痧方、毒痧方、胎前痧方、产后痧方和救急方，所用方剂用药原则多与郭氏同。

痧症每易于饮食不慎而复发，故徐氏多次强调痧症饮食宜忌，并附编有痧症宜食歌、痧症忌食歌。

3　徐氏临证经验

《实用针灸学》保存了徐氏 10 个临证医案，所治病例多为成人内外科杂病，医案虽短小，从中亦可一窥徐氏的临证特点，试举几例以说明之。

（1）针灸为主，选穴精少。徐氏临证，或针或灸，或针、灸并施，法活机圆，用穴极少，大多独取一穴，最多仅用两穴。如治褐某之偏头痛：经年不愈，徐氏针合谷、昆仑，并连灸多壮，辅以萝卜煎水服用，半月而愈。又治疗何某左牙齿疼痛，不能饮食，独取手三里，针后连灸三壮，内用盐水含之而愈。

（2）重视药物外用。徐氏对各种疾病患者，常灵活配合药物内服或外敷，但处方用药，亦少而精当。如治冯妇：年 28 岁，患肿闭，3 天不能出声，徐氏取少商而针，外用马鞭草 2 两、五倍子 5 钱，煎水含口内，不久吐出瘀脓血数盅，即能言语，连含多日而愈。又如治张某：多年右睾丸肿大疼痛症，针用大敦而痛止后，予雄黄 1 两，甘草、白矾各 5 钱，煎水浸洗，每日 2 次，数日痊愈。

在仅存的医案中，徐氏对各种治法运用十分丰富，除针刺、灸法、内服、外洗、含漱外，尚有放血、拔罐和食疗等法，在常规治疗之余，辅助他法以补充，亦足见徐氏学识广博。

4　小结

通过对徐益年《实用针灸学》的文献构成分析，该书针灸学内容基本引自民国另一医家温主卿《中国简明针灸治疗学》一书，能直接反映徐氏观点的文本不多。如在卷首徐氏即阐述针灸治病的原理"究其疗病之原因，皆激刺骨骼肌肉神经系之作用"，"运用神经感应，就是针灸疗疾之本原也"。徐氏认为针灸能治病的原因在于刺激神经，但在书中论及针刺补泻手法时仍采用了温主卿的传统补泻手法，未能作进一步的阐述。

从徐氏所存的临证医案来看，徐氏对各种治法运用十分丰富，除针刺、灸法、内服、外洗、含漱外，尚有放血、拔罐和食疗等法，在常规治疗之余，辅助他法以补充，亦足见徐氏学识广博。

参考文献

［1］徐益年.实用针灸学［M］.广州：广州顺天印务局，1933.

［2］清·吴谦.医宗金鉴（下）［M］.北京：人民卫生出版社，2006：1885～1932.

［3］明·李梴.医学入门（上）［M］.北京：人民卫生出版社，2006：232～236.

［4］彭涤生.小儿脐风灸治秘法公开［J］.针灸杂志，1937，4（11）：38～40.

［5］纪征瀚.古代"痧"及治法考［D］.中国中医科学院博士学位论文，2008：65～67.

［6］郭志邃.痧胀玉衡［M］.北京：人民卫生出版社，1995：5～6.

民国针灸家陈景文《实用针灸学》学术思想初探

黄伟萍* 李乃奇

民国时期针灸理论产生了重大变化，"穴性"理论就是这一时期的重要产物。而作为较早较完整提出"穴性"理论并以其解释配穴意义的民国医家陈景文，鲜为人所知。笔者不揣谫陋，多方搜集资料，从其著作《实用针灸学》入手，结合文献对比方法，试探讨其"穴性"学术特点和影响。

1　生平和著作

陈景文，又名光昌，四川彰明人，其生卒年月及生平事迹已不可考，唯民国时任教于华北国医学院的针灸学教员焦会元在其著作《会元针灸学》中讲道："余谓门生陈光昌所著《实用针灸学》即采录我之学说甚多，各书肆新出版之针灸学，亦不下数十种，已足供学者之参阅，此册无再印之必要"[1]。可知陈氏受业于焦会元门下。

《实用针灸学》是目前可见的陈氏唯一著作，由桃源曾介寿参校，宁波东方针灸学社铅印本[2]，《全国中医图书联合目录》和《中国中医古籍总目》载该书成书时间为 1932 年。笔者在中国国家图书馆古籍馆所见和其他处所藏 3 套原书均没有版权页和出版时间，书中陈氏自序中落款时间为民国 21 年六月。民国 21 年十二月，岭南针灸家曾天治写给中国针灸学研究社的信件中谈道："我在佛山华美女仔中学任教职

---

*　黄伟萍，讲师，供职于广州卫生职业技术学院。

时……乃在宁波购得《实用针灸学》……等论针灸的书……"[3]，此说可作一旁证，陈氏之书，当在1932年六月至1932年底前就已正式出版。

2 《实用针灸学》考评

《实用针灸学》卷首为陈氏自序、凡例和目录，正文分为源流、实施方法、分门取穴、配穴精义和证治五章。陈氏"有感于此学之支离零乱，及后学研究之无门，思有以匡救补正。爰采灵素甲乙大成之精义，旁及诸家之学说，及余个人之心得经验，共成一卷，定名《实用针灸学》"，同时"为求其精切纯粹起见，凡经络之道路，俞穴之部位，已详于灵枢大成者，概不赘及"。

2.1 倡针道，补泻崇提插

陈氏首先阐述针灸之源流，他认为针道衰弱"实缘国人迎新厌旧，忽视古道，崇尚异学，置国粹于不顾"，但恰是中医危亡之际，"针灸之学，尤为外邦医界所注目"，此时在北平，德国医师已经把《铜人针灸图》三卷译成德文，故陈氏"盼我同志群起研究，精益求精，以免落外人之后，贻天下之大讥"。

第二章实施方法，分预备、进针、补泻、出针和调养5节，扼要阐述施行针灸的基本要求。对于针灸补泻，陈氏认为传统补泻之法，过于繁杂，漫无头绪，学者亦深感无从下手，他提倡"惟提插补泻，较他法简捷灵便，无转针之苦，有补泻之实效"，故在"补泻"一节中尤崇提插补泻，化繁为简，侧重实用。

2.2 论穴性，八门分陈

陈氏提出"穴之有性质，亦犹药之有性质，知其性质，而后方明其功用"，故在第三章即取常用各穴162个，分属气、血、虚、实、寒、热、风、湿等共8门，其中风门、湿门均15穴，实门、热门均30穴，气门21穴，血门9穴，虚门26穴，寒门16穴，部分重要穴位，具有多个不同穴性，除去重复出现的穴位，实际共 86 穴。陈氏根据各门分类的不同性质，仿照药物性能功效，归纳各穴的性能，对于同一穴位具有多种功效，则分属各门，如大椎穴分别纳入气、寒、热三门，其归纳的性能分别是调和卫气、发表寒、清表热；而穴性最多的足三里则有升气、降气、调中气、益胃补气血、泻胃降浊等七种功效。值得注意的是，原书"湿门"中多穴穴性将"湿"印作为"温"，如委中利温、中脘燥温化温等，笔者认为这是繁体"濕"与"温"相似而出现的排字错误，这种错误在后面被其他学者一再转引。

在所归纳的穴位中，大椎、足三里、中脘、公孙、三阴交等具有相反穴性，如公孙穴同入虚、实两门，既可补中运脾阳，又有泻脾之功。这些也体现了穴位与药物的不同，同一穴位所具有的不同甚至相反的作用后来被总结为穴位的双向调节作用。

陈景文明确指出"药物治病，与针灸治病，其方式虽不同，然其诊断治疗之法理则一。质言之，即药之与穴，其表面虽迥然有别，而其性质与作用，则未尝不吻合者也"。这是他提出穴性论的根本原因，即据药性而类穴性，最终归纳某穴之功效。同时"如某药治某病，某穴亦治某病，此药与此穴，苟得而详细隅反而研究之，则治药物针灸于一炉，其结果药物也，针灸也，必有相当之发明，而治疗之法，更于斯精澈完美矣"，此即包含了据药效而类穴效之意。陈氏最终希望是"推而广之，药物某方之疗某疾，与针灸某法之疗某疾，亦可探得其精契神合之所在也"。

2.3 配穴有义

陈景文认为，"穴法之妙，全在善用者之配合也"。该书第四章"配穴精义"以解释配穴意义的形式，对穴性论进一步阐释。陈景文本着"讲求方剂者，恒斤斤于药，与药间之配合，以药方之治病配合之力，实妙且大焉，针灸配穴，亦复如是"之意，对"昔贤只云某病取某某数穴，未遑一论其配合之意义"的缺憾，"特取经验之常用各法，详其配合之精义，暨加减之妙谛，以备采用"。

全章分三十一节对大椎曲池合谷、水沟风府、丰隆阳陵泉等 32 组穴位——阐发其配穴的意义、主治功效、原理，将中药配伍原理比附于配穴之中。如丰隆阳陵泉两穴相配，陈氏认为二穴为通大便之主穴，其原理是丰隆系胃经之络脉，别走太阴，其性通降，从阳明以下行，得太阴湿土以润下；阳陵泉性亦沉降，斜针向下透足三里，从木以疏土也。故以该组穴"法拟承气，有承气之功而不若承气之猛峻。其治癫狂等症，非但泻其实，亦且折其痰也"。其他如气海天枢相配，乃擅治腹寒、积寒痼冷之首法，较之天雄散、肾气丸等方，犹且过之无不及；又如鱼际太溪，仿喻氏清燥救肺汤之义，太溪补水中之土，润燥而生金，臣鱼际泻金中之火，以治虚劳。陈景文不但归纳了常用的经典配穴，而且根据穴位所属经络、脏腑将中药配伍原则和阴阳、五行等理论结合，剖析配穴精义，论述可谓精当，实发前人所未发。

2.4 证治有方

传统针灸书籍对于所治疗的病症，大多简略罗列穴位，一带而过，陈景文则认为"治病先须认病，而对于一病之病因、症象、治法，大成中尚无著述，致后之学者，率皆盲从，贸贸行之，流弊殊多"。故在"证治"一章，分 36 节对内科、五官、妇儿和救急常见病证近 40 种，就每病病症、病因病机、治则大法、取穴补泻，条陈论治。

以痰饮病举例之，先论其病因责之于胃，其病机是胃燥气浊，稠质胶结，则热痰聚；胃阳虚冷，水饮不化，则寒饮生。然此又关乎脾与三焦……运化不行则湿聚，决渎失畅则水停，水湿交泛，痰饮乃成矣。治法先当理脾以祛湿，通三焦以利水，然后再行和胃化痰，寒则温之，热则清之，其痰实者则折之下之，饮逆者则攻之降之，是又在临证之随机应变也。对其治法，诸般痰饮，取中脘、上脘，寒补热泻，足三里、通谷用泻法。对本病兼证或变证加减：实痰结滞取丰隆、阳陵泉；痰饮成癖取巨阙、不容，俱泻；胸膈停饮取大椎先补后泻，内关用泻法；水停不化取复溜、阴陵泉俱补；导痰涤饮取肩髃、曲池、内关、合谷，俱用泻。

陈景文在这里将穴性、配穴运用于证治之中，根据病证寒热虚实变化加减，确立补泻治则，拟定针灸处方。陈氏实际揭示了其倡导的穴性论，其外在表述为穴位的功效，而实现穴位功效的途径，则是通过针刺补泻手法。

这样，陈景文完整地阐述了其"穴性论"，即据中医病因病性，如寒热、虚实、气血等，仿中药药性原理，分门归纳穴位功效；仿中药配伍原理，结合脏象、经络学说，解释配穴精义；最后根据在具体辨证论治中的病因、病性、病机，确立针灸处方，通过针刺补泻手法实现穴位的不同穴性功能而治疗疾病。

3 《实用针灸学》的影响和传播

大多数学者认为广西针灸家罗兆琚（1895～1945 年）首倡近代"穴性论"，其后李文宪将其发扬。但据现存文献来看，在论述"穴性"理论的针灸家中，陈景文相对早于罗兆琚、曾天治、李文宪。其分门取穴、配穴精义和证治三部分内容多次被转引或改编成歌诀。兹就笔者文献所见，将《实用针灸学》的传播及同时期文献对比略述于下。

3.1 中国针灸学研究社对穴性的传播

中国针灸学研究社（以下简称"研究社"）至少在 1935 年 4 月以前就将陈景文的《实用针灸学》一书作为实习生讲义印发给社员[4]，笔者所见多本研究社《实用针灸学》的油印本正是陈景文原书。邹孟城谈到在夏宇仁先生家中见中国针灸学研究社 1935 年的油印本《实用针灸学》亦是该书[5]。

研究社创办的《针灸杂志》多次刊载各地社员对穴性理论阐发的文章，通过对比发现，大部分论著仍是以陈景文《实用针灸学》的内容为基础。如刘蛰农发表的《治疗配穴法歌括》[6]，以七言歌诀形式归纳配穴，实际是改编自"配穴精义"，并加上注文，其配穴保持 31 对；河北陈源顺连载刊登《配穴精义》2 期共 19 对[7]；邵元恺以三字经形式连载多期《针灸三字经》[8]，其主要内容基本与《实用针灸学》第五章证治一致。

作为近代中国影响最大的针灸学术团体，研究社其时社员遍布华夏诸省和东南亚各国，《针灸杂志》更是风行海内外，研究社对近代穴性发展的推动，其影响力是难以估量的。

3.2 《实用针灸学》与《实用针灸指要》文献对比

1934年10月到1935年8月，罗兆琚在6期的《针灸杂志》以连载形式刊登了其著作《实用针灸指要》[9]。罗兆琚在文中提出"所谓穴义，即各穴具有之主要特性，知其性之所在，而后明其功用之特长"，将262穴（除去重复出现，实际共122穴），亦以气、血、虚、实、寒、热、风、湿8门分列；在第五章"症治歌诀"以34首五言歌诀形式归纳内科、妇科、儿科、五官科和救急等近40个病症的针灸处方。通过对比两书发现，两者相同的86个经穴中，罗兆琚的穴性内容与陈景文完全一致，且原书"湿门"中"湿"误作"温"的错误基本一致，少数经穴则增加了其穴性内容；而其"症治歌诀"内容与陈景文的"证治"内容一致，如上文所述痰饮病，罗兆琚歌诀为"诸般痰饮症，首宜分寒热；上脘及中脘，寒补热泻泄；三里与通谷，二穴泻毋延；实痰并结滞，丰隆阳陵泉；痰饮成癖者，不容巨阙穴；胸膈停饮食，大椎内关兼；水停若不化，复溜阴陵泉；导痰潆饮法，肩髃曲池连；内关及合谷，四穴俱泻焉"。此外，罗兆琚现存的《中国针灸学配穴精义》抄本，陈晓林等研究认为其内容被李文宪稍加编排后转录[10]，而李氏所载内容，实际与陈景文配穴精义如出一辙。

3.3 《实用针灸学》与《针灸医学大纲》文献对比

曾天治（1902～1948年）是民国时期岭南著名针灸家，曾游学江浙，师从陈景文学习针灸。1935年12月，曾天治在其第一部针灸专著《针灸医学大纲》中说，该书是"将吾师承淡安、张俊义、陈景文、缪召予先生等所秘授，及自己两年来研究心得，治疗经验，执笔直书，随付手民，不数月而书成"[3]缘起。该书中收录了配穴精义和分门取穴内容，对比发现，《实用针灸学》中的配穴精义和分门取穴的内容被曾氏全部引用，且原书"湿门"中"湿"误作"温"的错误也一样。曾天治在8门取穴基础上增加了汗、肿、积、痛4门，共12门，但曾天治所增加的 4 门和在气、血两门中增加的部分穴位，并非按陈景文归纳穴性的范式，而更像是病症处方的条文，如汗门分为多汗、盗汗、虚汗、黄汗 4 类，多汗针少商、列缺、曲池……；盗汗针阴郄，灸肺俞、中极……。曾天治这种分门法，并非严格意义上的穴性归纳，也没有从实际意义上增加穴性的内容，但他在《针灸医学大纲》中完整保留了陈景文的核心内容，作为民国时期在岭南影响极大的针灸家，曾天治无疑对穴性理论的传播做出了自己的贡献。

3.4 《实用针灸学》《实用针灸指要》《针灸精粹》三书文献对比

1936 年 10 月，广西针灸家李文宪著作《针灸精粹》[11]由上海中华书局刊行，该书于 1937 年、1947 年和 1974 年多次重刊，对近代穴性的传播影响甚大。《实用针灸学》中实施方法、配穴精义、证治等内容均全文被《针灸精粹》第四章、第十章和第十一章引用，少部分证治条文后加上自己或他人的医案。而第九章"穴性括要"部分，依旧分为 8 门，将 245 穴（除去重复，实际 119 穴）条列其中，与陈景文、罗兆琚两人的著作对比发现，其穴性内容主要来自罗兆琚的《实用针灸指要》，李文宪仅增加了十井、太阳二穴。与曾天治一样，李文宪在穴性内容上，并无太多增加或发挥的地方，但其著作经上海中华书局在抗战前和抗战后多次刊行，影响力已大大超过前人，使穴性理论得到进一步的认可和传播。

4 小结

"穴性"理论的提出是近代针灸理论的新演变[12]，从所见文献可知，陈景文不仅在其著作《实用针灸学》中首次提出穴性理论，以"分门取穴"的形式对常用 86 个穴位分类归纳，并对 32 对（组）穴位的配穴进一步阐释，最后将其运用在证治之中。从穴性理论的提出、阐释、运用，奠定了近代穴性理论的基本架构。罗兆琚、曾天治、李文宪等人在分门取穴上扩充了穴位的数量，但在穴性的阐释和运用上基本完整地沿用了陈景文的学说，而中国针灸学研究社将《实用针灸学》作为参考书印发给社员学习，无形中也推动了穴性理论的争鸣与发展。

"穴性"理论的提出，是仿效了药性说及其延伸的中药功效总结，换言之，即归纳了某穴具备了某种功效。但是腧穴的不同功效，很大程度上取决于不同针刺手法的施行，同一穴位所具有的不同穴性，需要用不同的手法方能达到。传统针灸大多以经络辨证为基础，以循经取穴为主，而穴性理论则以脏腑辨证为基础，以穴性（穴效）立方选穴，进而为针灸处方学的发展和方义的阐释树立了范式。

参考文献

［1］焦会元.古法新解会元针灸学［M］.北京：北京泰山堂书店铅印本，1937：自序.

［2］陈景文.实用针灸学［M］.宁波：东方针灸学社铅印本，1932.

［3］曾天治.读《中国针灸治疗学》后［J］.针灸杂志，1934，1（3）：41～42.

［4］中国针灸学研究社.《针灸治疗秘笈》出版预告［J］.针灸杂志，1935，2（4）：封4.

［5］邹孟城.三十年临证研探研录［M］.上海：上海科学技术出版社，2000：226～227.

［6］刘蛰农.治疗配穴法歌括［J］.针灸杂志，1935，2（4）：217～225.

［7］陈源顺.配穴精义［J］.针灸杂志，1937，4（9）：16～20.

［8］邵元恺.针灸三字经［J］.针灸杂志，1937，4（1）：33～34.

［9］罗兆琚.实用针灸指要［J］.针灸杂志，1934，2（1）：1～10.

［10］陈晓林，戴铭，梁红艳.李文宪及其《针灸精粹》［J］.中国针灸，2011，31（2）：186～188.

［11］李文宪.针灸精粹［M］.上海：上海中华书局，1936.

［12］谭源生.民国时期针灸学之演变［D］.中国中医科学院硕士学位论文，2006：17～30.

尧天民《中国针灸医学》考略

李剑荣*　黄龙祥　杜广中　岗卫娟

民国时期，中西文化剧烈碰撞，中医针灸学亦在西学东渐的浪潮中颠簸。现存的约 300 部针灸医籍充分展示了彼时针灸医家的彷徨、挣扎与奋斗图强的生动历史画面。而尧天民《中国针灸医学》[1] 则展示了其尊古而不泥古、用西学西医而不崇洋的鲜明特点，尽显中西会通之妙。

1　作者与版本考证

尧天民，民国医家，籍贯、生卒年不详，自称黄帝一百一十八世孙。其弱冠之时，家人多疾病，习读医书，尤好针砭之术，毕业于四川针灸医学讲习所，临床经验丰富，治病多获奇效。1934 年受聘于重庆永川国医学校，主讲针灸；后于永川创办中国针灸专科学校，"上溯灵素诸书，旁及人身生理病理，兼取历年研究所得，编成讲义"，即《中国针灸医学》。

据《中国中医古籍总目》[2] 所载，《中国针灸医学》有 1935 年、1936 年、1938 年中国针灸医学社铅印本及民国四川国医学院铅印本。然于陕西中医学院图书馆考得其 1938 年再版本，可知是书为 1936 年初版，由中国针灸医学社发行，一部四册，内附尧天民肖像。陕西中医学院《古籍医书藏书目录》[3] 言 "《中国针灸学》孙尧（天民）著" 系错

---

*　李剑荣，医学硕士，毕业于山东中医药大学。

误，盖误读是书序落款"黄帝一百一十八世孙尧天民序"所致。

2 成书背景

民国时期这一特殊的社会转型期中，在生存与灭亡、继承与发展的激荡下，针灸借用"中体西用"的模式于变革中实现了新的突破，这很大程度上要归功于尧天民等针灸界有识之士奋起抗争。他们著书立说，效仿日本东京高等针灸学校、神户延命山针灸专门学院开办中医及针灸专门学校并翻译、编写教材，除此书外，亦有《经脉俞穴记诵编》（1923 年兰溪中医专门学校张寿颐著）、《针灸科讲义》（1934 年广东光汉中医专科学校李法陀著）、《针灸学讲义》（1936 年梁慕周著，从属广东中医药专门学校各科讲义）、《针灸薪传集（四编）》（1937 年无锡中国针灸医学专门学校承淡安撰），甚至效仿日本东京针灸医学研究所、东洋医学研究会等建立相关针灸专门研究机构，如柳州神州针灸学社、北平中国针灸学社、无锡中华针灸学社等。

民国时期，为保证针灸学的生存与发展，时人提出了针灸"科学化"命题，主要是将针灸传统理论中"不合理论者"摒弃，以西医中如"生理""解剖""病理"等先进的科学理论来阐释相关针灸学理论与治疗等，使针灸合乎"科学"。以西方医学解释中医针灸原理蔚然成风，不仅仅是无奈地迎合科学化以保证生存，更重要的是打破固有牢笼寻求针灸发展新突破。冲破千年来经典针灸理论体系的桎梏，不仅使之生存，更为针灸的传承与发展做出了卓越贡献，在那个波澜壮阔的时代前赴后继、大浪淘沙。

在西学东渐的大浪潮下，尧氏主动学习并使用西学西医，使针灸"科学化"。此书中，尧氏"对于前人之法，合乎理论者，则取之，其不合者则辟之"，斥阴阳五行男左女右之法，以传统中医基础理论之经络学说、藏象学说、六淫病因学说等为基础，结合西医解剖学说，对经络、腧穴、刺法灸法、针灸推拿治疗，外科药物辅助治疗加以阐发。

3 主要内容

是书一部四册六篇，即经穴学、主治学（后附针法、灸法）、小儿推拿法、外科药物学，体例完备、内容翔实，不同于传统针灸医籍散列脏腑阴阳、气血营卫、腧穴分类等内容，更加富有逻辑性。一方面继承传统经典又借鉴西医解剖、生理、病理；另一方面保留经络学说，未使用日本"改正孔穴"，又以神经、血管、淋巴管、肝管等阐释针灸理论。

3.1 经穴学"科学化"

缪氏翻译日本延命山针灸专门学院《高等针灸学讲义·经穴学、孔穴学》，承氏编著《经穴学讲义》《经穴摘要歌诀百症赋笺注合编》《经络要穴歌诀》等大批经穴学、孔穴学专著。然而，尧氏则自成一派，为衷中参西针灸医家中继承传统的代表人物，保留经络并在传统针灸经络理论的基础上试图从神经、血管、"输胆管"、输尿管等方面加以阐释，如以督脉为"神经系统"。

是书"经穴学"篇中，首论经脉，即十二正经（按流注顺序）及奇经八脉，其中十二正经述其脏腑形态位置及解剖结构与生理，奇经八脉则述其解字、功能。次论穴法，按流注顺序，分节论述手足十二经穴、奇经八脉穴、经外奇穴以及特定穴、针灸禁忌穴。各腧穴首先论述其定位，并以针灸符号标识其基本刺灸法；附以取穴及主治歌诀。腧穴定位基本采用传统词汇，尚未涉及现代解剖骨骼及骨骼肌术语。膀胱经第一侧线腧穴以"二寸"取之，胃俞、肾俞、大椎、百劳穴名前加"年"字，其义不明。

日本大正二年（1913 年），日本文部省经穴调查会审定"经穴六百六十穴之中，除删去身体局部无关重要之穴外，得下记之一百二十穴"[4]，为"改正孔穴"简称"孔穴"。余天岸[5]等诸多医家皆采用此法，并形成主流。而尧氏未采纳"孔穴"，更多的是继承传统，保留361 个经穴及 36 个经外奇穴；而此篇中提及"孔穴"一词，实为经穴、腧穴别名，如《明堂孔穴针灸治要》，又《千金要方》载："凡孔穴在身，皆是脏腑荣卫血脉流通，表里往来，各有所主"。

此篇伊始即附解剖图，工笔细致逼真，主要为动静脉体中配布消化器、泌尿系、心脏前面、脾脏及膵（胰）脏、呼吸系 6 幅，均使用西医解剖名词。后附 32 幅经脉经穴图，画风古拙，笔画寥寥，虽比例略有失调，却明了显著。

3.2 问诊审病取穴广

尧氏于临床注重问诊，治疗时取穴精当，所载 361 个经穴使用 356 个，占 98.61%。而《针灸甲乙经》记载腧穴 349 个，采用腧穴 335 个，占 95.99%；《针灸学》[6] 362 个经穴中治疗部分应用 181 个，使用率为 50.00%[7]。

"主治学"篇，先论穴法主治，分述五输穴、原络穴、俞募穴及井穴主治，并附以歌诀。五输穴引《内经》所言："井主心下满……合主逆气而泄"。提出"凡本经之病深入于里，滞结于脏腑"，当取其俞募穴，"其于本经之原气不足为病者宜募穴，其因风寒热各邪为病者宜俞穴"。次而重点论述审病取穴，分部论治，按病位分别论述 36 节 818 种病症的针灸治疗及其处方，处方用穴方平均 4.46 穴：采用经穴 356 个，使用率 98.61%（356/361）；经外奇穴采用 29 个，使用率 80.56%（29/36），另采用未载奇穴 7 个；其常用前 10 位腧穴为足三里、合谷、涌泉、三阴交、百会、太冲、肾俞、厉兑、大陵、行间。其缪刺多取井穴。提出病由足三阴经相兼合而为病者，取三阴交。综观其审病取穴，主要以病症或证候分论之，后基本按病位、病性辨经取穴，具体疾病未辨证候，直列其穴；常见疾病每多描述其中医病因，间或述以西医病理，余证/症只列取穴及刺灸法；问诊为主，辅以望诊，未涉及脉诊之法。

此篇后附治疗歌诀：百症赋、玉龙歌、胜玉歌、杂病十一穴歌、灵光赋、肘后歌、天星十二穴治杂病歌。

3.3 针刺每多切穴

针法篇，尧氏欲昌明针灸，对于针之实质纯从科学方法立论，摒弃阴阳五行之旧说。对于古今针法博采众长，加以取舍。斥古人马口衔铁制针，而时人制针多用金银，详述制法，附以制针药方；在制针及针具保存中提及使用磁石，原理存疑；针刺操作首论审穴，在问询病人病因、病史及病象推究病位、病经基础上，选取一主穴，配以一二助穴；医者以口温针，使其温度调和，与病人之体温相近，提出温凉补泻，此法指导我们研究针具温度对针刺效果的影响提供思路；重视切穴，即医者爪甲直立应针之穴中，用力掐切皮下神经致麻痹，庶进针不感痛苦，切者如刀截物，不宜过轻过重；进针采用三才法并配合呼吸，行针施以弹、刮、搓（即捻转）法，随后出针。单列补泻之讨论，晕针治法显其临床功底。

3.4　推崇药线、温熨灸法

"灸法"篇，提出寒热虚实，灸法皆可治疗，且据科学研究灸法可增加白细胞，治疗传染各病。除介绍纯艾、药艾、药线、灸条外，提及仿自日本的温灸器，然其效微事繁，故未详述。纯艾、药艾直接灸法，其吹按手法补泻之说不合理论，且痛更甚于针，应当弃之；倍加推崇药线法，故详论。至于间接灸法常用药艾及药线法。尧氏对其所得温熨灸法颇为自得，描述颇详。

药线法：以病之轻重虚实而定用线之粗细，如病重、虚邪、成年人，用线宜粗；病轻、实邪、幼孩，用线宜细，总在医者临时变通，酌量取用。燃线之端，医者两指拈线，直灸其穴，灸时手法宜快，以火微挨皮肤，迅行移去，每七次，即为一壮。拈线须用平斜之势，灸时方不熄火，时人多用之[8]。

温熨灸法：悬起灸结合呼吸补泻。即灸时病者如感循经之气，不生温热，或感酸木，可令吸气三口，或六口九口，增加体内"氧化"，使之生温，以祛虚邪，减轻体内"炭养"，使之生凉以泻实邪。间接灸法亦可依此行气。

3.5　小儿"推上拿下"以补泻

"小儿推拿法"篇，提出推法为补，宜疾而轻；拿（退）法为泻，宜徐而重。依十二经循行推上拿下，非仅仅为推三关与退六腑，视其病之表里寒热，以定推拿次数多寡及手法轻重疾徐。儿科，因其为哑科，审病唯望诊之法，即观望三关经纹、面部色泽、脏腑苗窍。施以推、拿、揉、掐、按、摩之法，主治寒热吐泻动风诸病。

3.6　外科治疗"内以针灸外辅敷贴涂糁"

国医外科药物学，敷贴涂糁之药用于提脓生肌收口，外科应内服之药，以针灸补泻法代之。尧氏以针灸为物理疗法，毫不需用药物，然外科腐溃成脓而针灸不易收功者，辅助以国医外科药物，可事半而功倍。审病于何经、何部、表里、在经在络、六淫，辨疾病深浅、病性，以选择相应敷贴涂糁。发于内脏者病最深，如肺痈、肠痈等；发于筋骨、肌膝间，如痛疽、瘿瘤等，施以敷药贴药；发于皮肤上下，如瘰疬、疮疹等，施以涂药；欲化腐提脓排毒生肌，施以糁药。其中三仙丹，"丹之母也"，虽应用水银，但根据现代慢性毒性研究，未见明显药物中毒[9]；且经初步药理研究表明抑菌效果突出，生新作用明显。治疗上根据经脉或就患处，审取有效之穴，依法取治，外酌用敷贴涂糁辅助之。

3.7　自创针灸符号

将刺灸法标记于各腧穴上方（见图1），简单明了：①针之符号为"丨"，其右方加数字，表示此穴应针几分，如图1中"丨八"表示此穴应针同身寸之八分也；②针不能灸或灸不能针者，于穴上针灸符号之间作一横画隔之，如图1长强穴；③补泻：在针之符号"丨"上加一圆圈为补法，加一方格则为泻法，如图1复溜穴；④"▲"为可用三棱针刺取瘀血，如图1关冲穴；⑤圆点为应灸符号（有时不标），下附阿拉伯数字，为应灸之壮数，列于穴位之上，如图1上脘穴"7"表示此应灸7壮，"7"下复加"100"表示最多可灸壮数为100壮。

4　结论

本书内容反映民国时期西学东渐下针灸学理论体系的重构过程。尧

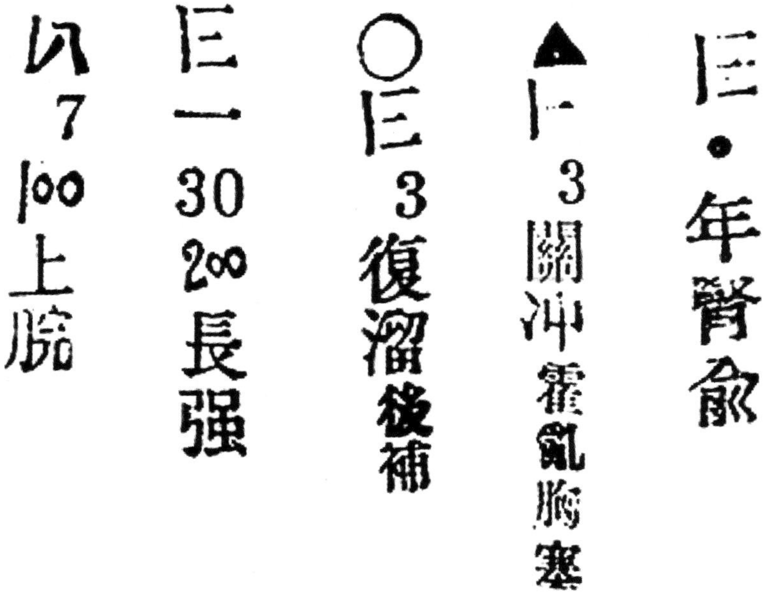

图1　尧天民所创针灸符号

氏对传统针灸学理论及施治加以拣摘，借鉴西学西医，对经络脏腑结构与定位、疾病病因与治疗原理等加以阐发，理论与临床实践相结合，编为讲义，系统地分类列述经络腧穴学、刺法灸法学、小儿推拿学及针灸外科药物辅助学；对于腧穴的定位、主治、刺灸操作描述条理清晰；针灸符号的提出，使阅读与书写更加简单明了，其直观、形象、不受语言文字束缚的特点使其适应国际化的需求。

此书是针灸学教材的模范版本，亦是彼时针灸"科学化"进程的缩影，是民国时期针灸为了生存、对抗湮灭的主动自救的结果。尧氏等针灸医家冲破樊篱，勇于进行探索的精神对针灸诊疗体系的改革与重构以极大的启发和鼓舞。

参考文献

［1］尧天民.中国针灸医学［M］.成都：中国针灸医学社，1938.

［2］薛清录.中国中医古籍总目［M］.上海：上海辞书出版社，Z007.

［3］陕西中医学院图书馆.古籍医书藏书目录［M］.咸阳：陕西中医学院，1989：69.

［4］〔日〕猪又启岩.高等针灸学讲义·经穴学孔穴学［M］.宁波：东方针灸书

局，1936.

［5］余天岸.百二十孔穴灸治图说［M］.上海：上海理疗器械行，1935.

［6］邱茂良.针灸学［M］.上海：上海科学技术出版社，1985：212～273.

［7］岳公雷.《针灸甲乙经》腧穴应用分析［C］//首届皇甫谧故里拜祖大典暨《针灸甲乙经》学术思想国际研讨会论文集.北京：中国针灸学会，2012：23～27.

［8］李乃奇，黄伟萍，刘芳.澄江针灸学派传人曾天治生平著述考略［J］.中国针灸，2014，34（8）：825～827.

［9］杨文水."三仙丹"的制用体会［J］.中医临床与保健，1990，2（2）：31～32.

岭南针灸名医曾天治《科学针灸治疗学》学术探析

刘　芳*

　　清末民初，西学东渐，东西医学不断碰撞、交流、会通。部分中医有识之士提出了"洋为中用，衷中参西"的会通思想，形成了会通学派。岭南针灸名医曾天治便是其中的一员，其用西医的视角，去理解、阐释针灸之理，以说明针灸的科学性，并以西医诊断之病行针灸之治疗。今人对曾氏了解甚少，本文旨在探讨曾氏主要著作《科学针灸治疗学》的主要内容及学术思想，以期有裨于临床。

1　关于《科学针灸治疗学》作者

　　曾天治，广东五华人，生卒年不详，岭南针灸名医，曾先后任香港《大光日报》《两广浸会周刊》编辑，广州私立兴华中学及佛山华英女子中学教员兼图书馆主任。在其任教员期间，不幸长子患脑膜炎、次子患赤痢、母亲患水腹，三位亲人均"屡治不愈，死了"[1]，曾氏"固以疾病重重压迫，又见现代医药如此低能！治疗如此长久！常欲研究超常的疗法，快捷的医术，以拯救众生，挽救垂危"[1]。曾氏因此立志弃文从医，偶从上海《申报》函索简章及针灸治验报告，知"针灸治效伟大，适可补现代医药之所不逮"[1]，乃购针灸书数种，尽心研究。为求达到治病愈疾之目的，遂于民国21年（1932年）春辞去佛山华英女子

---

　　*　刘芳，研究馆员，供职于广州中医药大学。

中学教职，北上江浙，跟从承淡安、张俊义、陈景文、缪召予先生等几位针灸大家专心学习研究针灸疗法，学成后返回广州居住[2]。其生平所著著作有《针灸医学大纲》《实用针灸医学》《科学针灸治疗学》《针灸治验百零八种》等，其中尤以《科学针灸治疗学》为最佳。

曾氏曾经惠阳严师先生介绍，医治广东汉兴国医学校校长方德华先生的失眠症，仅针刺三次病即痊愈。方先生遂聘其为该校的针灸科教师，曾氏乃编《针灸医学大纲》为课本。又因治愈一鼓胀者而为惠阳林紫珊先生所赞许，乃介绍光汉中医学校校长聘其为针灸科教师。曾氏同时在广州泰康路开设科学化针灸治疗讲习所，并取药物不易医治、针灸疗效颇佳的百余种疾病，编写科学化针灸学讲义，名为《科学针灸治疗学》，"盖以为学者会医这一类病，可不必与中西医争生意"[1]，而"专医人所不医的病，或施治都医治不了的，方见针灸之功能"[1]。

2 关于《科学针灸治疗学》主要内容

该书成书于民国 29 年（1940 年）四月，分为上、中、下三卷。该书从西医的解剖学、生理学、病理学等角度来说明针灸的科学性，并针对西医的各种病症，给出针灸的治疗方法。其中不乏著者的个人独到见解，如经穴位置正确的标准、各病症的治疗原理等。

该书上卷为总论，中、下二卷为疾病各论。在上卷中主要述及：①著者的从医之路；②针灸的治疗原理；③常用而有效的经穴（附如何取穴之经穴图 60 张）；④针术总论；⑤灸治总论；⑥疾病论；⑦诊断大要。中、下卷的各论，把疾病分为 19 类，共 150 个病种，针对每一病种，著者从 12 个方面加以论述：①病灶：从解剖学角度认清疾病之所在；②病因：致病原因；③病理：疾病之变化；④症候：疾病之外在表象；⑤诊断：对该病症候的注意点及与他病之别；⑥经过：疾病未来可能的发展状况；⑦治疗经过：施术几次，可治愈；⑧预后：常与药物治疗对比；⑨治疗之经穴：分主穴与次穴；⑩治疗技术：含取穴之次序，取穴之姿势，施术时病人之感觉与功效；⑪治疗原理：为各针灸书所无，作者认为为其所独有，因其由解剖、生理、病理来论述治愈该病之所以然；⑫治验例：曾经治愈的病例，从病人的症候、治疗次数、曾经的治疗、诊治的过程、收效如何、治疗期间病人有何变化等多方论述。

3 关于《科学针灸治疗学》主要学术思想

3.1 针灸治疗原理的科学性

对于针灸的科学性，作者选用了四篇文章，试图从内分泌学、荷尔蒙学的角度说明针灸的科学性，并对针之生理作用、灸之生理作用进行分析。

3.1.1 内分泌学说

选用宋国宾博士的论文《中国针术与内分泌》[3]来说明针术治疗等同于内分泌治疗。

3.1.2 荷尔蒙学说

选用日本京都医科大学教授、医学博士越智真逸的论文《从荷尔蒙学说观察灸治之本态》[4]来论证灸法的治理作用。

3.1.3 针之生理作用

选用日本延命山针灸医学院《针之生理的作用》[1]，从电气说、刺激说、刺激变质说等来论说针刺治愈疾病的作用。

3.1.4 灸之生理作用

选用东京帝国大学医学部樫田原田雨医学士的《灸之生理作用》[1]，由家兔实验，论证灸法对血液、血管、血压、肠蠕动、吸收、精神、蛋白体疗法的影响。

3.2 确定经穴位置正确的标准

曾氏认为该标准为本书所独有。其认为取穴位置准确与否标准有四。

3.2.1 位置

"正确之经穴多在骨之上下旁侧，或两骨相按之关节部、隙陷之中，其少在骨之上、脉管之中，全无在大筋之上。"[1]

3.2.2　指掐患者之感受

"在骨之旁侧之经穴（腹部无骨处除外），用左手大指甲掐之，病者必觉酸麻，如触电般，如不感酸麻当用指甲偏左右或上下试掐之，感酸麻处方是正穴。"[1]

3.2.3　入针后患者感受

"按酸麻处针入肉后，针对神经时，必觉酸麻如触电般，通上达下，倘病人无此感觉，只觉疼痛，针当加深些或偏左偏右试针之，必须达到酸麻如触电般，方算针对经穴。"[1]

3.2.4　疗效

"针对正确之经穴，其效立现或慢慢见。倘针后全无感应者，则所取之经穴或有误也。"[1]

3.3　各病证之治疗原理

曾氏亦认为该部分为其他针灸书所无，而本书所独有。此为其从治疗原理总论中悟出，以便让医者明白治愈疾病之所以然。医者能说明所以然，方能使患者建立起信心、耐心求治。在治疗原理中，曾氏融入解剖学、生理学、病理学等多方面的知识。

3.4　疾病治疗之中西会通

在中、下卷的分论中，曾氏从西医的角度诊断病情，立西医病名，行传统针灸之治疗。以西医的分类法把疾病分为 19 类：呼吸系统、循环器病、神经系统疾患、消化器疾病、泌尿器病、生殖器病、内分泌腺病、新陈代谢病、维生素缺乏病、妇科病、产科病、儿科病、皮肤病、耳疾患、眼疾患、运动器病、传染病、花柳病、外科疾患等。从中选取针灸确能治愈之疾病 150 种，每病从解剖、生理、病理、病因、病机、辨证、治疗、预后、治验例等多方面进行论述。

3.5　针灸治疗成功之路

3.5.1　内在因素

曾氏认为针灸治疗成功离不开知识与技能，即：第一，要有丰富的医学知识。第二，要有治愈沉疴痼疾的技能，此技能者有三：①诊断：能看出病人患何病；②取穴：定出适合该病的经穴，能找准该穴的正确位置；③针灸技术：要与病人适应，无过与不及之病。

3.5.2 外在因素

有知识、有技能，只能说具备了成功的内在因素，而成功所应具备的外在因素，也是必不可少的，对此，曾氏结合自身经历给出了如下建议。（1）设备。大体分硬件和软件设备。硬件者，为诊室之布置，消毒器具、治疗用具之齐备等；软件者，治疗记事册及行医之属。（2）进行推广宣传。①海报宣传；②设免费赠医期；③做亲戚朋友的宣传工作；④在销量最好的报纸上刊登广告。（3）收费。以富者不苛求、贫者减收为原则；以快愈为原则，不可延医以求多收手术费。（4）重视病人。①向病人说明针灸治愈该病之所以然；②全心治疗；③病人有疑，和蔼作答；④贫富一律同心；⑤以诚待人。（5）征求。为增加病人之信仰心及诊室之设施，在可能的范围内征求：①治愈病人之谢函；②病人之照片，病前与愈后作对比；③治病的纪念品：如名片、题字、赠匾等。（6）招徕术。①与病人友好相处，交为朋友；②参加各界交际；③请名人介绍；④把治愈病人之病例录成记事文刊，印发赠予各界；⑤向医药杂志，各报刊投稿；⑥订各种医药杂志，能知人所不知者。

4 小结

关于经络的实体研究，至曾氏以往，已过大半个世纪。后世学者们虽做了大量的研究，可惜都铩羽而归。针灸原理的探索也似乎尚处一种论说的阶段，但针灸的疗效明确却是世所公认的，这说明当今科学发展尚不足以探明针灸之理。《科学针灸治疗学》一书，以"科学"立题，希望以西医的解剖学、生理学、病理学知识理论来论证针灸治疗的科学性，其选用四篇文章来说明针灸的科学性，是对针灸原理的推测、探索，虽缺乏科学的数据和随机对照试验的循证，但就全书而言仍不失其积极意义和临床借鉴之处。（1）尝试会通中西医学。曾氏以西学的角度，结合自身的临床经验，释说如何正确取穴及针灸治病之原理，开中西医学会通之先河，是"以生理解剖释针灸之穴之效用，可谓以科学方法整理吾国旧有之医学者焉"[5]。（2）丰富针灸临床经验。在《科学针灸治疗学》中，曾氏列举了大量的治效实例，其中注重医患双方的互动与感受，尤其重视以西医科学之理向病人阐述针灸之所以然，以树立患者的信心与依从性，并详细描述了自己如何运针、针后病人会产生何种反应，内容具体翔实，不愧为其留给后世的宝贵财富。（3）大力宣传针灸。一般的针灸书籍仅言学术，而《科学针灸治疗学》不仅言及曾氏的学术思想，还细述了其在从医经历中涉及的宣传、收费、病人心理、如何行医等方面的问题，积极推广针灸医学。曾氏从自身从医经历出发，把自己的个人经验，大至各种病证的治疗方案，小至购买何种参考书及如何领照挂牌等，都毫无保留地娓娓道来，从中可见其拳拳之心。

总而言之，《科学针灸治疗学》的特点为言医言自己。言医者，言针灸之科学也；言自己者，言曾氏之医学心悟，其中包括为何从医、如何学医、怎样行医、各病如何针灸治疗以及曾氏的临床经验。此书是学针灸之人的良师益友。

参考文献

[1] 曾天治.科学针灸治疗学：上册［M］.香港：科学针灸医学院，1940：自序，25，26.

[2] 曾天治.针灸医学大纲［M］.广州：汉兴国医学校，1935：自序.

[3] 宋国宾.中国针术与内分泌［J］.医药评论，1936（142）：23～25.

[4] 〔日〕越智真逸.从荷尔蒙学说观察灸治之本态［J］.北平医刊，1936，4（8）：17～21.

[5] 曾天治.科学针灸治疗学：下册［M］.香港：科学针灸医学院，1940：1.

杨医亚先生生平事迹及主要中医针灸贡献概要

邢海娇* 杨继军 张选平 岗卫娟 贾春生

杨医亚先生是我国著名中医学家、教育家，一生业医、执教 60 余年，他在中医教学、科研、临床中积累了丰富的经验，形成了自己独特的学术思想和观点，为中医事业的发展做出了重要贡献。笔者就杨医亚先生的生平及主要中医贡献做一介绍。

1 杨医亚先生生平事迹

杨医亚（1914~2002 年），原名杨益亚，曾用名杨鸿星，河南省温县人，是我国著名中医学家、教育家，中国共产党党员，九三学社社员，河北中医学院教授。

1914 年 8 月 14 日杨医亚先生出生于贫农家庭，幼年时父亲去世，家境贫寒，与母亲相依为命。他自幼聪慧，勤奋好学，成绩优秀。1934 年杨医亚先生以优异成绩考入近代名医施今墨先生等人主办的"北平华北国医学院"，学习刻苦，谦虚谨慎，尊师求教，门门功课皆为优等；1935 年加入由施今墨先生主办的《文医半月刊》从事编辑工作；大学四年级时建立中医社团组织——"国医砥柱社"，独自创办《国医砥柱》月刊，发表大量中医、针灸的文章，影响深远。1939 年创办了"中国国医专科函授学校"及"中国针灸研究所函授部学习班"，撰写出版了大批书籍，培养了大量中医、针灸人才。1943 年受聘于北平华

* 邢海娇，副教授，供职于河北中医学院。

北国医学院任教授。1946 年创办发行《中国针灸学》季刊，推进针灸事业的发展。1946～1948 年期间创办发行《验方集成》月刊，推广民间疗法。1947 年 12 月被中华民国全国中医师公会联合会任命为华北办事处主任；1948 年 1 月被中央国医馆馆长焦易堂任命为北平分馆馆长、董事会董事；1948 年 2 月被聘为私立南通中医专科学校校董；3 月被聘为江苏省中医师公会及宁夏省中宁县医师公会顾问；1949 年被聘为北平华北国医学院院长。中华人民共和国成立后受卫生部委派，来到河北省石家庄市，开展中医培训工作，并担任《河北卫生》编审工作。1952 年担任保定中医进修班班主任。1953 年调至石家庄筹建河北省中医进修学校，主持教务工作并任教。1957 年被错误打成"右派"，遭受不公正待遇。1958 年调至河北中医学院任教。1959 年调至河北中医研究院任编辑。1965 年调至天津中医学院任教。1969 年天津中医学院迁至石家庄，与河北医学院合并，更名为河北新医大学，杨医亚先生在中医系任教。1979 年任河北新医大学科研处副处长、晋升为中医教授。1984 年 1 月调至经教育部批准恢复建制的河北中医学院，任中医基础教研室主任、教授，直至 1988 年 74 岁退休。1990 年被遴选为全国及河北省首批老中医药专家。2002 年 3 月，杨医亚先生在北京遭遇车祸不幸辞世，享年 88 岁。

2　杨医亚先生对中医事业的主要贡献

杨医亚先生业医、执教 60 余年，为中医事业担当大任，无怨无悔，为岐黄医术鞠躬尽瘁，建功立业。他在中医教学、科研和临床工作中的重要贡献，对祖国医学的发展发挥着承前启后的作用。

2.1　成立学术团体，发行学术杂志

自西方现代医学传入中国之后，中国医学面临始料未及的冲击，特别是 1914 年北洋政府教育总长汪大燮公开宣言废止中医，1924 年北洋政府卫生部第一届中央卫生委员会通过了《废止旧医以扫除医事卫生之障碍》议案，使得中医事业几近灭顶边缘，有志中医的志士仁人莫不痛

心疾首。

为弘扬祖国医学，杨医亚先生于 1935 年在国医学院就读时，即加入由施今墨先生主办的《文医半月刊》从事编辑工作，此刊除有医论、临床治验外，还载文抨击时弊，每期在全国发行 4000 余份，深受医界同人的欢迎。杨医亚先生愿将振兴中医视为己任。

在华北国医学院及北平广大中医药工作者、爱好者的支持下，广泛联络北平及全国知名中医药学者，杨医亚先生在 1937 年 1 月前后率先成立中医学术团体组织——"国医砥柱社"，建立了由钱今阳任董事长，由施今墨、陆渊雷、陈存仁、朱小南、叶橘泉、朱鹤皋、张赞臣、杨医亚、时逸人、王硕如、秦伯未、随翰英、周岐隐、钱玄公、钱宝华、张静霞等任董事、高鉴如任董事会秘书的"国医砥柱总社董事会"，在杨医亚先生和其他核心组织者的领导下，制定了一系列切实可行的章程和奖励制度，逐步在国内和境外设立 200 多个分社，1939 年 1 月在日本成立了总分社，下设若干分社，至 1946 年 3 月分社已届 500 处，大量吸收分社社员，成为北平地区社员最多、分社机构最多的中医学术团体。"国医砥柱社"的成立与发展，有力地促进了北平中医药界与全国中医药界人士的团结和交流。

杨医亚先生在"国医砥柱社"的基础上独自创办《国医砥柱》月刊，在一无资金、二无稿源，条件艰苦、困难重重的情况下，他充分利用办《文医半月刊》时建立的人脉关系四处拜访联络，聘请当时全国诸多名医、名人作为《国医砥柱》月刊顾问，并为其撰写稿件，形成强大的学术阵容。为保证杂志质量，杨医亚先生特聘朱壶山、丁福保、王治平、邢锡波、承淡安、余慎初、耿耀庭、秦伯未、时逸人、唐吉父、曹颖甫、陈渔州、张赞臣、张相臣、叶橘泉、钱今阳等 176 人作为撰述主任。各地分社社员也积极撰稿。《国医砥柱》月刊编辑队伍、撰稿人员集华夏精英，汇四海灵秀，几乎囊括国内所有最著名中医药专家和爱好中医知名人士，是民国时期北平顾问、撰稿人员最多的杂志，也是民国时期北平地区内容最丰富的中医药杂志，得到全国中医药界人士的广泛认同和支持。《国医砥柱》月刊一经问世便受到广泛赞扬，且迅速畅销全国，远销港澳地区以及日本、马来西亚等东南亚诸国和大洋彼岸的美国旧金山，鼎盛时期每期发行量达 4 万余份。《国医砥柱》月刊是民国时期北平地区发行时间最长、影响最大的中医药杂志，对中医学的发展起到重要推动作用，杨医亚先生也因此享誉全国乃至世界。

2.2 忠诚中医教育，因材施教

杨医亚先生一贯主张普及中医教育，传播中医基础知识，以此发展中医事业，培养中医人才。杨医亚先生于 1939 年在北京创办"国医砥柱分总社函授部"，1943 年 4 月更名为"中国国医专科函授学校"，并组织董事会，聘请董事，杨医亚先生为校长，并在北京、上海、日本东京等地的国医砥柱社设立报名处，聘请当时的中医名家授课。由于杨医亚先生办学有方，精心安排函授课程，认真编写讲义，因此大大提高了教学质量。

杨医亚先生在 1939 年还开办了"中国针灸学术研究所函授部学习班"，培养造就了一批针灸人才。"中国国医专科函授学校""中国针灸学术研究所函授部学习班"虽曾因抗日战争暂停招生，但 1946 年 7 月时局稳定后即恢复招生，两校前后共招收学员 2000 余名，把函授教育推到一个崭新的阶段，赢得了中医界人士的广泛赞赏，在国内影响甚大。

1943 年杨医亚先生被施今墨先生聘为北平华北国医学院教授，开始从事中医高等教育工作。他在讲授《伤寒论》时大胆应用通俗易懂的语言，打破原文编序，将同类证候重新综合归纳，使重点突出，相辨异同，学生反映良好，课堂效果大大提高。1949 年杨医亚先生又被施今墨先生聘为北平华北国医学院院长，杨医亚先生不仅亲临讲台执教，还诚聘全国各地著名中医任兼职教授，圆满完成教学工作。

1952 年，杨医亚先生被河北省卫生厅调至保定中医进修班任班主任之职，负责教学工作，讲授伤寒、中药、针灸等课程，深受学员好评。1953 年奉命到石家庄筹建河北省中医进修学校，负责教务工作。杨医亚先生根据学员已有多年中医临床经验的具体情况，安排以中医基础理论课程为主，兼学西医基础课程及临床各科，还利用课余时间组织临床病例讨论，在提高辨证论治能力的同时使学生能够学以致用。河北省中医进修学校共招生 8 期，为河北省各医院培训了一批在职中西医人才。

杨医亚先生于 1958 年调至河北中医学院任教。1965 年杨医亚先生调入天津中医学院。1966 年国家卫生部在河北昌黎县举办"半农半医"学习班，杨医亚先生出任主讲。他根据学员文化程度不一、临床经验参差不齐的状况，结合自己函授教育的经验，亲自编写《针灸》《中医诊疗概要》两本适用教材，课堂教学中他言简意赅，深入浅出，并把部分时间留给学员，组织提问，开展讨论，分析病例，理论与实践相结合，得到学员的普遍认可。课后对学员的求教，悉心指导，保质保量地培养了大批农村医生。

1969 年天津中医学院迁至石家庄，与河北医学院合并为"河北新医大学"，杨医亚先生又带领中医系 65 班学生深入栾城农村，在极端艰苦的环境中，开展实践教学、巡回医疗工作，亲自带教，亲自诊疗，较好地完成了教学任务和医疗任务。

1984 年的杨医亚先生已是古稀之年，他不辞辛劳，担任河北中医学院中医基础教研室主任、教授，课堂教学虽已大大减少，但他仍旧关注青年教师的培养，他积极开展教研活动。

杨医亚先生从 1939 年兴办函授教育开始至 1988 年退休，从事中医教育工作，登台执教近 50 年，为中医事业培养了大批栋梁之材，在中医教学、科研和临床工作中，发挥着承前启后的作用，正可谓"杏林结硕果，桃李满天下"。

2.3 勤奋著书立说，编译日著促进交流

杨医亚先生为配合教学工作编写了大量教学用书，主要包括函授教材、半农半医培训教材、工农兵学员教材、中医自学教材、晋升考试辅导教材等，所编教材系统性强，内容充实完整，理论联系实际，知识循序渐进，便于学习掌握，收到满意的教学效果，为中医教材编写做出巨大贡献。

杨医亚先生自己编写或和同人合作或由他主编、修订、整理出版中

医书籍如《中医诊疗概要》《综合治疗学》《简明中医学》《新编伤寒论》《中医热性病学》《近世针灸医学全书》《中医入门·针灸》《中国医学百科全书·方剂》《高等医学院校教材·中医学》《中医大辞典·方剂分册》《中医学问答》《中医自学丛书》等有 50 余部，计 1540 余万字。撰写和编译的主要针灸著作有《杨医亚针灸学》《配穴概论》《针灸秘开》《针灸处方集》《最新针灸治疗医典》《近世针灸医学全书》《针灸》《民间针灸三百方》《针灸金方》《袖珍针灸经穴便览》《针灸经穴学》《针灸治疗学》《耳针疗法》等 20 余部，其中《针灸秘开》《针灸处方集》《最新针灸治疗医典》《针灸治疗学纲要》为杨医亚先生编译的日著针灸著作，促进了中外针灸学的交流。杨医亚先生以编写教材多、编写针灸书籍多、编写临床通俗读物多、整理古籍多、编译日著多著称，是一位高产作家。

3 结语

杨医亚先生早年在华北国医学院学习期间接受的是中西医全面教育，受到中西医会通氛围的熏陶，耳濡目染施今墨先生中西医会通理念，在他之后的工作中主张中西会通，坚持中医科学化，为中西医会通事业做出了无私奉献。杨医亚先生一生为了中医针灸学术的发展和人才的培养，业医、执教 60 余年，逐渐形成了自身独特的中医学术思想和观点，为后人留下了宝贵的财产，值得我们进一步深入研究。

近代针灸学家罗兆琚生平著述考略

林　怡　戴　铭[*]　彭君梅

罗兆琚是近代广西乃至全国较有成就的针灸学家和中医教育家。他自学成才，抱负远大，将毕生的精力投入振兴针灸、阐扬国粹这一伟大的事业之中。罗氏不仅精于理论且擅长临床，尤其对针灸之研究，厥功至伟，并于当时"中医不科学"之逆风中不畏险阻，积极参与针灸教学及编撰教材等工作。罗氏一生手不辍卷，以著述为务，嘉惠后学颇多。现就其生平、医著简述如下。

1　生平事迹

罗兆琚（1895～1945 年），晚年号篁竺老人，广西柳州人。他 6 岁丧父，家境贫寒，其母含辛茹苦，将其送入私塾读书，他深知学习机会之难得，因而广询博采，少年时期便打下了良好的文化基础。步入青年后，为自谋生路及养活母亲，勤奋自学中医知识和技能，走上了中医临床、研究和教育之路[1]。

罗兆琚认为针灸历史悠久，具有简便、廉价、实用和效验等优点，所以自 1924 年起专研针灸，曾在广西桂林、柳州、鹿寨、雒容、金城江等地行医传术，不但妙手过人且于针灸理论颇有建树。20 世纪 30 年代初，罗氏即与中国针灸学研究社社长承淡安常书信往来，研讨针灸学术问题，承淡安对他青睐有加，赞赏他"抱负远大，志在阐扬国粹而造

* 戴铭，教授，供职于广州中医药大学。

福人群"[2]。1933 年《针灸杂志》创刊后，罗氏便按期投稿，其文匠心独具而阐述精详，深得承淡安的钦佩和赏识。1935 年夏罗氏应承淡安的邀请捐弃诊务，远离家乡，受聘于江苏无锡中国针灸学研究社和针灸讲习所，任该社研究股主任兼编辑股副主任、讲习所讲师兼训育处主任、针灸杂志社编辑等职。其间，罗氏编写经穴、诊断、消毒等课程的教材并进行讲携，"赞襄擘划，建议颇多，其热忱为何如哉！尤可佩者，授课之余，则管臣在握，挥写不辍，其为斯道之努力，诚为我社同人所不及"[2]。中国针灸学研究社为表彰其卓越的成就，专门制作了一座高一尺五、宽一尺、厚八寸的纯银奖杯，上书"罗兆琚医师惠存"，中间镌刻"轩岐正宗"四个大字，落款为"中国针灸学研究社社长承淡安赠"，可见罗兆琚深受该社同人的赞赏和学生们的尊崇。

1937 年抗日战争全面爆发，罗氏避乱返乡，此后一直在广西各地行医治病，著书立说培养后学[1,3]。他在桂林、柳州、鹿寨、德胜等地共办了十多个针灸学习班，学员 200 多人。直到 20 世纪 70 年代，柳州几家主要医院的针灸科骨干仍是他的学生，如市人民医院的郭仁希、市郊区医院的覃启秀等[1]。1945 年 8 月，罗兆琚因病于柳州逝世，享年仅 50 岁。

罗氏医德高尚，对饱受苦难的劳苦大众深怀悲悯之心，常常跋山涉水深入贫困家庭治病救人，而且对生活穷困者免费治疗，其良好的医德医风当时被传为佳话。罗氏生性耿直，不畏强势，贫富求医，一视同仁，他常谓的"名利之争何所欲，但求万众尽延年"，道出他业医的目的与平生的愿望[4]。

2　医学著述

罗兆琚禀赋聪颖，好学淹贯，勤求博览，通晓中西。他不仅师古而不泥，辨疑而不苟，而且崇尚科学实用，善于阐发新意。罗氏从 1933 年开始直到 1945 年逝世，在这短短的 12 年间，先后编著了医学著作和教材十多部，遗憾的是，他的学术巅峰时期正处乱世，影响了著作的印刷刊行，有的著作还在柳州沦陷时丢失了。幸而罗氏长子罗毅夫保存了部分著作和手稿，并于 20 世纪 50 年代末无偿献给了政府。现存罗氏的医学著作和教材共有 16 部，论文 19 篇。

2.1 《针灸便览表》

该书成书年代不详，曾于 1933 年开始陆续发表在《针灸杂志》第 1 卷第 1 期至第 6 期。具体内容包括十二经络变化简明一览表、八法八脉推定六十甲子日时穴道开合表、子午流注逐日按时定穴表、十四经穴补泻手法表、经外奇穴表、别穴便览表、同穴异名检查表、按部取穴表、行针指要表、肢体五部要穴表、井荥输原经合主治表、伤寒症治疗表、十四经脉紧要百穴治症表、疗症治疗捷法表、疗症奇穴表和疗症部位图。罗氏强调："本表业经针灸名师批评，认为有科学之价值并亟宜公开之必要。阅者如能循序研充于针灸治疗自能得其矩获"[5]。

2.2 《实用针灸指要》[6]

该书撰于 1933 年，曾在《针灸杂志》1934 年第 2 卷第 1 期至 1935 年第 2 卷第 6 期上陆续发表，现存《针灸杂志》本和 1937 年手抄本。全书共 5 章，第 1 章为概论；第 2 章是舌诊法；第 3 章论针法实施；第 4 章述及穴义要旨，可说是罗氏的一大创见，将 262 个经穴按主治作用分为气、血、虚、实、寒、热、风、湿共 8 类，分述各穴所属经脉、部位、穴数、穴义、治疗法等，方便临床工作者取穴采择；第 5 章是治疗总歌。该书体现了罗氏临证擅长辨证论治、重视针法实施、精研穴义要旨等思想，义理周详且极富实用价值[7]。

2.3 《中国针灸经穴学讲义》[8]

该书撰于 1935 年，现存 1935 年稿本。全书凡 2 章，第 1 章为经穴学略说，主要载述骨度法、同身寸法说以及井荥输原经合及络募标本浅说等；第 2 章论各部经穴，将经穴按头盖、颜面、胸腹、侧身等部位分类，每穴均分别介绍其解剖部位、经脉主治等。该书是罗氏在中国针灸学研究社授课时编写的讲义，其条分缕析，言简意赅，新旧汇参，中西共治，既无偏倚之弊，又有一读即解之益。

2.4 《中国针灸学配穴精义》[9]

该书撰于 1935 年，现存民国时期手抄本。无序和编辑大意，且不分卷篇章节，直接以配穴作为题名，载录大椎曲池合谷配合之意义，合谷复溜、曲池合谷、环跳阳陵等配合之意义，三阴交治血症及妇科主穴之意义，大敦治疝之意义，鱼际太溪、天柱大杼、巨骨降逆之意义，曲泽委中配合之意义等 31 篇短文，详论这些腧穴的位置和功能特点，以及配合的原理与功用。这多为罗氏平时临床经验的积累和总结，可有效指导针灸临床。

2.5 《针灸经穴分寸·穴腧治疗歌合编》

该书撰于 1935 年，曾在《针灸杂志》1935 年第 3 卷第 1 期至 1937 年第 4 卷第 8 期上陆续发表，现存《针灸杂志》本和民国时期手抄本。此书先分述十四经的穴歌、经穴分寸歌、经穴起止歌以及十二经穴标本歌，并列十二经络变化简明表；其次分述背脊、胸腹等部位取穴歌；再次有针灸之禁忌歌、孕妇禁针禁灸歌，并列禁忌总表；再述尺度法、四总穴取穴、十二经穴补泻歌、十三鬼穴歌等；最后绘制治疗简明图。罗氏力荐后学"务宜熟诵，以免临证冥搜暗索之苦，揣想凝思之劳"[10]。

2.6 《中国针灸学讲习所消毒学讲义》

该书撰于 1935 年，部分内容曾发表于《针灸杂志》1935 年第 3 卷第 4 期上，现存 1935 年手抄本。共分 12 节，先后对细菌之发现、研究、正规形态、传染之原则、细菌传染之方法、消毒之种类、酒精之性质与效用等做了详细的介绍。罗氏告诫："本篇虽聊聊数谣卷帙无务，然学者能细心体会意外旁参，则针灸消毒之旨，尽于斯矣。"[11]

2.7 《中国针灸学讲习所诊断学讲义》

该书撰于 1935 年，部分内容始发表于《针灸杂志》1935 年第 3 卷第 4 期上，现存 1935 年手抄本。全书凡 17 节，首先论述诊断的意义与范围，其次描述颜面、眼目、口齿、耳鼻与舌部望诊法，接着阐述闻诊、问诊与切诊，最后介绍小儿诊断及心理诊断。罗氏强调："本讲义虽篇幅无多，而简明扼要，对于普通诊察法之大致已备。读者毋须再事他求。"[12]

2.8 《中国针灸学薪传》[13]

该书刊于1936年，现存1936年柳州神州针灸学社石印本。该书包括针治学和灸治学两章，每章均分别论述了针治和灸治的基础知识、基本针法和灸法、针治和灸治意外的预防和处理方法、针之保存消毒及药艾条之制法等。书内所列各种要法爰就经验而立言，堪作入门之阶梯、指路之碑记。

2.9 《新著中国针灸外科治疗学》[2]

该书刊于1936年，现存1936年无锡中国针灸学研究社铅印本。该书内容涉及甚广，书中首列诊治指南，将张景岳、李杲等古代名医有关言论摘要录出，以作治证诊断之南针；继则分别论述疗疮、痈疽、丹毒、疮疡、瘰疬等外科病证的概念、病因、病机、发病特点及预后转归等；然后分头面、胸腹、背脊、四肢、杂证等5门，再按门分类，罗列外科病证共445种，并分别注明其病因、病状治疗、助治等。其学术思想主要表现为七个方面：推崇针灸医术；发挥针灸外科；阐发病因病机；主张相机应变；重视疗疮喉症；崇尚简明实用；倡导针药并施[14]。承淡安曾赞此书"简明切要，深中肯綮，为我国医界辟一新途径，为我国人群谋一新解除痛苦之法焉"[2]。

2.10 《针灸说明书》[15]

该书刊于1936年，现存1936年柳州神州针灸学社石印本。共收论文8篇，其中《告中医各科同志书》和《针灸浅说》两篇论文为罗兆琚所作。该书主要是倡导大家学习、研究和运用针灸这一古老的医术，使人们正确认识针灸，大胆运用和接受针灸疗法，以普及和弘扬针灸医术。

2.11 《儿科推拿辑要》

该书撰于 1937 年，现存民国时期手抄本。全书凡 4 节，第 1 节"望诊纲要"，包括头面部形色法、面部察症要诀、面分五部诀、望苗窍形色诀及面部查色歌；第 2 节"指纹纲要"，包括辨纹色要诀、脉色合参要诀及辨指冷热要诀；第 3 节"辨症纲要"，包括辨内伤外感要诀、辨寒热虚实要诀、辨表里内外要诀、儿病险症要诀、儿病逆症要诀和辨婴童死症要诀；第 4 节"治疗法纲要"则叙述了推拿穴之功用、推拿总诀、脏腑治疗诀及治法撮要。罗氏指出："是辑乃本经验有效之法，命名儿科辑要，特注重于推拿手技，以为我针灸术之助，而杜药物贻误病机之虞。俾社会儿童同臻康乐，俱占勿药之喜。"[16]

2.12 《针法入门》[17]

该书撰于 1938 年，现存民国时期手抄本。内容包含九针解、行针避忌、井荥输经合、刺之深浅、刺荣勿伤卫刺卫勿伤荣、禁针太过、脏腑针、针气、虚实寒热刺法、肌肉、经脉、进针、退针、指法、针法、补泻、迎随、九六数法和结论，共 19 篇，论述了九针的概念及经脉穴腧的基本知识、针刺手法、针刺宜忌等问题。全书简明扼要，切于实用，专供习针者研究之需。

2.13 《经外奇穴学》[18]

该书编撰年代不详，现存民国罗惠芬手抄本。罗兆琚认为，"经外奇穴为前人陆续发明之治效部位，惜无专书为之记载，每使神效奇验之迹隐匿无闻，良深浩叹……本书搜集散见于各书中之奇穴，用科学方式整理编撰而成，故名之为经外奇穴学"（《经外奇穴学·编辑大意》）。此书共分头面部、胸背腹胁部、阴部和四肢部。每部包含之穴位于各穴下又分列解剖部位、主治疗法和备考附记等。罗氏还在编辑大意中提出"本书为提倡针灸术及切于实用起见，故不尚空言理论，惟应针应灸之处与针之分度灸之壮数等，则均须视乎学者之机变，隔而反之可世"。

2.14　《中国针灸术诊疗纲要》[19]

该书成书年代不详，现存罗兆琚手抄本。全书无序、编辑大意、凡例和其他编撰说明，内容不拘一格且涉及广泛，包括一身所属脏腑经络、大热病有九不治、辨五脏热之治法、伤寒病传经之针刺疗法、镇痛作用之要穴、上工中工下工之治病法、痈疽疔疮瘰疬诸疮八穴灸法、空袭防毒治病法、危病不治之取脉法、辨小儿五脏绝症要诀以及眼目五脏图等 28 篇专论，是一部对针灸临床极富指导意义的著作。

2.15　《针灸秘钥》[20]

该书撰于 1943 年，现存鉴秋医室抄本。内容有针灸之起源及九针名称针刺手法、身体所属各脏器部位及辨症法、险症征象及救急法、灸治法及奇穴灸治之施治法、晕针预防法及晕针救治法、经外奇穴及肢体表里取穴法、拔针困难及断针处理法、阴阳标本法及子母补泻法、催气手法及三才迎随九六数等补泻手法、放水法及大针施用法，共计 16 篇。罗氏介绍："本篇悉依据往昔口授各期学者之法诀按次编入，先述学理后述法诀，俾同志者明了此针灸古术之意义，不药亦能愈病之所以然。"（《针灸秘钥·编辑大意》）

2.16　《增订中国针灸经穴学考正辑要（下）》[21]

该书上册已亡佚，故编撰时间不详，现仅存下册手抄本。下册封面盖有罗兆琚个人印章，上书"广西省政府注册中医、针灸专科医士罗兆琚"。此书序言、编辑大意、凡例和目录等皆无从考证，下册包含督脉经穴考、奇经八脉考、经外奇穴备考等涉及诸多穴位的解剖主治等内容，据此可以初步推断其为经穴学研究方面的著作。

2.17　论文

罗兆琚在《针灸杂志》上发表的主要论文 19 篇分别是《国人亟宜拥护国粹——针灸术》《看十年便血如何得治，老年牙关脱臼如何医治》《提倡针灸古学并可立功立德》《劝同志努力阐扬国粹书》《肺结核

病之溯源》《中国针灸术有改进之必要》《脑膜炎证之原因与治疗法》
《刺针分寸艾灸壮数与留几呼之注意及其研究》《发明合谷复溜二穴能
止汗发汗之原理》《马丹阳十二诀之我见》《针灸之生理作用说》《针灸
消毒法说》《针灸术属电疗法针灸师如电力场之新学说》《奇经八脉与
八法穴之探讨》《一封研究针灸八会古法之信书》《四华穴法之研究》
《从血液作用说到针灸效能》《针灸杂志三周纪念》《如谋针灸之出路须
经验与学理并重庶克有济说》，皆为罗兆琚加意阐扬针灸古术、大力推
广针灸知识之力作。

3　结语

罗兆琚博识多闻，承古启新，著作医书，立论中肯，堪称集当时针
灸学之大成者。他精研医理，剖析毫芒，操术明审，决疑生死，无愧为
近代杰出的针灸学家。本文旨在抛砖引玉，使后学者能够更深入地探讨
罗氏卓越的学术成就和丰富的诊疗经验，以求有益于针灸学的发展。

参考文献

［1］政协柳州市委员会学习文史资料委员会编.柳州现代中医名人风采录［G］.内
　　　部资料，2004：259～261.

［2］罗兆琚.新著中国针灸外科治疗学［M］.无锡：中国针灸学研究社，1936.

［3］戴铭.罗兆琚及其针灸著作［J］.广西中医药，2002，8（4）：29～30.

［4］宋显民.柳州市卫生志［M］.南宁：广西人民出版社，1995：319.

［5］罗兆琚.针灸便览表［J］.针灸杂志，1933，1（1）：1～2.

［6］罗兆琚.实用针灸指要［M］.桂林图书馆馆藏抄本，1933.

［7］林怡，戴铭.罗兆琚《实用针灸指要》述要［J］.广西中医药，2005，28（2）：
　　　38～39.

［8］罗兆琚.中国针灸经穴学讲义［M］.桂林图书馆馆藏稿本，1935.

［9］罗兆琚.中国针灸学配穴精义［M］.桂林图书馆馆藏抄本，1935.

［10］罗兆琚.针灸经穴分寸·穴腧治疗歌合编［M］.桂林图书馆馆藏抄本，1935：4.

［11］罗兆琚.中国针灸学讲习所消毒学讲义［M］.桂林图书馆馆藏抄本，1935：2.

［12］罗兆琚.中国针灸学讲习所诊断学讲义［M］.桂林图书馆馆藏抄本，1935：18.

［13］罗兆琚.中国针灸学薪传［M］.柳州：神州针灸学社，1936.

［14］林怡，戴铭.罗兆琚《新著中国针灸外科治疗学》学术思想探讨［J］.中国针灸，2005，25（7）：505～507.

［15］罗兆琚.针灸说明书［M］.柳州：神州针灸学社，1936.

［16］罗兆琚.儿科推拿辑要［M］.桂林图书馆馆藏抄本，1937：2.

［17］罗兆琚.针法入门［M］.桂林图书馆馆藏抄本，1938.

［18］罗兆琚.经外奇穴学［M］.广西中医学院中医医史文献学科资料室藏抄本.

［19］罗兆琚.中国针灸术诊疗纲要［M］.广西中医学院中医医史文献学科资料室藏抄本.

［20］罗兆琚.针灸秘钥［M］.广西中医学院中医医史文献学科资料室藏抄本，1943.

［21］罗兆琚.增订中国针灸经穴学考正辑要（下）［M］.广西中医学院中医医史文献学科资料室藏抄本.

朱琏"新针灸学"与针灸科学之初曦

张树剑　　张立剑

　　自西学东渐以来,西方医学渐渐渗透与影响着中医学的理论与实践,尤其是民国时期,倡导中医科学化的声音一直不绝于耳,于针灸亦然。民国时期针灸学界的先驱已经开始了针灸科学化的努力,但是限于针灸医家的教育背景与科研条件,针灸科学化依然任重道远。20 世纪 50 年代初,针灸医家朱琏出版《新针灸学》,构建了其科学化针灸的学术体系。在她的极力倡导与主持下,我国第一个专业针灸科研机构——中央人民政府卫生部针灸疗法实验所(以下简称"针灸疗法实验所")成立,1955 年并入中医研究院并更名为中医研究院针灸研究所,由此拉开了针灸科学研究的序幕。

1　朱琏"新针灸学"学术体系之科学思想

　　朱琏,近现代著名针灸学家,其代表著作《新针灸学》于 1951 年初版,该书集中体现了她的针灸学术思想,自始至终贯穿着科学化的精神,形成了朱琏在现代针灸学术史上独树一帜的"新针灸学"学术体系。所谓"新"是与"旧"相对而言的,可以在针灸的操作与理论两个层面形成对照。

1.1　在针灸操作层面

　　朱琏主张针刺严格消毒、注重施术部位解剖、破除迷信心理等,这些在目前看来已经无须讨论的问题在 20 世纪 50 年代初的确需要被强调。针灸疗法实验所协助北京中医学会成立了针灸研究委员会，组织业余针灸研究班，参加学习的人前后共 154 名，其中正式针灸中医人员 96 名，非正式针灸中医人员 58 名，"根据该班第一期学员的调查，学习以前，作好消毒者仅占总人数的百分之十二点八，而经过学习以后，则增加到百分之八十二点八"[1]。1951 年 3 月，朱琏在北京中医学会针灸研究委员会筹委会上说："我在乡间见到，有些医生，因为不知道消毒，针又粗，施术二间三间时，致酿成化脓，俟送到医院没办法，把手割去，又有一位产妇患子宫痛，针天枢、气海等穴，发生严重的腹膜炎（急性弥漫性）子宫内膜炎，经精细的手术后幸而得救，又有一个开甲状腺的手术，开口后血管难分离，问其原因，是在乡间经过扎针，我想可能是消毒不净所致……老先生把针由袋里掏出来，就隔着病人很脏的衣服扎了五针，大约是中脘、幽门、间使、足三里、三阴交，这也是不合理的。我在平山县行军见到公然站着扎针，因过于兴奋，使病人晕迷，而扎针的一见不好就跑了。"[2]基于这样的事例，朱琏非常注意改进针灸的操作，她说："我们吸收了古针灸法的经验与合理的部分，改革了它唯心论与不合理的部分，例如：针刺时要讲究术者的手、工具和患者皮肤上的消毒；寻找穴道要根据人体的解剖部位，反对隔着衣服乱扎针，轻易灸起泡而形成溃疡；针时要讲究术者和患者的体位（坐卧等），反对让患者站着或坐卧不稳的时候，就随便针刺。"[3]另外，朱琏对灸法作了改进，提倡温和灸，以避免直接灸造成感染，"我们现在已经创造了以艾绒（去掉茎及纤维的艾叶捣成绒）卷成纸烟形的艾绒卷，简化了古代传习的灸法，并且起名'温和灸'，可以灵活运用强刺激和弱刺激"[3]。

消毒与否看似是操作的改进，实际上体现的是朱琏对待针灸科学认真的态度。她说："我们要提倡强烈的消毒观念，反对马马虎虎，隔着衣服就扎针。针灸虽说一般是对症治疗，没有精确的诊断也能治一些病，但并不是说我们就应该治糊涂病。相反的，我们要有研究精神，一定要讲究诊断，指导治疗。我们要欢迎科学技术的配合，不能治的病，在可能条件下，要送进医院，因为针灸并不是万能的。"[4]

1.2　在针灸理论层面

朱琏基本上不认同传统的经络、针刺补泻等针灸理论，而坚持以科学原理去理解与解释针灸效应。她说，"中国古代针灸穴位根据十四经，即是分手三阴、足三阴、手三阳、足三阳和胸前背后的任脉督脉为十四经，有些地方是合乎科学的人体解剖，有些就不免牵强附会"[5]；"古代针灸书上，把强弱不同的刺激，叫做'补泻迎随'，迎也就是泻的意思，随也就是补"[6]24。对于针灸的作用机制，朱琏更不用模糊不清的解释来搪塞，坚持认为，"它所以能治病，主要是由于激发和调整身体内部神经的调节机能和管制机能"[6]11，并进一步阐述了针灸治病的三个关键：刺激的手法、部位与时机。其中手法只有强刺激与弱刺激；部位是根据诊断与具体病情来确定，如果是远端效应，如用足三里治疗急性胃炎，是通过高级神经中枢起到作用，近端效应如治疗局部扭伤，则对准局部针刺，可以驱散充血、瘀血；时机则是根据病人的体质、疾病病因与临床表现等具体信息，确定治疗的频度与时机[6]16~23。

可以说，针灸操作之革故鼎新是外在之形，针灸理论之不拘传统是内在之神，共同构成了朱琏"新针灸学"的学术思想。有学者这样评价《新针灸学》："著者基于针灸疗法的实际与高级神经活动的规律的一致性，在《新针灸学》的理论部分贯通着这种先进的思想，这是本书很重要的一个特点，从针灸疗法的实践经验中提高到科学的理论上去。""朱琏氏著作的《新针灸学》可以说是一本严格的科学著作，具有划时代的意义，《新针灸学》不仅是一本可供西医学习针灸疗法的好教本，而且也是提高中医的理论与技术水平的优良读物"[7]。中国中医研究院第一任院长鲁之俊评价其为"解放后运用现代医学观点和方法，摸索提高针灸临床技术与科学原理的第一部针灸著作"[8]。据朱琏书信中载："1952 年 12 月，日本东京汉方杏林会出版的《针灸杂志》和《汉方杂志》刊载："针灸医学，在世界上今年有两件大事，一件是法国召开了十个国家的'针灸竞技会'，一件是针灸大本营的中国，在北京出版了《新针灸学》的书，应该引起对针灸素有研究传统的日本医学界的注视。"[9]

2　针灸疗法实验所之初步针灸科研

在针灸操作上破除不良习惯，且引入科学理论之后，朱琏就开始了真正的针灸科学实践。1951 年，在朱琏的建议与努力下，中央人民政府卫生部针灸疗法实验所得以成立，朱琏任所长[10]13。针灸疗法实验所一经成立，即有别于传统的针灸诊所，开始以科学研究的意识进行临床观察，同时，联合北京大学细菌室、协和医学院等科研机构开启了针灸科学研究的探索。

2.1　系统的针灸临床观察

临床工作依然是针灸疗法实验所的主要任务，但在治疗疾病的同时，对每一例患者的情况都做了记录与跟踪，并做了初步的统计。据针灸疗法实验所成立一年来的工作概况，"一年来，初诊病人共 2605 人……在 2605 病人中绝大部分是久治不愈的慢性病，故诊治了身体各个系统及妇科、儿科、皮肤科等疾病共 159 种。现根据 1430 名患者的统计（其余的患者尚在继续诊治），有效率（包括痊愈、半愈、好转）总平均为 89.79%，其中以神经系统、运动器官（肌肉与关节）、消化系统方面的病，治得最多，有效率也最高，即如治神经系统疾患 768 名中，痊愈了 212 名，半愈者 151 名，好转者 325 名，总计有效率为 89.58%。在神经系疾病中，以神经衰弱估约半数，380 名中治愈 88 名，半愈 76 名，好转 188 名，无效只有 28 名。尚治愈了数名精神分裂症和小儿舞蹈病，此外如坐骨神经痛、三叉神经痛、颜面神经麻痹及颜面神经痉挛，除个别无效及情况不明者外，几乎是 95% 有效的。又如运动器官的疾病 348 名中，痊愈者 147 名，半愈者 68 名，好转者 115 名，总计有效率为 94.83%，其中风湿性关节炎占 244 名即痊愈了 116 名。尚治愈了确切诊断的腱鞘炎和骨膜炎，这是我们在治疗前所没有预料的。以上各项统计，都是根据病人来信及直接调查访问的确实材料"[1]。这种大样本的临床观察已经具备了现代临床研究的雏形。在朱琏的推动下，到 1955 年，针灸疗法实验所已经积累了丰富的治疗经验，"四年多来，门诊共接受 16 万 2400 多人次。据今年对 1466 名病人的统计，有效率达 95%"[11]。

2.2 合作开展针灸科学研究

根据针灸疗法实验所的五年计划，"要求调发有医学理论基础或具有临床经验的医生和化验技术人员共 15～20 名，将研究、教学、治疗三项工作结合进行，以巴甫洛夫学说为基础，使理论与实验结合"，同时编写临床案例与教材、刊物等[12]。

针灸疗法实验所注重与科研机构合作，联合开展针灸研究。1951年与北京大学医学院细菌学系合作，开展针灸对人体免疫功能影响的研究，初步观察针灸对"补体"的影响，"去年冬季，曾与北大医学院细菌学系结合，作了两例神经衰弱患者的增加'补体'的观察。在进行针灸 9 次以后，一人的'补体'增加了 2 倍以上，一个人增加到 3 倍以上。这就初步证明了针灸不仅能治病，且有增加抵抗力的预防作用。这将是提供世界医学科学上的一个很大的问题。我们计划再作 50 至 100人的增加'补体'实验，而后再发表论文。近日已经开始这项工作了"[1]。

1954 年 9 月，针灸疗法实验所邀请北京医学院寄生虫教研组及北京中医学会的人员共同组成疟疾研究小组，到中南地区某矿山举办针灸培训班，同时进行针灸治疗疟疾的效果观察，该研究以奎宁作对照，以临床表现与外周血中疟原虫计数作为疗效评定标准，同时观测了红白血球的计数，已经具备了医学科学研究的基本要素。可贵的是，对于这次针灸治疗疟疾的研究，得到"疗效低于以往的记录，有效率为 71% 弱，治愈率更低"的结果，但研究小组如实发表了论文，并分析了疗效不满意的原因[13]。与此同时，针灸疗法实验所还与北大结核病院、协和医学院联合进行了针灸治疗肺结核的研究，其中对三名典型肺结核患者（一名是干烙性肺结核，两名是纤维性肺结核）完全不用药品，单独使用针灸，经过 3 个多月的治疗，配合化验检查和 X 线照像等有计划的周密的观察，初步证明了针灸可以治疗肺病；还在儿童教养院对 34 名遗尿患者进行观察，针灸期间获得痊愈的占 74.2%[1]。另外该所曾较有系统地观察了49名高血压病人，证明针灸有降低高血压的作用[14]。

此外，针灸疗法实验所还研究了巴甫洛夫高级神经活动学说，在巴氏的实验资料中，许多场合用针刺或用温热刺激皮肤，对动物的"条件反射"（兴奋）、"无条件的抑制"或"条件抑制"等都非常成功[1]。此外，对针灸穴位的解剖定位、针灸历史的考据、古代治疗经验的整理，也进行了一些初步的工作[14]。

3 结语

针灸从一种治疗方法转化为具有现代科学特质的科学范畴，与20世纪中医科学化的背景息息相关，更为关键的在于针灸医家之不懈努力，除朱琏外，鲁之俊、承淡安、邱茂良、曾天治等医家均对针灸科学化做出了杰出贡献[15]。邱茂良曾撰文《从中医科学化谈到针灸学术的改进方法》，谈了针灸科学化的5条方案，并提到，"本篇所列改进针灸学的方法5条，非作者空谈无实，实即本社之一贯计划也"[16]，说明针灸科学化是20世纪具有远见的针灸医家的共识。其中，由于朱琏良好的学术背景、坚定的科学化思想，以及较为便利的条件，历史性地令其走到了20世纪中叶针灸科学化的前沿。朱琏致力于建立针灸临床操作的科学规范，引入科学理论以解释针灸机制，推动针灸科研机构设立，并开始了规模较大的临床观察与严格的科学实验，如此，方真正将针灸这一门传统的学问带入科学的殿堂。她从事临床的目的不是谋生计，写书的目的也不是得名利，所有的努力都是为了破除针灸界的旧俗，建立新的理论与秩序，以科学的方法研究针灸科学。从这一意义上来说，朱琏可以说是我国针灸学界第一位真正的学者。

1954年10月26日政务院文化教育委员会党组在关于改进中医工作问题给中央的报告中提出成立中医研究院的建议[17]，1955年12月19日中医研究院宣布正式成立，同日"中央人民政府卫生部针灸疗法实验所"亦正式更名为"中医研究院针灸研究所"，朱琏任所长。针灸研究所在针灸疗法实验所的基础上进一步充实与扩大，并用现代医学方法逐步地观察与证实针灸的临床疗效，从多方面以神经论的观点逐步研究针灸疗法的理论，阐明针灸作用的机制[10]39。从此，针灸从"针灸疗法"的小径真正踏上了"针灸科学"的前程。

参考文献

[1] 朱琏.针灸疗法的实验——介绍中央卫生部针灸疗法实验所成立一年来的工作概况 [N].健康报，1952 - 10 - 16 (1).

[2] 针灸研究委员会召开筹委会记录 [J].北京中医，1951 (1)：34.

[3] 朱琏.针灸疗法 [J].人民画报，1952 (1).

[4] 朱琏.针灸不是万能 [A] //原西南行政委员会卫生局编辑.新针灸学论丛（自然科学、生产技术).重庆：重庆人民出版社，1956：10.

[5] 朱琏.我与针灸术 [N].人民日报，1949 - 03 - 14 (4).

[6] 朱琏.新针灸学 [M].2 版.北京：人民卫生出版社，1954.

[7] 周味辛.《新针灸学》评介 [J].新中医药，1955 (7)：41～42.

[8] 鲁之俊.悼念针灸学家朱琏同志 [J].中医杂志，1979 (11)：21.

[9] 1953 年 2 月 24 日朱琏致习仲勋的信，原稿藏于中央档案馆.

[10] 中国中医科学院针灸研究所所史（第 1 编、第 2 编，1951～1966）[G].内部资料.

[11] 鉴远.发扬祖国医药遗产——记中医研究院成立 [N].人民日报，1955 - 12 - 20 (3).

[12] 朱琏.针灸疗法研究与推广工作的五年计划 [R].藏于中央档案馆.

[13] 王雪苔整理，针灸疗法实验疟疾研究小组.针灸治疗疟疾的疗效观察 [N].健康报，1955 - 10 - 14 (2).

[14] 许式谦.针灸疗法实验所三年来的工作概况 [N].健康报，1954 - 10 - 29 (2).

[15] 张树剑.近现代针灸科学化实践与转向——以朱琏为中心 [J].中国针灸，2014，34 (10)：1009～1015.

[16] 邱茂良.从中医科学化谈到针灸学术的改进方法 [J].针灸杂志（复刊号），1951 (1)：9～12.

[17] 中华人民共和国卫生部中医司.中央文委党组关于改进中医工作问题给中央的报告 [G] //中医工作文件汇编（1949～1993 年），内部发行，1995，1：49.

三 学而不已：民国针灸教育与传播

民国时期针灸教育形式的转型及其特征分析

赵 璟[*] 张树剑

民国时期，"当政者崇尚西学，质疑打压针灸学，弃之如敝屣；针灸界能行针刺者虽不乏其人，但是墨守成法，毫无改进，仅推行于中下劳动阶级中，针灸逐渐入于自然淘汰之途"[1]。在针灸受到当政者和上层阶级轻视质疑之时，针灸界有识之士意识到创办针灸学校、发展学校针灸教育的重要性，正是在这些有识之士的推动下，多种形式的针灸教育得以开展，如创办针灸专门学校，在中医学校中设立针灸课程，开办函授班、短期进修班等。民国时期针灸教育的形式不同，特点各异，但都对民国针灸学的发展做出了重要贡献，同时为当代院校针灸教育奠定了基础。

1 学术史回顾

近代中医教育史的研究起步较晚，尚未有系统的研究成果，针灸教育专门的研究则更为少见。具体涉及针灸教育的著述有：郭世余的《中国针灸史》第 11 章略述民国针灸发展情况，提及相关学校、著作及针灸医家[2]；肖少卿的《中国针灸学史》第 9 章，述民国时期针灸医家及其著作、针灸医学教育与管理及海外传播情况、边区针灸事业等[3]；郭义所著之《中国针灸交流通鉴·教育卷》系统全面地展现了从先秦到当代的国内外针灸教育画面，近代针灸教育部分则从时代背景、近代

[*] 赵璟，医学硕士，毕业于南京中医药大学。

针灸民间教育、中国共产党领导下的针灸教育三个方面论述[4]；孙海舒等围绕《中国针灸学》的成书基础、体例以及内容，分析历史因素的影响作用，同时从针灸教育的作用、针灸教育的过程、针灸教育活动中的师生关系、针灸教材的编写这四个方面，探讨承淡安先生的针灸教育思想[5]。

此外，总体论述"中医教育"的专著与文章相对较多，或多或少提及"针灸教育"相关内容，对本文的研究有一定的参考价值。邓铁涛主编的《中医近代史》将近代中医教育按时间分为清末、北洋时期、民国时期三个节点，详述办学、院校教材编写、学科建设等内容，涉及部分含针灸教育中医学校的办学情况[6]；《百年中医史》将中医教育办学分为全日制中医教育机构——中医专门学校（传习所）、中医函授教育机构、其他中医教育机构等，另述中医教育体系形成，涉及课程、招生、考核等具体内容[7]；赵洪钧在《近代中西医论争史》中把医学的发展置于近代社会文化的大背景下进行研究，重在"废止中医思想研究"，旁及近代中医教育相关医政内容，但分析略简[8]；郑兰英著的《文化·医学与教育》，从文化观演变角度论述近代中西医会通教育[9]，其在《近代中医学校教育述评》中述近代中医学校的兴起、特点及影响[10]；另有，盛亦如、吴云波主编的《中医教育思想史》[11]，朱建平主编的《近代中医界重大创新之研究》[12]，张增国《近代中医学校教育史研究》[13]等文章和著作对近代中医教育从不同的侧面进行了研究和阐述。

除以上对近代中医教育综合性论述外，另有具体的地方史的研究。如韩宇霞在《广东近代中医学校教育史研究》中介绍了近代广东中医教育在创建学校、培养人才、教材编写和学科建设等方面的情况[14]；杨杏林、陆明的《上海近代中医教育概述》[15]，楼绍来的《上海中医药大学与上海近代中医教育》，列举分析了上海中医学校办学方向与目标、课程设置与建设、教学风格与流派特色等方面的内容[16]；李新路的《近代江苏中医学校教育发展及特色探析》介绍近代江苏中医学校教育形成的历史背景、创办的主要的中医学校及办学特色[17]。各地方史的研究中均有提及含针灸教育的中医学校的特点、课程及办学情况等。

上述研究在一定程度上对中医教育进行了考察，且或多或少涉及对民国时期针灸教育的讨论，但是全面系统研究民国时期针灸教育的成果尚付阙如。目前笔者已对民国时期针灸学校[18]、针灸教材[19]进行系统整理与分析，现针对民国时期针灸教育形式转型及特征作进一步具体研究。

2　民国时期针灸教育的转型

古代医学教育模式多样，有家传、师承、官办医学、私塾等，且相互并存、互补兼容。师承教育模式是古代医学教育的主要模式，仓公师承于公乘阳庆，后有宋邑、高期等弟子，为早期师承教育的例证。相比之下，起步较晚的官办医学，依靠官方办学的性质，弥补了师承教育模式的不足。但其招收学生限制出身门槛，学生来源范围窄，临床实践机会相对较少，医学传承渠道固守难以突破，尽管包含师承教育的因素，却一直未能成为医学教育的主要形式。其后无论是世医家传还是私塾教学，也均未超越"师"与"徒"的范畴。

晚清以降，在"欧风美雨驰而东"的趋势下，兴学堂、废科举，中医学界发皇古义、融会新知，拉开了近现代中医学校教育的序幕。19世纪中后期，洋务派建立了京师同文馆和北洋医学堂，是早期新式医学教育的开端。京师同文馆是近代史上第一所官办新式学堂，是近代教育改革的嚆矢。其于 1871 年设立医学班，由德贞讲授医学与生理学[20]，后丁韪良建议将其扩建为医学堂，构建课程体系，从而为建立中国第一所近代意义的学院或大学做准备。北洋医学堂最初是李鸿章在天津总医院内附设的西医学堂，又称天津医学堂，其课程设置按照西方医学校标准，设置生理学等多门课程，且重视临床实践[21]。两所官办的医学堂在"中体西用"思想的指导下，仅在体制上修修补补，没有从根本上触动旧有教育制度，因而未有什么实质性的变革措施和政策。但新式学校教育所具有的发展优势及潜在力量，冲击和改变着人们的旧教育观念，一部分知识分子开始关注教育的实用性及人才培养的专业性。

自此，中医界开始模仿西医办学堂培养中医人才，第一所民办中医学堂利济医学堂应运而生。该中医学堂运用西方办学制度，传授传统中医理论；借鉴先进教学体制，制定《习医章程》《学堂教条》等规范；教学内容设普通课和专业课，普通课为国文、历史等，专业课为医学经典和各家医籍，其中教科书除《内经》《伤寒论》外，均采用自编的《利济讲义》《蛰庐诊录》等教材；教学方法为理论与实践相结合，开辟临床实习基地[22]。尽管如此，中医教育始终未能脱离经典医学传授范式，尚属传统中医教育与西式学堂教育的结合，未能称为真正意义上的学校教育。

及至民国，北洋政府"教育系统漏列中医"，当局的歧视和遗弃，激起了中医界的办学热情。中医期刊中随处可见"呼吁兴办中医学校、发展中医教育"的文章，时人认为"中医向无系统，人自为师，趋守不同，良莠杂出，不踏实地，喜作空谈，世之诟病者以此，故要求中医之发达，必先陶铸中医之人才，要陶铸中医之人才，必多设中医学校"[23]；上海神州医药总会会长余伯陶也明确指出，"为今之计，必创立医校，以培养医才，而后医道得以复兴"[24]。新式学校的创办，实为顺应时代的革新之举，其打破了旧式教育入门拜师、不设年限、没有教学计划的成规，在针灸人才培养、学术传承等方面发挥了重要作用。

3　民国针灸学校教育办学形式

民国时期新式学校兴起，为了让更多人有机会接触、学习针灸，针灸教育在办学形式上呈现出多样性。针灸学科除融入中医学校的大中医课程外，也独自发展为针灸学校的专门课程，抑或是兼以函授班、短期班的形式快速传播。笔者通过查阅民国医学期刊、地方医药卫生志，整理民国时期含针灸教育学校45所，针灸专门学校48所[18]，其中部分学校单以函授班的形式办学，或是在以学历教育为主的情况下附设函授教育。其间创办的针灸短期班，因办学时间短，相关材料零星散落，故未作具体统计。

3.1 学历教育

民国时期大多数学校办学均采用学历教育，较之函授班、短期班，其办学时间较长，学制、课程设置相对较为完善。

3.1.1 学制学历

各校根据自身具体情况自由选择设立学历等级，如设预科班、普通班、本科班、研究班等，再按照文化程度、入学考试成绩等将学生分别选入不同班次，接受相应学历教育。

部分学校设"预科正科制"。如浙江兰溪中医学校设预科、正科各两年：预科以基础理论、知识为主；正科以临床科为主，每天上午临证，下午上课[25]。上海中医学院分预、正两科，预科授医学上之普通知识，以宏造就；正科授医学上之专门知识，以期大成[26]。

部分学校设"预科本科制"。如浙江中医专门学校分预科二年、本科三年[25]；湖北国医专科学校设预科二年、本科三年[27]；广东保元国医学校设预科一年、本科三年[28]；私立福州中医专门学校设本科五年、预科二年（见图1）[29]；厦门国医专门学校第一期设预科一年、本科四年（见图2）[30]，仅第二期加收插班生[31]。各校预科与本科仅是学制年限有差异。

除此，部分学校学历设置较为庞杂。如早期余伯陶筹办神州医学传习所，设普通科、专门科两种，针灸属专门科；1917年神州医药专门学校内分预、正、研究、药学四科[32]；北平国医学院设研究班（速成班）二年、医科班（本科班）四年、预科班（专修班）四年，研究班学生医学功底、文化水平较预科班好，预科班次之[33]；南京国医传习所开设"医学正科""补习班"[34]；中国针灸学研究社1937年设训练班三个月、研究班一学期、本科班二年[35]；广东梅县新中医学社设正科四年、研究科二年，其中研究科学生由本社正科毕业升入，或由他处医药团体择要选送，具有国医药学之根底[36]。

纵观各校的学历划分，基本可知学历层次随预科、正科（本科）、研究科逐层递增，且各层次招生及掌握针灸理论与实践能力的要求均有不同。但不管选用何种学历，各校的学制均较函授班和短期班长。

（一）招生名額　額定五十名
（二）投考資格　凡年在二十歲以上曾經中學畢業或具有同等程度清通於文字者
（三）性　別　男女兼收
（四）修業期間　五年畢業
（五）報名手續　投考者應繳最近二寸半身相片一張報名費一元及證明文件（報名費錄取與否概不退還）
（六）報名期間　六月十五日起至八月三十日止
（七）試驗日期及地點　定八月廿一日下午一時起在大廟山本校考驗
（八）試驗科目　國文　常識　口試
（九）報名地點　（一）大廟山本校　（二）下渡鄭嗣賢藥人壽醫寓　河口嘴鄭蔭伐醫寓　浦街吳友諒醫寓　馬口街王履吾醫寓　中洲林趙晶醫寓
（十）校　址　福州南台大廟山——備有詳章到校取閱

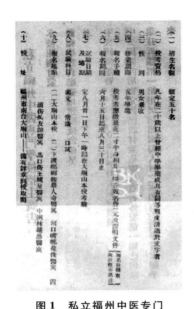

图1　私立福州中医专门学校招生广告

资料来源：引自《医铎》1936年第1卷第3期，广告页。

中央國醫館備案
廈門國醫專門學校簡章
宗旨…本校以研究我國醫學融匯新舊學術養成醫藥專門人材為宗旨
學科……黨義　生理解剖　衛生　藥物　方劑　醫史　病理　診斷　傷寒　溫病　雜病　傳染病　兒科　婦科　眼科　喉科　耳科　外科　傷科　花柳　針灸　西醫診斷　西學藥物
修業期限……預科一年　本科四年
入學資格……中學畢業及有同等程度者
入學試驗……黨義　國文　生理　常識　口試　體格
納費…每學期學費三十元講義費十元圖書標本費二元於入學時繳請
校址廈禾路一五四號電話三一八號

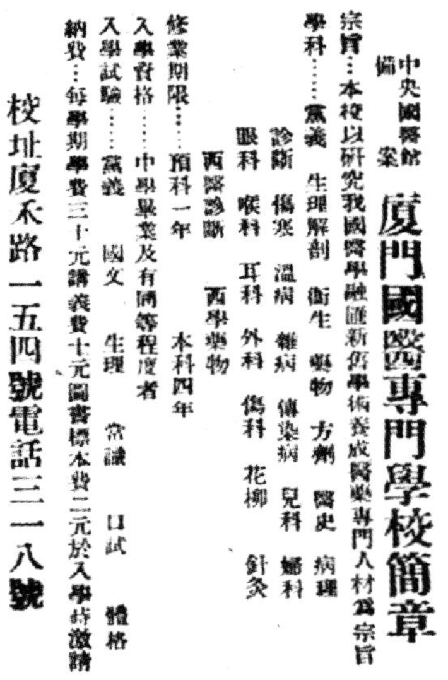

图2　厦门国医专门学校简章

资料来源：引自《国医旬刊》1934年第2卷第1期，广告页。

3.1.2　课程设置

道光年间，针灸科被废除，其后无论是官办医学堂还是私立中医学校，鲜有独设针灸学科者。民国时期中医学校不断涌现，逐渐形成和完善学历教育，同时开始设置针灸课程，但名称各异，诸如针灸科、针灸科学、针灸学、针科学、针灸推拿科等。显然，初期针灸课程并无统一规范，或名称不一。后中央国医馆整理国医国药学术标准大纲，列入针灸学科，将其分属于应用学科一类[37]。设置针灸课程的中医学校才逐渐增多，但所体现的针灸课程地位却各不等同。

中医学校中，部分学校将针灸课程设为选修课。如上海中医学院，其针科由学生自择，然习针者须天资明敏，且在原有学制基础上加学一年，同时学生满 10 人方可开班[26]。与之相似，南京国医传习所[38]、武进国医讲习所[39]、湖北国医专科学校[27]、津市国医学社[40]等校均设针灸为选修科。部分学校后期增设针灸课程，如 1935 年苏州国医学社，鉴于《内经》一书，多以经络刺法为主旨，而国内专研经穴学理者甚少，方决定加针灸一科，聘承淡安为针灸专门讲师[41]。部分学校因改组，针灸课程缩减而未将其置入正常教学之中。如汉兴国医学校，1947年改组为"汉兴高级中医职业学校"，课程精简为25门，其中8门或于课外讲授，或于假期讲授，针灸即属其中[14]70~74。无论是选修还是后期加入，抑或是处于缩减课程之列，无不体现出针灸课程在中医教学中并不突出。

中医学校针灸课程之所以不受重视，笔者认为与当时学校课程按照西医院校模式改制有关。其在学科教学上引入西方医学的知识系统规范，划分出基础学科和临床学科，基础学科又分为生理、病理、诊断、解剖等，临床学科除传统的内、外、伤、妇、儿等科外，又增加了若干新的学科。1916年包识生为使神州医药专门学校立案，拟定的医科课程与西医学校课程相差无几。"如此之课程，外表之科目咸备，内心之工夫尚少，中医西洋化，守旧者有微辞焉"，后方得"暂予留部备查"[32]。中医学校效仿西校分科体制，是中医界为使中医加入学校系统的不得已之举，故课程设置中西医课程占较大比重，而中医课程自身又庞杂，针灸在此类学校中何以受到重视？除此之因，针灸课程作为临床操作性较强的学科，本身对教师及学生的要求极高，故预科班不予教授[42]58~62，或设为选修科。

较之中医学校，针灸学校针灸课程设置则不断分化完善，初步构建了近代生理、解剖、诊断、消毒，以及针科学、灸科学、经穴学、治疗学两大板块的教学体系框架。此种框架前者为西医课程，后者将针灸课程细分。如中国针灸学术研究所，课程设为针科学、灸科学、经穴学、孔穴学、配穴概论、针灸治疗学[43]。科学针灸医学研究所设解剖学、生理学、病理学、经穴学、针治学、灸治学、消毒学、诊断学和治疗学九科[44]。亦有少数针灸学校秉承传统针灸教学思维，课程设置上未受西学影响。如苏益三先生创办的益三针灸传习所，设课程为内难经、脉经、药物、温病、杂症、诊断、行针、办气、点穴、经络循行、脏腑机构等科；张利辉先生创办的天津私立针灸传习所，设课程为脉络学、经络学、行针变气学、灸法学、医案学、针之消毒法等科[40]。

显然，正规学历教育中，针灸课程在中医学校中地位并不突出，且对学习针灸的学生要求较高；针灸学校，其针灸课程框架体系较为完善，学生不受班次（学历）限制，均可学习针灸。但共同的是针灸学历教育在课程设置上，不同程度地模仿西医学科体系，引入生理、病理、解剖等西医课程，且占较大比重。

3.1.3　教学内容

近代针灸学历教育在教学内容上，也全面接受了西医学模式，其"顺乎科学潮流，适应社会需要"，使针灸在强大压力下不被淘汰。一些学校除在课程设置上开设了解剖、生理等科目外，还在授课过程中糅合了西医学的内容和见解，使教学内容逐渐发生转变。

首先，学历教育对针灸教学内容及进度有明确规划。如本科针灸课程内容以《内经》针灸为主，兼采后世学说，并实习手术取穴用针[42]55~58。广东光汉中医学校针灸学两学期教完，第一学期讲第一编绪论及第二编经穴，第二学期讲第三编针灸治术、第四编灸治术及第五编证治[45]；广西省立南宁高级职业学校，教学内容主要分"经穴""治疗""手术"三篇。"经穴"篇，先论人之同心寸法，次及十二经脉气血循环与内脏各器官之关系，悉皆以《内经》为根据，而各经之孔穴，分解剖、位置、主治、考证、手术等项详细分论；"治疗"篇，先论寒热虚实气血之要穴道，次将每种疾病之原因、症状、治疗、治理加以说明；"手术"篇，先揭示针灸之由来与定义，再分针手术之练习，内经学说与现代学理之吻合，古人之迎随补泻等法，而针术、灸术分章论列，各皆殿以结论。针灸教授分四学期，"经穴"篇两学期，"治疗"篇一学期，"手术"篇一学期[46]。

其次，针灸学历教育的教学内容与该校中西医课程的融合度有着密切联系。融合度高的学校，针灸教学内容中西会通更明显，如山西传习所，课程中西兼授，但分中医专修班[47]及后来开设的西医专门班[48]，中西医课程相对独立，针灸作为应用专科，采用赵辑庵等所著之《针灸传真》为教材，仅简单传授传统的经脉循行、经穴定位、治疗歌赋等内容[49]。而中国针灸学研究社、宁波东方针灸学社作为针灸学校，引入西方课程，纳入针灸教材体例，教学内容上将西医解剖知识引入针灸经穴定位、疾病划分采用西医疾病分类方式、应用西医神经生理学阐释针灸机理等。

再次，学历教育的教学内容呈现出不断更新完善、渐趋实用与科学化的特点。以曾天治为例，曾氏参与多所学校针灸教学，所用教材从《针灸医学大纲》、《实用针灸医学》至《科学针灸治疗学》，教学注重经穴、治疗技术、疾病研究三方面。教学内容从原先单纯汲取前人针灸经验，转变至删减临床少用穴，引用现代医学原理进行疾病分类、认识研究，阐释针灸治疗原理；再至大幅增加针灸治疗有效病种，丰富治疗学内容。部分学校直接采用针灸医案作为针灸教学内容，如昌江国医学校、沧县针药学校，贴近针灸临床，全面更快掌握针灸技术。

总之，学历教育对针灸教学内容有明确的规划；教学内容的会通性与学科间的交融度相关，且随着理论的更新完善和时代需求的增加而不断科学化、实用化。

3.1.4 临证实习

至 20 世纪 30 年代，学历教育设最后一年为临证实习的教学体制已经基本确立。多数学校注重理论与临床结合，安排学生在学校附设的疗养院、医院或诊所进行临证学习，并设有临床实习考核。如浙江中医专门学校设送诊局（施医局）供学生实习，并依据学生平时表现加以评定计分[25]；上海中医学院，要求正科学生必须临证实习，或在本校医院，或派至各名医处，均由总理与校长派定[26]。苏州国医学社章程规定，高级学生除在校内诊疗所及本埠名医医室实习外，须组织旅行见习团，每学期赴外埠见习一次。其中 1937 年旅行地点为南京，于 4 月 21 日由副校长王慎轩及各教授率领前往[50]；新中国医学院设针灸科学，分为理论、门诊及临床实习[51]；中国针灸学研究社附设针灸疗养院供学生临床实习。

实习医院、疗养院的建立，为中医学校学生临床实践能力的培养提供了良好的平台。临证实习点的设立，体现了中医教育逐渐走上正轨，把课堂教学与实践教学紧密结合。

3.2 函授班

早期恽铁樵提出"远师前贤讲学之成规，近仿西国函授之方式"[52]，因此创办了早期函授学校——铁樵函授中医学校。循此，笔者发现民国时期专门设有针灸函授班，其多数由学校附设，少数由学生创办；教学内容较少涉猎他科知识，考核也较为简单。

3.2.1 函授班的兴起

在兴办中医学校的过程中，为迅速宣传针灸，弥补针灸师资力量不足，以邮寄针灸教材并进行书信指导而逐渐发展起来的针灸函授班应运而生。且各校函授班创办目的也颇为相似，如上海国医药研究所，为有志研究国医药而困于环境不能来所者，附设通函研究科[53]；河南国医讲习所，"敝校早已开课又恐习中医者或年龄已过或有他业不能到校，故特开函授一班"[54]；科学化针灸医学讲习所加设函授班，以便为职业所限之远方人士（见图3）[55]。显然，针灸函授教育可以更好地扩大生源，能够让更多的学生学习针灸。

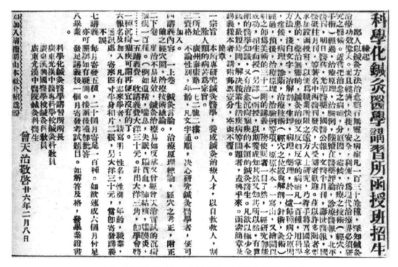

图3 科学化针灸医学讲习所函授班招生

资料来源：《文医半月刊》1937年第3卷第6期，第12页。

部分学校虽冠以"学校""研究所"之名，实际为函授班。如中国针灸学术研究所采用通函讲习法，函授生修业年限为一年（如初学感觉自修时间不足，可以延长毕业；如素具医学根底者亦可提前毕业），期满函试及格者，发给"中国针灸学术研究所"正式毕业证书。与之相似，铁樵函授中医学校、天津国医函授学院、广东温灸术研究社及中华针灸学社均仅设有函授班。

针灸函授教育多数由当时的著名针灸医家发起创办，华北国医学院则是由学生组织。1936 年该校学生主办国医函授学社，以"发扬国医学术培植国医人材应社会之需要"为宗旨，凡有志研究国医学术品行端正文理通顺者，不分性别，均可入学。学制二年，第一学期设伤寒、金匮、药物、生理、解剖、细菌、病理；第二学期设内经伤寒、金匮、药物、生理、病理、解剖；第三学期设内科、内经、伤寒、金匮、药物、诊断、针灸；第四学期设医案、处方、药物、儿科、妇科、针灸、按摩（见图 4）[56]。

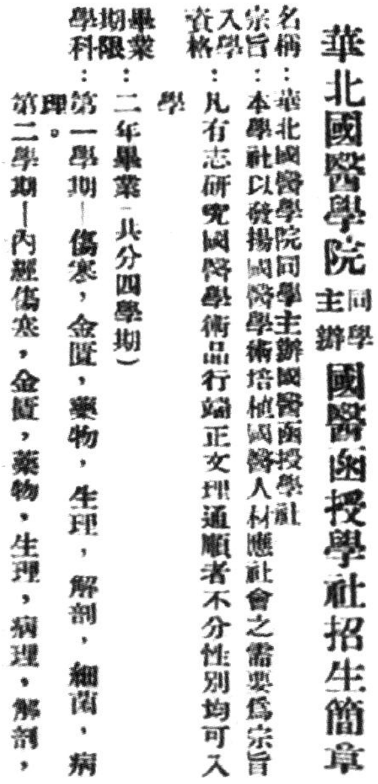

3.2.2 函授班特点

曾有医生有这样的质疑："请问函授针灸怎能成功？入函授班与罗致针灸书报自修有何分别？"较之针灸函授教育的成功，曾天治曾予以详细的回答。他认为其加设函授班，"根据七年的教学经验，以病症为经，将面授之讲法，用文字记录之，另加插图新编一种教本"，实则与面授同等了[57]22~24。并通过列举函授班临床治疗成功之案例加以验证[57]25~27、[58]。显然函授班的成功与教本（即教学内容）密切相关。

以曾天治主持的学校为例，其创办的科学化针灸讲习所、华佗针灸讲习所、科学针灸医学院均招收函授生。据统计，其招收的函授生共 99 名（在广州时 10 名，在香港时国内 32 名，国外 13 名，返回中国内地后 44 名）[57]8~10。在教学内容方面，函授班与面授班使用的教材均相同，如科学针灸医学院面授函授班，均以《科学针灸治疗学》为教本。而同为针灸学校的中国针灸学社则不尽相同，该社学历教育课程分科较

华北国医学院同学主办
國醫函授學社招生簡章

名稱：本社名華北國醫學院同學主辦國醫函授學社
宗旨：本社以發揚國醫學術培植國醫人材應社會之需要為宗旨
入學資格：凡有志研究國醫學術品行端正文理通順者不分性別均可入學
畢業學期限：二年畢業（共分四學期）
第一學期：傷寒，金匱，藥物，生理，解剖，細菌，病理，
第二學期：內經傷寒，金匱，藥物，生理，病理，解剖，

图 4 华北国医学院国医函授学社招生简章

资料来源：引自《文医半月刊》1936 年第 2 卷第 3 期，第 2 页。

为完善多样，包含西医多种课程，但函授班并未完全涉猎。其讲义由最初的《中国针灸治疗学》、《增订中国针灸治疗学》至后来的《针灸学讲义》，虽与学历教育使用的教本同时变化，却仅是其中的重要一部分。函授班教学内容显然较学历教育少，少有涉猎他科。而天津国医函授学校，因其本身为综合性学校，故函授讲义虽包含了 23 门学科内容，针科亦被纳入其中。但针灸科内容独立，与他科并不交融，仅含"针灸研究之价值""针灸原理""针刺深度、针刺辨经取穴原则""行针指要决"等知识[59]。函授班自身办学形式上的差异性，注定针灸学科在学制、临床实习及考核方面也有所不同。如科学针灸医学院，面授生研究时间暂定为 5 个月，课余参观院长治疗，或到附设之赠医处实习，如能治愈疾病，又考验及格，可发给毕业证书；研究教本完毕，如能解答卷末试题及格，又能治愈疾病，亦发给毕业证书[57]7。中国针灸学研究社函授三个月，毕业须交至少一篇论文，论文内容可以是治疗验案报道，也可以是对针灸理论的理解，或是对针灸价值的认识[60]23。较之学历教育或短期班，函授班无须面授，但所用教材（即教学内容）与前者相似。学生不受学历限制，所学相同；亦不受时间地域限制，均可得到名师的答疑解难。此办学形式扩大了招生规模，推进了针灸学术的传播，培养出了众多针灸名家。然此种办学形式，学制短，毕业考核简易；未能有名师耳提面命，亲自指导临床；且完全依靠自修，总归过于局限，某些知识、操作未能完全理解与掌握，全凭个人领悟，势必显得不够"正统"。

3.3 短期班

针灸教育除采用学历教育、函授班的办学形式外，还出现了短期班。该类型办学形式包括专修班、日夜班、暑假班、讲习班、训练班等。

3.3.1 专修班、讲习班等

专修班、讲习班的出现，很大程度上是为了针灸学习的速成。曾天治曾描述，"在汉兴、光汉两医校上课不久，便有学生以学校每星期只上针灸课两小时，要两年时间方讲授毕，时间拖延太久，要求我（曾天治）在家开设针灸专修班以求速成"[57]13~14。抗战胜利后，曾氏于1947年迁往苏州，在旧学前书院设诊办学，举办了针灸传授暑期讲习班，招收函授面授生[61]。与之相似，抗战期间承淡安先后在桃源、重庆、成都、德阳开设针灸学习指导班、针灸讲习班[60]47~51。罗兆琚也在抗日战争全面爆发后，避乱返乡，在桂林、柳州、鹿寨、德胜等地共办针灸学习班十多个[62]。显然，专修班、短期班使学生能够在短时间内更快更便捷地学成针灸技能，同时，也为在特殊的战争年代，通过"简易"的办学形式继续传承针灸学术。

3.3.2　训练班

延安时期，陕甘宁边区开办了中医训练班，晋察冀军区于1944年到1945年帮助地方政府举办国医训练班，专门针对中医进行培训[63]。如1941年春，任作田老中医在延安创办了延安针灸疗病所，后于1944年收下了许多在职高级西医学徒，又多次举办针灸快速训练班[64]。朱琏从1946年起举办了3期针灸训练班，为根据地培养了大量针灸人才，后成立了华北卫生学校，设立的四个训练班中就有一个针灸训练班[65]；1947年7月鲁之俊率晋冀鲁豫军区辖属医疗卫生人员，随刘邓大军渡过黄河，挺进大别山，开辟中原解放区。为解决药品匮乏的困难，他亲自为纵队卫生领导干部传授针灸治疗技术，再由他们逐级负责对旅、团卫生干部直至连队卫生员进行培训，使针灸治疗常见病、时令病的技术迅速普及。解放战争中，三野、四野的卫生部门将鲁之俊编写的《针灸讲义》翻印下发，举办针灸训练班，推广这一医疗技术[66]。

战争时期，因医务人员短缺，地区缺医少药，西药极其匮乏，针灸作为简廉的治疗手段，受到重视，并通过短期班形式得到推广，实为当时条件下的应急措施。此类短期班流动性大，显然学制及课程设置不完善。

4　结语

中医师承教育是传统中医教育的主流方式，有独特的优势，但也有不可避免的缺陷，如难以大规模地培养医药人才；招生及教学内容缺乏规范，培养质量差别甚大；受门户学派的影响，往往存在保守和狭隘的问题。通过学校教育学习针灸来替代师徒授受，是一个很大的进步。针灸学校教育办学形式以学历教育为主，兼有函授班、短期班。学历教育的学历层次划分并不统一；课程设置效仿西医学科体系，虽然针灸课程在普通中医学校地位不凸显，但在专门针灸学校中被具体分化成针科学、灸科学、经穴学等，初步形成近代生理、解剖、诊断、消毒，以及针科学、灸科学、经穴学、治疗学两大板块的教学体系；教学内容有了明确规划，加入了临床实习。函授班的出现，扩大了学历教育的规模，教学内容与之相似，但考核方式、临床实习方面差别较大。相较之，短期班与函授班学制均短，其中训练班是在战时特殊的社会背景下开办的。三种办学形式各有优劣。

民国时期针灸学校教育对新中国成立后针灸院校教育的产生和发展产生了深远影响。1950 年 3 月，北京中医进修学校成立后，全国各地陆续开办了中医进修学校（班）。中医进修学校为正式学校性质，学员必须按照学制修完全部课程十二个月课程；中医进修班为民办公助性质，学制一般定为六个月，根据具体情况，亦可采取各种短期（三个月）专科班，使学员达到有与中医进修学校结业同等学力的程度；针灸研究专科班为专科班中一种，每班每期三个月，以新针灸学为讲授中心，并讲授简要基础医学（包括解剖、生理、病理、细菌、消毒法）。中医进修的目的是使中医科学化，帮助中医接受现代医学知识，学制较短，课程以西医课程为主[67]23~25。其实质是一种速成的医学教育形式，与民国时期的短期班相似。1956 年起，北京、上海、广州、成都四所中医学院相继筹办[67]87~90，后各省相继建立，并对针灸课程教学大纲和教材有明确建议[67]163~172，至此中医教育被正式纳入国家高等教育体制。同时卫生部开展"中医带徒弟"工作[67]83~87，1980 年提出先在有条件的中医学院设立针灸专业，学制四年[68]；五所中医学院设立针灸专业后，1982 年提出设立针灸学专业，或者建立针灸学院（针灸系），学制五年[67]425~426。同年公布高等医药院校针灸专业教学计划，针灸课程分化为经络学、腧穴学、针灸学（针灸基本操作技术）、针灸治疗学、针灸医籍选、针灸各家学说等[67]442~449。针灸学院（针灸系）的产生，与民国时期针灸学校的独立创办极为相似。

中华人民共和国成立后针灸院校教育形式基本沿袭民国时期正规的学历教育形式，早期的进修学校（班）实质是民国时期短期班（速成班）的延续，后期针灸学院（针灸系）的产生是民国时期针灸学校的借鉴，其课程及教材的分化也与当时的学校相似。其间，师承教育虽有提倡，但仅被作为院校教育的补充，并非中华人民共和国成立后针灸教育的主流形式。

参考文献

［1］随便谈谈［J］.针灸杂志，1933，1（1）：4.

［2］郭世余.中国针灸史［M］.天津：天津科学技术出版社，1989：290～299.

［3］肖少卿.中国针灸学史［M］.银川：宁夏人民出版社，1997：488～524.

［4］郭义著.中国针灸交流通鉴·教育卷［M］.西安：西安交通大学出版社，2012：129～166.

［5］孙海舒，孟凡红，李莎莎，赵京生.由《中国针灸学》分析承淡安针灸教育思想［J］.针刺研究，2014，39（5）：410～412.

［6］邓铁涛主编.中医近代史［M］.广州：广东高等教育出版社，1999.

［7］张伯礼总主编；朱建平主编；万芳，王振瑞，和中浚，郑洪副主编；王国强主审.百年中医史（1912－2015）上［M］.上海：上海科学技术出版社，2016：95～116.

［8］赵洪钧.近代中西医论争史［M］.合肥：安徽科学技术出版社，1989.

［9］郑兰英.文化·医学与教育［M］.北京：中国中医药出版社，2005.

［10］郑兰英.近代中医学校教育述评［J］.医学教育，1992（3）：16～18.

［11］盛亦如，吴云波.中医教育思想史［M］.北京：中国中医药出版社，2005.

［12］朱建平主编.近代中医界重大创新之研究［M］.北京：中医古籍出版社，2009.

［13］张增国.近代中医学校教育史的研究［D］.山东中医药大学博士学位论文，2011.

［14］韩宇霞.广东近代中医学校教育史研究［D］.广州中医药大学硕士学位论文，2009.

［15］杨杏林，陆明.上海近代中医教育概述［J］.中华医史杂志，1994（4）：215～218＋194.

［16］楼绍来.上海中医药大学与上海近代中医教育［J］.上海中医药大学学报，2002（4）：3～5.

［17］李新路.近代江苏中医学校教育发展及特色探析［J］.继续医学教育，2016（11）：73～75.

[18] 赵璟，张树剑.民国时期针灸学校述要 [J].中国针灸，2017，37（4）：441～447.

[19] 赵璟，张树剑.民国时期针灸教材体例及内容特点 [J].中国针灸，2017，37（9）：1007～1014.

[20] 高晞.德贞传：一个英国传教士与晚清医学近代化 [M].上海：复旦大学出版社，2009：251.

[21] 北洋创设西医学堂详文 [N].申报，1894-3-6.

[22] 陈虬.利济学堂报·第一册 [M].浙江温州刻本，1897.

[23] 佚名，谢利恒（改作）.关于中医改良声中之四大问题 [J].医界春秋，1927（10）：6～7.

[24] 余伯陶.兴医学在创立医校说 [J].神州医药学报，1914（5）：1～2.

[25] 林乾良.近代浙江的中医教育 [J].中华医学杂志，1983，13（4）：224～227.

[26]《名医摇篮》编审委员会编；上海中医药大学，上海市中医文献馆编.名医摇篮——上海中医学院（上海中医专门学校）校史 [M].上海：上海中医药大学出版社，1998：127～140.

[27] 湖北国医专科学校简章草案 [J].湖北国医公报，1933（1）.

[28] 广州保元国医学校访问记 [J].光华医药杂志，1937，4（3）：59～61.

[29] 私立福州中医专门学校招生广告 [J].医铎，1936，1（3）：广告页.

[30] 厦门国医专门学校简章 [J].国医旬刊，1934，2（1）：广告页.

[31] 厦门国医专门学校第二期招生广告 [J].国医旬刊，1934，1（4）.

[32] 陇西布衣.上海七个中医学校教程及兴亡 [J].医界春秋，1928（20）：2～4.

[33] 马继兴.中医学院制之实际与检讨 [J].国医砥柱，1946，5（3）：4～7.

[34] 南京国医传习所开学上课 [J].光华医药杂志，1934，1（12）：48.

[35] 中国针灸学研究社附设讲习所简章 [J].针灸杂志，1937，4（4）.

[36] 广东梅县新中医学社招生简章 [J].新中医学报，1934（1）：广告页.

[37] 中央国医馆整理学术标准大纲草案 [J].国医公报，1932，1（2）.

[38] 首都国医传习所续招男女生，定于九月中旬开校上课 [J].光华医药杂志，1934，1（11）：50～51.

[39] 武进国医学会设立国医讲习所章程 [J].武进国医学会第一二届会务特刊，1935：4～5.

[40] 江静波.津市中医调查录 [J].复兴中医，1941，2（5）：19～22.

[41] 苏州国医学社讯 [J].针灸杂志，1935，2（4）：102～103.

[42] 中医学校教材编辑会议开会情形 [J].广东医药月报，1927，1（7）.

[43] 中国针灸学术研究所函授招生 [J].中国针灸学季刊，1947（2）.

〔44〕针灸医学研究所招日夜班男女生简章〔J〕.针灸医学（第一集），1936（1）.

〔45〕李乃奇.岭南针灸学术源流探讨与近代学术流派整理研究〔D〕.广州中医药大学博士学位论文，2015：36.

〔46〕本校课程编辑述要〔J〕.中医学校期刊，1946（2）：40.

〔47〕山西省立医学传习所内设中医专修科招生广告〔J〕.医学杂志（山西），1927（36）：10～12.

〔48〕山西中医改进研究会访问记〔J〕.医界春秋，1935（102）：43～44.

〔49〕针灸讲义〔M〕.山西医学传习所，出版社不详，手抄本.

〔50〕苏州国医专科学校近闻三则〔J〕.针灸杂志，1937，4（9）：71.

〔51〕上海市新中国医学院章程〔J〕.国医公报，1936，3（11）：19～38.

〔52〕恽树珏.历代中医珍本集成17论医集〔M〕.上海：上海三联书店，1990：19.

〔53〕上海国医药研究所章程〔J〕.医界春秋，1933（80）：10.

〔54〕河南国医讲习所附设函授学校简章〔J〕.现代中医，1936，3（2）.

〔55〕科学化针灸医学讲习所函授班招生〔J〕.文医半月刊，1937，3（6）：12.

〔56〕华北国医学院同学主办国医函授学社招生简章〔J〕.文医半月刊，1936，2（3）：2.

〔57〕曾天治.救人利己妙法〔M〕.重庆：出版社不详，1943.

〔58〕科学针灸医学院函授确能成功之铁证〔J〕.复兴中医，1941，2（5）.

〔59〕新国医讲义教材〔M〕.天津：天津国医函授学院编，不详.

〔60〕夏有兵.承淡安研究〔M〕.南京：江苏科学技术出版社，2011.

〔61〕曾天治病故苏寓诊务由及门诸子继续开幕〔J〕.中国针灸学，1948（4）：13.

〔62〕林怡，戴铭等.近代针灸学家罗兆琚生平著述考略〔J〕.中国针灸，2010，30（3）：245～248.

〔63〕宫正.新中国中医方针政策的历史考察〔D〕.中共中央党校博士学位论文，2011：36.

〔64〕孙忠年，敏英.陕甘宁边区针灸学发展简史〔J〕.针灸学报，1992（20）：55.

〔65〕辛夫.华北卫生学校介绍〔N〕.人民日报，1949－3－12.

〔66〕汪丝益口述，鲁崎唔整理.鲁之俊与针灸〔J〕.中国针灸，2006，26（11）：809～813.

〔67〕中华人民共和国卫生部中医司编.中医工作文件汇编（1949－1983年）〔M〕.中华卫生部，1985.

〔68〕卫生部、教育部印发《关于加强高等中医教育工作的意见》的通知〔J〕.中华人民共和国国务院公报，1980（16）.

民国时期针灸学校述要

赵　璟　张树剑

　　民国时期针灸发展斗折蛇行，为传承针灸学术，针灸医家在编撰著作、出版杂志、创办诊疗所的同时，还兴办了多所针灸学校，在针灸人才培养、学术传承等方面发挥了重要作用。笔者梳理了民国时期针灸学校，并对其特点作了分析，以期为针灸医史研究及针灸教学提供参考。

1　民国时期针灸学校概述

　　民国时期我国曾创办过 48 所针灸学校。笔者通过查阅民国医学期刊、地方医药卫生志、民国针灸著作及中医药博物馆资料等，已基本获得多数学校的招生、教学资料，但部分学校仅有名称见于医籍或杂志，暂无其他相关信息。现整理如下（见表 1）。

表 1　民国时期针灸学校概况

创办时间	学校	创办者	校址	学制	备注
1923	湖南针灸讲习所	谭志光	长沙兴汉门东兴园一条巷五号	半年	—
1928	东华针灸医馆[1]	柳厉吾	长沙	—	—
1930	四川针灸讲习所	李公度	重庆朝天门过街楼	8 个月	—
1930?	同生祥针灸医馆[2]	—	黑龙江	—	见于悔过居士《针灸医案》，创办时间暂定为该书首刊时间

创办时间	学校	创办者	校址	学制	备注
1930	中国针灸学研究社	承淡安	江苏无锡南门	初设通函科、实习科；1935 年针灸讲习所速成班 3 个月，普通班 6 个月；1937 年更名为中国针灸医学专门学校，研究班半年，本科 2 年	—
1931	东方针灸学社	张俊义	浙江宁波	温灸科、针灸班 3 个月	—
1932	针灸教馆	张志仁	湖州市三元洞府 40 号	—	—
1932	宜昌国医针灸学社[3]	刘正宇	湖北宜昌	—	见于刘野樵《奇经直指》[4]，宜昌国医针灸学社
1933	科学针灸医学研究所	曾天治	广州万福路三七三号二楼曾天治寓所内	修业时间为20周	—
1933	科学化针灸治疗讲习所[5]14	曾天治	广州泰康路一七二号二楼	函授班	与针灸专修班同年创办，1937 年科学化针灸医学讲习所函授班招生，两校创办者与地址相同，故推测为同一所学校
1935	法天针灸治疗所	曾天治	广州万福路	—	见于曾天治《针灸治验百〇八种》出版社名称，创办时间暂定为该书首刊时间

创办时间	学校	创办者	校址	学制	备注
1935	洋溪针灸传习所[6]658	蒲湘澄	射洪	2 个月	—
1936	四川针灸医学讲习所	刘甫澄	重庆	—	—
1936	西京针灸社[7]	曹锯	西安	—	—
1936	神州针灸学社	罗兆琚	柳州	—	见于罗兆琚《针灸学薪传》[8]，创办时间暂定为该书首刊时间
1936	汕头针灸学研究社	—	汕头	—	—
1936	耀华针灸学社	陈惠民	香港大道中 115 号	—	—
1936	沧县针药学校	冯席臣	缸市街王君市街	—	见于李长泰《针灸医案》[9]"序"，创办时间暂定为该书首刊时间
1938	华佗针灸讲习所[10]	曾天治	广州万福路三七三号二楼	面授函授班半年	—
20 世纪 30 年代	实用针灸学社	卢觉愚	—	—	—
1938	中国针灸专科学校	尧天民	四川永川	正班 2 学期、速成班 1 学期	—
1938	中国针灸讲习所[11]	承淡安	四川成都	—	—
1939	科学针灸医学院	曾天治	香港皇后大道中一四四号二楼	—	—
1939	私立中国针灸医学校	曹叔实、杨白鹿	四川绵竹	—	—
1939	中国针灸传习所	叶祖香	德阳	—	—

创办时间	学校	创办者	校址	学制	备注
1940	台湾针灸讲习所[12]	苏锦全	台北市新富町三丁目十九番地三六	—	—
1940	香港针灸医学院	苏天佑	香港	—	第2期改为"香港针灸专科学院"
1941	祁阳中国针灸学研究社	鲁恩锡、吴世光	祁阳县保麓乡白茅滩李氏宗祠	2 年	—
1941	大汉针灸传习所[13]	卢觉愚	—	—	—
1941	延安针灸疗病所	任作田	延安城南门外的马家湾	—	—
1943 前	金针传习所[5]28	方慎盦	—	—	—
1944	重庆针灸医学院	曾天治	重庆	—	—
1945	西安中华针灸医学妇女研究所[14]	赵彩蓝	西安	—	—
1945	私立新余中国针灸学校	王康寰	新余	1 年	—
1947	中国针灸学术研究所	国医砥柱社	北平宣外米市胡同乙五十二号	函授班 1 年	—
1948	新中国针灸学研究社	陆瘦燕	上海	—	—
1948	中华针灸学社	赵尔康	江苏无锡南门	通函班	—
1949	中医针灸传习所[6]658	吴棹仙	重庆	3 月及半月	—
1949	乐德针灸医学研究社	—	四川东山	—	社名见于谈镇垚《实用科学针灸》[15]，创办时间暂定为该书首刊时间

创办时间	学校	创办者	校址	学制	备注
1949	私立稷门针灸研究所	—	济南	—	见于佚名《针灸精华》书侧页，创办时间暂定为该书刊载时间
不详	益三针灸传习所[16]	苏益三	天津	—	—
不详	天津私立针灸传习所[16]	张利辉	天津河北黄纬路马公祠东福厚里2号	—	—
不详	广东温灸术研究社[17]（见图1）	—	广州市河南同福路宝福里19号	—	—
不详	华南针灸医学院（见图2）	陆崇常，承淡安为名誉院长	—	—	—
不详	针灸传习所[6]659	程兴阳	重庆	—	—
不详	延吉公益针灸医馆	—	吉林延吉	—	史正修1943年就读于该校[18]
不详	针灸医馆[19]	欧阳履钦	衡阳	—	—
不详	歌乐山针灸医馆[20]	吴棹仙	重庆	—	—

注："—"表示未查到信息。

2 民国时期针灸学校特点

2.1 办学模式

（1）多为民间办学

民国时期针灸学校主要由民间社会团体及私人创办。究其缘由，主要是民国时期政府崇尚西学。1912年民国教育改革模仿"西制"，将"学堂"改为"学校"，却未将"中医"列入教学体系，后北洋政府在

"中医"加入学校系统问题上始终未做让步，但允许中医药类学校立案，实际上默认了中医学校的存在；至南京政府时期的"废止中医案"，明令禁止成立旧医学校[21]；1929 年 4 月，教育部认为中医学校讲授、实验、学习者资格和程度等与西医学校差距大，将已有中医学校降格为中医传习所，不在学制系统之内[22]；1932 年 10 月 6 日训令中央国医馆，所有中医类学校一律改为学社[23]。经过中医界长期不断的争取，《政府对中西医应平等待遇以宏学术而利民生案》[24]得以通过，因此促成了 1936 年 1 月《中医条例》的正式颁布实施，中医教育才获得了合法地位。但事实上直至 1939 年《中医专科学校暂行课目时数分配表》正式公布，政府才准予国医设立学校[25]。

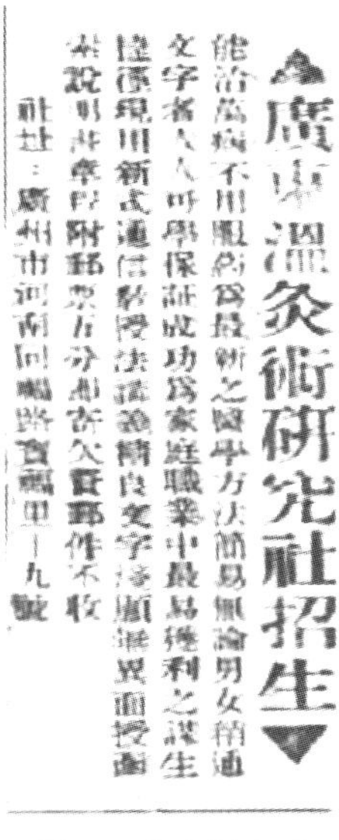

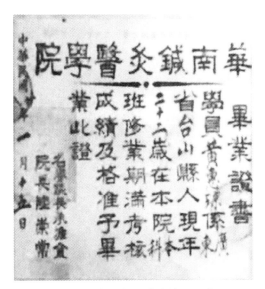

图 1　广东温灸术
　　　研究社招生
　　　简章[17]

图 2　华南针灸医学院毕业证书

　　在政府政策不断变化下，针灸学校名称随之不断发生变化，出现了诸如针灸学社、针灸传习所、针灸讲习所等名称；在形式上也呈现出多样性，除院校教育外，还有短期训练班、日夜班等。

（2）开创函授教育

无论是古代官方、民间医学教育，还是新式院校教育，均以面授教学为主。然在民国特殊的历史背景下，针灸师资力量的不足，使面授教学受到限制，针灸函授教育恰好弥补了面授教育师资力量不足的缺陷。以邮寄针灸教材并进行书信指导而逐渐发展起来的针灸函授教育，使学生能不受地域限制，得到名师的答疑解惑。目前，多数学者均认为民国时期针灸函授教育首创于承淡安创办的中国针灸学研究社，笔者发现宁波东方针灸社创办的温灸科也采用了函授教育模式，时间基本与中国针灸学研究社同步。

中国针灸学研究社函授教育的兴起缘于1931年6月承淡安《中国针灸治疗学》的出版。当时为帮助读者理解书中内容，承淡安申明，其将负责免费为已购书者解答书中疑问，这引起了广大读者的极大兴趣[26]。同年秋，各地学员纷纷加入通函研究课，依照指导修习，凭邮传之便，问难质疑，有升堂入室开业行医者；有略窥门径普行方便者；有搜讨学理研求不辍者[27]。1933年《增订中国针灸治疗学》出版，学员要求通函研究针灸的信件不绝于途，于是该年8月开始招收通函研究社员[28]，使经济较为拮据，或事务繁忙或关山阻隔，无法参加面授的读者，均能得到承淡安传道解惑的机会，进一步拓展了中国针灸学研究社社员的范围。

与之相似，宁波东方针灸学社针灸教育也采用了函授模式。张俊义在《温灸术研究法》[29]的序言中说："因毅然有设立针灸学社之志，爰商诸闽侯蔡君鸣皋鼓掌，赞同筹备……先办温灸科并月出温灸医报一种，以为同人简练揣摩之助夫。"该序写于1931年1月，与中国针灸学研究社成立时间相仿，且该社成立之初先办温灸科。书中附《温灸科入学章程》，知该社"仿函授学校例，设立温灸科通信讲习部"。后举办的针灸讲习班，兼有面授和函授，一般以3个月为一期[30]129~130。

以上两校在民国时期影响较大，并在创办早期均采用了函授教育模式，后很多学校效仿沿用。如赵尔康创办的中华针灸学社，采用单纯的针灸函授教育[31]；曾天治创办的科学化针灸医学讲习所，1937年加设函授班[32]。针灸函授模式打破了单纯面授教育的局面，学生求学不受时间地域限制，推进了针灸学术的传播，培养出了众多针灸名家。其后他们辗转全国乃至世界各地，著书设诊，纷纷加入创办新校的行列，成为针灸教育新的生力军，如曾天治、卢觉愚、苏天佑等。

2.2　招生

（1）招生方法

学校的招生方法与该校的主办者有密切关系，政府官员参与办学的学校可以获得更好的生源。如四川针灸讲习所，该所由当地政要李公度创办，学生由刘湘防区内各县选送，以县大小选送三四名不等，经费由各县负担，毕业后仍回原县工作，同时招收自费学生[6]655。而与之相似的四川针灸医学讲习所，由当地督办刘甫澄创立，其敦请名医，令成区各县选送学生入所肄业，以为救济院治疗所之准备[33]。两校招生方式及创办地点极其相似，有载李公度曾参与创办四川针灸医学讲习所[34]，因材料所限无法确定两者关系。

相比当地官绅参与创办的针灸学校，多数针灸医家或教育家创办的针灸学校，其招生主要依靠广告[35~37]（见图3～图5）。如早期的湖南针灸讲习所，该校由针灸医生谭志光创办，并获张季恒诸先生支持得以经省政府备案[38]。为扩大生源，该校于《大公报》连续刊载招生广告，如"现因便利各县学员起见，改为半年毕业"[39]；"将讲义详明某经某穴宜针宜灸主治何病等法撰成歌诀俾易记诵"[40]；"因各处之有事人员不能按钟点上课者添设特殊学员"[41]；"有六大特色……"[42]；等等。谭氏为招收学生，变更学制，凸显教材特色，亦体现出民间办学的艰难。

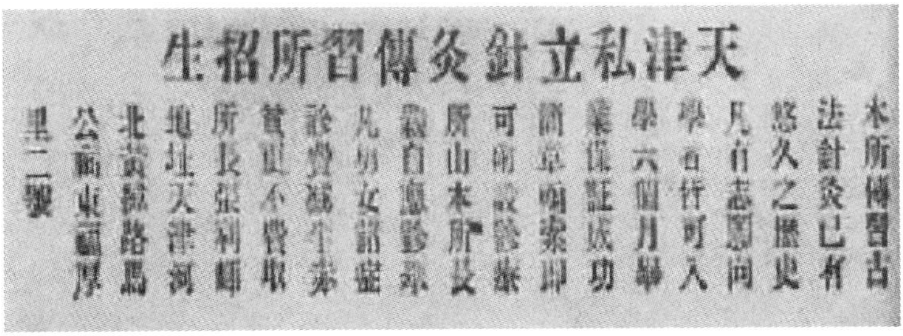

图3　天津私立针灸传习所招生简章[35]

民国时期针灸学校的招生广告内容丰富，涉及学校学制、课程教材内容、学费、地址、针灸学术优势等基本信息，展现各校特色，以便更好地招收学员。

（2）招生资格

1935 年《国医专科学社及国医研究所立案暂行标准大纲》中明确规定招生资格为：（甲）国医专科学社学生，须曾在公立或教育部已立案之私立高中或同等学校毕业，经入学试验及格者；（乙）国医研究所研究生须曾领有行医执照，或对于国医学术有相当研究者[43]。1939 年《中医专科学校暂行通则草案》[44]规定，中医专科学校招收学生，以高中毕业或具有同等学力者为合格，前项同等学力之学生，最多不超过录取总额的五分之一。政府致力于统一学校招生资格，但各个学校在招生对象及招生考试上又各有区别。中国针灸学研究社早期通函科招生，明确入学条件为"凡有志于针灸复兴伟业，并购买《增订中国针灸治疗学》书籍一册及经穴挂图者，皆可成为通函科学员，而无需交纳其他任何费用"[45]；至该社附设针灸讲习所，要求学员不论男女，文字清通，身体健全，品行端正，年龄在 20 ~ 40 岁，均可入学，较之通函科开始注重学生的个人素养；后招生逐渐完善，增加了学员学历及医学功底要求。如 1937 年限定学员需初中毕业或有同等学力，其中训练班则需有高等针灸常识，且经试验及格者方准，否则仍需按成绩之等次进入研究班或本科。除此之外，招考科目也发生改变。原先速成班试验科目为国文、医学常识、口试（随到随考）；普通班仅需附论文一篇，题目自拟自作[46]。后训练班试验科目为针灸常识、针灸治疗学、经穴学、口试（随到随考）；研究班为国文、医学常识（随到随考）；本科班为报名时附论文一篇，问题自拟自作[47]。

相比之下，针灸短期训练班、日夜班、函授班，招生则较为宽泛。如中国针灸学术研究所，函授班招生"不限年龄，凡文理通顺，能有阅读能力，或现在社会服务人员，欲于工余习者，或各地外县乡村医生，对于针灸学素有研究自觉不足，欲其深造者均可加入"[48]；科学针灸医学研究所日夜班学员不论性别，凡品行端正、文字通顺者，均可加入研究[49]。

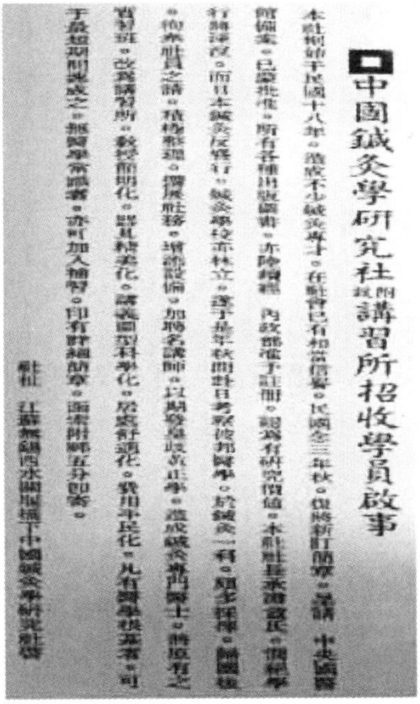

中國鍼灸學研究社附設講習所招收學員啟事

本社創始于民國十八年。造就不少鍼灸專才。在社會已有相當信譽。民國念三年秋。復將新訂簡章。呈請中央國醫館備案。已蒙批准。所有各種出版圖書。亦陸續經內政部准予註冊。認爲有研究價值。本社社長承澹盦氏。惜絕學行將淪沒。而日本鍼灸反盛行。鍼灸學校亦林立。遂于是年秋間赴日考察彼邦醫學。於鍼灸一科。頗多採擇。歸國後。徇來社員之請。積極整理。擴展社務。增添設備。加聘名講師。以期發皇岐黃正學。造成鍼灸專門醫士。特將原有之實習班。改爲講習所。教授簡明化。器具精美化。講義圖說科學化。居處舒適化。費用平民化。凡有醫學根基者。可于最短期間卒成之。無醫學常識者。亦可加入補習。印有詳細簡章。函索附郵五分即寄。

社址 江蘇無錫南門外南水關堍下中國鍼灸學研究社啟

图 4　中国针灸学研究社附设讲习所招收学员启事[36]

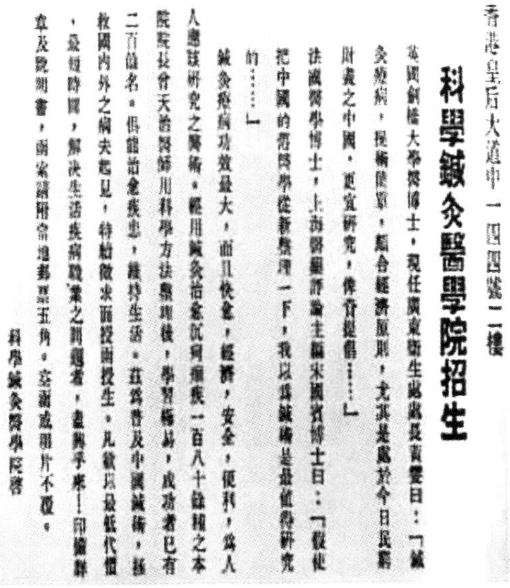

香港皇后大道中一四四號二樓

科學鍼灸醫學院招生

英國劍橋大學醫博士，現任廣東衛生處處長黃雯曰：「鍼灸療病，提倡使用，應合經濟原則，尤其是處於今日民窮財盡之中國，更宜研究，倖資提倡……」

法國醫學博士，上海醫藥評論主編宋國賓博士曰：「假使把中國的舊醫學從新整理一下，我以爲鍼術是最值得研究的……」

鍼灸療病功效最大，而且快愈，經濟，安全，便利，爲人人應該研究之醫術。經用鍼灸治愈沉疴痼疾一百八十餘種之本院院長曾天治醫師用科學方法整理後，學習極易，成功者已有二百餘名。俱能治愈疾患，維持生活。茲爲普及中國鍼術，拯救國內外之病夫起見，特始徵求函授學生。凡欲以最低代價，最短時間，解決生活疾病職業之問題者，盍興乎來！印備簡章及說明書，函索請附當地郵票五角。空函或用片不覆。

科學鍼灸醫學院啓

图 5　科学针灸医学院招生简章[37]

民国政府虽依据"同等学力""医学根底"统一招生资格，但各校仍"各行其道"以切合自身需求，其中办学时间长、影响力大的学校，招生要求明显高于其他学校，而严格的招生要求也避免了学生素质良莠不齐的情况。

2.3 课程设置

（1）构建课程体系框架

民国时期针灸学校在课程设置上有较大突破，初步构建了近代生理、解剖、诊断、消毒，以及针科学、灸科学、经穴学、治疗学两大板块的教学体系框架，部分学校尚设置传统中医课程板块。

以宁波东方针灸学社与中国针灸学研究社为例，两者不同程度地受日本影响，较早地在传统教学中加入西医课程。前者翻译了大量日本针灸医籍，以《高等针灸学讲义》最具代表；后者其社长曾在日本游学，大量汲取日本针灸学校办学经验。故前者在课程设置及教学上基本沿用《高等针灸学讲义》体例，分为针治学、灸治学，经穴学、孔穴学，生理学，病理学，解剖学，诊断学、消毒学等科。后者其社长承淡安归国，将原有之实习班改为针灸讲习所，定速成和普通两班[50]，速成班课程为针科学、灸科学、针灸治疗学、经穴学、生理解剖学、消毒学、实习；普通班课程为内经、病理、诊断、生理解剖、针科学、灸科学、经穴学、消毒学、实习。[46]1937年该社增设本科班，普通班改为研究班，速成班改为训练班[51]。训练班、研究班课程未加改动，新增本科设党义、国文、体育（即国术）、日文、内经、难经、病理、诊断、卫生、生理、解剖、消毒、医论、伤寒、金匮、经穴、点穴、针科、灸科、针灸治疗（注：包括内、外、妇、幼各科）、实习[47]。

与之类似，科学针灸医学研究所依据日本著名针灸医学院课程，设解剖学、生理学、病理学、经穴学、针治学、灸治学、消毒学、诊断学和治疗学九科[49]；中国针灸学术研究所，课程设为针科学、灸科学、经穴学、孔穴学、配穴概论、针灸治疗学[48]。

（2）加入临床实习课程

部分针灸学校在课程设置中增设实习课程，安排学生在学校附设的疗养院、医院或诊所进行临证学习，并设有临床实习考核。如张志仁设馆，边施诊行医，边带教学生，使学生学习针灸理论的同时接触临床实践[30]135；祁阳中国针灸学研究社课程安排为 3 个学期上课，1 个学期实习[52]。

2.4　教学内容

（1）传统理论传授

民国时期针灸教学大量吸纳西学，但仍有少数学校主要教授传统针灸理论，如湖州针灸教馆、祁阳中国针灸学研究社等。

湖州针灸教馆由张志仁创办，张氏在教学方法与教学指导思想方面颇有可资借鉴之处。首先他指导学生要树立"未习针灸（方法），先习认病"的学习方法，因而一定要读《黄帝内经》《伤寒论》等书。同时以杨继洲《针灸大成》为教本，教学方法"先浅后深，先简后繁"。除了经络歌、分寸歌等必须能背诵外，先从马丹阳天星十二诀、八脉八穴、五输穴入手，从穴法到治病配穴，进而再学灵龟八法与井荥输经合、五行子母补泻与子午流注针法[30]135。祁阳中国针灸学研究社教学内容也以传统针灸理论为主，由鲁恩锡教《针灸大成》，桂楫教《伤寒》《金匮》，吴世光教《黄帝内经》《难经》，后研究班改用现代文写《针灸易学》《伤寒杂病论折中》《内难浅谈》等讲义[52]。

（2）西学知识引入

为适应时代认知变化的实际，多数针灸学校一面采用针灸传统理论授课，一面积极借助西方医学理论知识体系，重新诠释传统针灸理论的语义，并融入针灸教学中。而教材作为针灸教学的主要工具，内容渐趋科学化、实用化。

继科学针灸医学研究所之后，曾天治创办了科学化针灸治疗讲习所，其采用的函授讲义"着手常见病症一百种，将解剖、生理、病理熔于一炉，分析每种疾病的原因、症候、病理、诊断、治疗技术（经穴之位置与解剖、针术、灸术）经过、预后、治疗原理、治例等项，并加以绘图"[32]。此外，1945 年，王康寰开办新余中国针灸学校，仅设针灸一门，由自己教授，教材采用承淡安的《中国针灸学讲义》（油印本）。

该讲义在内容和形式上较多地借鉴了日本针灸教材，引入了当时实验与解剖的基础知识，有明显的融会西学特点。由于王康寰对学生要求严格，该校毕业生均能胜任常见病的针灸治疗[53]。两校针灸教学内容融入了西学，并抓住常见病的针灸治疗，体现出了明显的实用性。

3　小结

民国时期针灸从业人员较少，普通百姓对其知信度低，在针灸行将没落之际，民间针灸团体或医家积极创办针灸学校，借培养针灸人才以复兴针灸。然针灸学校的民办性质，不可避免地让创办者为寻求生源而绞尽脑汁，故采用新兴的广告招生方式，同时设置宽松的招生要求，使儒子世医、市井百姓等均能获知招生信息，取得学习针灸的机会。为满足学员需求，部分学校开创了针灸函授教育模式。在课程设置及教学内容方面，针灸学校效仿"西制"并引入西学，更新了针灸教学内容，初步构建了近代针灸学科体系。

总体来说，民国时期针灸教育模式发生转型，由师承教育过渡到学校教育。学校的创办克服了传统针灸的保守性和狭隘性，在进步的同时，也一定程度打破了前人固守的传统思维模式。中华人民共和国成立后，针灸教育虽有政府主导的"师带徒""师承班"等师承教育模式，但仍以民国时期延伸的学校教育为主。1961年上海中医学院率先成立针灸系，其他各中医学院纷纷效仿。针灸独立成系，其课程设置、教学内容，基本受民国时期针灸学校办学影响，并在沿用的基础上不断完善。

参考文献

[1] 史宇广.中国中医人名辞典 [M].北京：中医古籍出版社，1991：815.

[2] 裘沛然.中国医籍大辞典·下 [M].上海：上海科学技术出版社，2002：1161.

[3] 邓铁涛，程之范.中国医学通史·近代卷 [M].北京：人民卫生出版社，2000：242.

[4] 刘野樵.奇经直指 [M].宜昌：宜昌国医针灸学社，1937.

[5] 曾天治.救人利己的妙法 [M].重庆：出版社不详，1943.

［6］ 四川省医药卫生志编纂委员会.四川省医药卫生志［M］.成都：四川科学技术出版社，1991.

［7］ 黄竹斋.针灸经穴歌赋读本［M］.西安：西京克兴印书馆，1936.

［8］ 罗兆琚.针灸学薪传［M］.柳州：神州针灸学社，1936.

［9］ 李长泰.针灸医案［M］.上海：上海中医书局，1936.

［10］ 华佗针灸讲习所招面授函授生［N］.越华报，1938-04-24（3）.

［11］ 白兴华.中国针灸交流通鉴·历史卷（上）［M］.西安：西安交通大学出版社，2012：360.

［12］ 台湾针灸讲习所［J］.国医求是月刊，1941，1（1）：76.

［13］ 卢觉非.中国针灸科学论［M］.香港：卢觉非痔科医馆，1941：9.

［14］ 赵彩蓝.针灸传真精义［M］.北平：全民报社，1948.

［15］ 谈镇垚.实用科学针灸［M］.乐山：乐德针灸医学研究社，1949.

［16］ 江静波.津市中医调查录［J］.复兴中医，1941，2（5）：20.

［17］ 广东温灸术研究社招生［J］.新中医学报，1934（2）：16.

［18］ 肖少卿.中国针灸学史［M］.银川：宁夏人民出版社，1997：726.

［19］ 王晓天，王国宇.湖南古今人物辞典［M］.长沙：湖南人民出版社，2013：735.

［20］ 李观荣.有关四川吴氏金针术［J］.中国针灸，1985，5（5）：34.

［21］ 中央卫生委员会议决"废止中医案"原文［J］.医界春秋，1929（34）：14～16.

［22］ 教育部令中医学校改称传习所布告［J］.广东医药，1929，1（5）：12.

［23］ 中央国医馆须由政府赋予管理权之说明［J］.医学杂志，1933（73）：4～5.

［24］ 中国国民党第五次全国代表大会提议：政府对中西医应平等待遇以宏学术而利民生案［J］.医界春秋，1935（106）：6～7.

［25］ 医讯：中医专科学校暂行课目时数分配表［Z］.苏州国医医院院刊，1939：229～231.

［26］ 夏有兵，周俊兵.著名针灸学家承淡安无锡办学概貌［J］.南京中医药大学学报（社会科学版），2007，8（4）：207～210.

［27］ 紧要启事一［J］.针灸杂志，1933，1（1）：广告页.

［28］ 社讯：会议录［J］.针灸杂志，1935，3（3）：3～4.

［29］ 张俊义.温灸术研究法［M］.宁波：东方针灸学社，1930.

［30］ 杨楣良，盛燮荪.浙江近代针灸学术经验集成［M］.杭州：浙江科学技术出版社，2002.

［31］ 赵尔康.金针治验录［M］.江苏：中华针灸学社，1938.

［32］ 科学化针灸医学讲习所函授班招生［J］.文医半月刊，1937，2（6）：12.

［33］ 四川针灸医学讲习所来函［M］//张俊义.针灸医学大纲.上海：上海东方医学书局铅印本，1936：51.

［34］ 周川.中国近现代高等教育人物辞典［M］.福州：福建教育出版社，2012：222.

［35］ 天津私立针灸传习所招生［J］.中国医药（月刊）（北京），1942，3（2）：15.

［36］ 中国针灸学研究社附设讲习所招收学员启事［J］.医界春秋，1936（115）：48.

［37］ 科学针灸医学院招生［J］.广东医药旬刊，1942，1（21～22）：7.

［38］ 易法银，阳春林，朱传湘.湖湘历代名中医传略［M］.长沙：湖南科学技术出版社，2009：301.

［39］ 湖南针灸讲习所续招男女学员及谭容园医例［N］.大公报，1923－02－22.

［40］ 湖南针灸讲习所续招男女学员［N］.大公报，1923－10－04.

［41］ 湖南针灸讲习所添招特别学员及针师谭容园医例广告［N］.大公报，1923－09－06.

［42］ 湖南针灸讲习所续招男女学员［N］.大公报，1923－10－31.

［43］ 中央国医馆新订国医专科学社及国医研究所立案暂行标准大纲［J］.医界春秋，1935（101）：34～36.

［44］ 中医专科学校暂行通则草案［J］.复兴中医，1940，1（1）：47～50.

［45］ 夏有兵.承淡安研究［M］.南京：江苏科学技术出版社，2011：22～23.

［46］ 中国针灸学研究社附设讲习所简章［J］.针灸杂志，1935，3（4）：16.

［47］ 中国针灸学研究社附设讲习所简章［J］.针灸杂志，1937，4（4）.

［48］ 中国针灸学术研究所函授招生［J］.中国针灸学季刊，1947（2）.

［49］ 针灸医学研究所招日夜班男女生简章［J］.针灸医学（第一集），1936（1）：广告页.

［50］ 新闻社讯：讲习所正式开学上课［J］.针灸杂志，1935，3（1）：39.

［51］ 社讯新闻：春季招生［J］.针灸杂志，1937，4（4）：63.

［52］ 中国人民政治协商会议湖南祁阳县委员会，文史资料研究委员会.祁阳文史资料第1辑［M］.1984：114～116.

［53］ 陈荣华.新余市卫生志［M］.南昌：江西科学技术出版社，1989：157.

民国时期针灸教材体例及内容特点

赵　璟　张树剑

晚清民国，"欧风美雨驰而东"，西方医学知识、教育体系逐渐传入，新式中医学校及针灸学校林立，出现了正规学历教育、函授班、短期班等办学形式。笔者收集整理了民国时期针灸学校的相关信息[1]，探析了针灸学校教育办学形式[2]，发现在不同学校、不同办学形式下针灸教材体例和内容有较大差异。针灸教材的差异性反映出当时中西医知识的互动情况，逐渐呈现出了教材体例的板块化，教学内容的规范化、实用化和科学化的趋势。

1　民国时期针灸教材种类

民国时期针灸教材是指在 1912～1949 年出版、应用于针灸教育的书籍。医籍可被划入民国教材范畴的条件有如下四点：①绪言中明确说明该书用于民国时期针灸学校教学；②作者为针灸学校授课老师；③书籍内侧面标注学校信息；④该书出版机构为针灸学校。笔者暂将出版机构为针灸学社的书籍列入针灸教材的范畴中，再根据相关民国期刊信息或学校办学情况进行筛选排除，若无充分理由排除，符合以上任一条件者均纳入。

据以上条件，笔者收集整理了民国时期针灸教材 67 种，并按照其编排体例划分成三个时期：早期（1912～1927 年）、中期（1928～1939年）和晚期（1940～1949 年）。该分类主要体现教材在编辑体例上的变化，如早期教材出现了"中医学理—经脉俞穴—刺灸法—刺灸诊断学"

的体例；中期教材以"西医板块＋针灸学板块"和"总论—经穴—手术（刺灸法）—治疗"两大体例为主；晚期教材体例则以"针科学、灸科学、经穴学、治疗学"为主，有"总论—经穴—刺灸术—诊断—治疗学"和"总论—孔穴学—治疗学"的体例。民国时期 67 种针灸教材如下（见表 1）。

表 1　民国时期针灸教材种类

首刊年份	书名	著者	应用学校	材料来源或使用版本
1917	《中医刺灸术讲义》	陈主平	广东中医教员养成所	广州中汉印务局铅印本见于广东中医药大学图书馆
1918～1925	《经络病理》	罗熙如	广东医学实习馆①	见于广东中医药大学图书馆抄本
1919～1933[3]	《针灸讲义》	不详	山西医学传习所②	抄本
1923	《（绘图）针灸传真》	赵辑庵等编	山西中医改进研究会附设医学传习所	不详
1923	《经脉穴俞记诵编》	张山雷（名寿颐）	浙江兰溪中医专门学校	《医学杂志》1924 年 4 卷第 18期至 1927 年 4 卷第 36 期（《新考正经脉穴俞记诵编》）
1923	《针灸问答》	谭志光	湖南针灸讲习所	《湖湘名医典籍精华·针灸卷》[4]
1925	《十二经穴病候撮要》	恽铁樵	铁樵函授中医学校	见于《药盦医学丛书》
1926	《刺灸术讲义》[5]	陈主平	广东光汉中医学校	广东光汉中医学校铅印本
1927	《经络俞穴新考正》	张山雷（名寿颐）	浙江兰溪中医专门学校	1927 年铅印本
1928	《温灸学讲义》	张俊义	宁波东方针灸学社	1940 年上海东方医学书局铅印本
1930	《针灸医案》	梅过居士	黑龙江省同生祥针灸医馆	不详
1930	《温灸学讲义补编》	张俊义	宁波东方针灸学社	1939 年上海东方医学书局铅印本
1931 *[5]25	《针灸学讲义》	梁湘岩	广东中医药专门学校	广东中医药专门学校铅印本见于广东中医药大学图书馆

首刊年份	书名	著者	应用学校	材料来源或使用版本
1931	《高等针灸学讲义·生理学》	日本延命山针灸专门学院编纂，缪召予译	东方针灸学社	1937 年上海东方医学书局铅印本
1931	《高等针灸学讲义·诊断学、消毒学》	牛岛铁弥著，缪召予译	东方针灸学社	1936 年宁波东方针灸书局铅印本
1931	《高等针灸学讲义·经穴学、孔穴学》	日本东京针灸医学研究所所长猪又启岩著，张俊义译	东方针灸学社	1936 年宁波东方医学书局铅印本
1931	《高等针灸学讲义·针治学、灸治学》	日本延命山针灸专门学院编纂，缪召予译	东方针灸学社	1936 年宁波东方针灸书局铅印本
1931	《高等针灸学讲义·病理学》	日本延命山针灸专门学院编纂，缪召予译	东方针灸学社	1937 年上海东方医学书局铅印本
1931	《高等针灸学讲义·解剖学》	日本东京针灸医学研究所所长猪又启岩著，陈景岐译	东方针灸学社	1937 年上海东方医学书局铅印本
1931	《中国针灸治疗学》	承淡安	中国针灸学研究社	1931 年中国针灸学研究社铅印本；1933 年修订为《增订中国针灸治疗学》，承淡安编著，孙晏如参订
1933	《针灸医案》	黄华岳	昌江国医学校	不详
1933	《中国针灸学研究社实习讲义（上下篇)》	不详	中国针灸学研究社实习班	不详
1934	《针灸科讲义》	李法陀	广东中医药专门学校[5]44	不详
1934	《针灸学编》	王春园	北平国医学院	1934 年北平中华印书局铅印本
1934	《针灸讲义》	夏禹臣	华北国医学院	华北国医学院铅印本
1934	《温灸术函授讲义》	朱志杰，黎桂廷	广东温灸术研究社	1934 年广东温灸术研究社铅印本

续表

首刊年份	书名	著者	应用学校	材料来源或使用版本
1934 ~ 1937[5]31	《针灸学讲义》	周仲房	广东中医药专门学校	广东中医药专门学校铅印本
1935	《针灸医学大纲》	曾天治	汉兴国医学校	1935 年广州汉兴国医学校铅印本
1935	《经隧与经脉生理解剖》	张蕴忠	江苏省立医政学院	《国医公报》1935 年 2 卷第 4 期至 1935 年 3 卷第 5 期
1935	《中国针灸医学》	尧天民	四川国医学院中国针灸专科学校	1936 年中国针灸医学社铅印本
1935	《针科学讲义》	承淡安	中国针灸学研究社	部分内容始发表于 1935 年第 3 卷第 4 期《针灸杂志》上
1935	《灸科学讲义》	承淡安	中国针灸学研究社	部分内容始发表于 1935 年第 3 卷第 4 期《针灸杂志》上
1935	《中国针灸经穴学讲义》	罗兆琚	中国针灸学研究社	部分内容始发表于 1935 年第 3 卷第 4 期《针灸杂志》上
1935	《针灸消毒学讲义》	罗兆琚	中国针灸学研究社	部分内容始发表于 1935 年第 3 卷第 4 期《针灸杂志》上
1935	《针灸治疗学讲义》	邱茂良	中国针灸学研究社	抄本
1935	《诊断学讲义》	罗兆琚	中国针灸学研究社	部分内容始发表于 1935 年第 3 卷第 4 期《针灸杂志》上
1935	《解剖生理学讲义》	张锡君	中国针灸学研究社	部分内容始发表于 1935 年第 3 卷第 4 期《针灸杂志》上
1936 * [5]36	《（实验）针灸学》	曾天治	广东光汉中医学校	广东光汉中医专门学校铅印本
1936	《实用针灸医学》	曾天治	科学针灸治疗所	不详
1936	《针灸经穴歌赋读本》	黄竹斋	西京针灸社	西京克兴印书馆
1936	《针灸学薪传》	罗兆琚	神州针灸学社	1936 年柳州神州针灸学社石印本
1936	《针灸精粹》	李文宪	广西省立南宁区医药研究所、容县国医讲习所	上海中华书局铅印本

首刊年份	书名	著者	应用学校	材料来源或使用版本
1936	《新著中国针灸外科治疗学》	罗兆琚	中国针灸学研究社	中国针灸学研究社铅印本
1936	《中国针灸治疗学讲义》	不祥	汕头针灸学研究社	汕头针灸研究社铅印本
1936	《针灸医案》	李长泰	沧县针药学校	1936 年上海中医书局
1936 *	《针灸学讲义》	温敬修	福建仙游国医专门学校	《医铎》1936 年第一卷第二、三期（不全）
1937	《天津国医学院讲义教材·针科》	不详	天津国医函授学院	不详
1937	《针灸与科学》	邱茂良	浙江台州医校	1953 年中国针灸学研究社铅印本
1937	《中国灸科学》	杨医亚	中国针灸学术研究所	1946 年北平中国针灸学社铅印本
1937	《奇经直指》	刘野樵	宜昌国医针灸学社	1937 年宜昌国医针灸学社铅印本
1937	《近世针灸学全书（实用针灸治疗学)》	杨医亚	中国针灸学术研究所	1948 年北平国医砥柱月刊社铅印本
1940	《中国针灸学讲义》	承淡安	中国针灸学研究社	中国针灸学研究社铅印本
1940	《科学针灸治疗学》	曾天治	香港科学针灸医学院 重庆科学针灸医学院	1986 年台北新文丰出版社据 1940 年铅印本影印
1940	《实用针灸学》	焦宝堃	北平国医学院	北平国医学院铅印本（不全）
1940	《针灸学讲义》	上海新中国医学院编	上海新中国医学院	《新中国医学院讲义四种》之一
1940	《香港针灸专科学院讲义》（卷上"经穴学"、卷中"针治灸治诊断学"、卷下"治疗学"）	苏天佑	香港针灸专科学院③	不详

首刊年份	书名	著者	应用学校	材料来源或使用版本
1943	《配穴概论》	杨医亚	中国针灸学术研究所	见于 1955 年千顷堂书局出版的《近世针灸医学全书》第一编第五章
1946	《针科学讲义》	杨医亚	中国针灸学术研究所	1946 年北平国医砥柱总社铅印本
1947	《针灸经穴学》	杨医亚	中国针灸学术研究所	见于 1955 年千顷堂出版的《近世针灸医学全书》
1947	《（实用）针灸学》	冀南军区卫生部编印	冀南军区卫生部	1947 年冀南军区卫生部铅印本
1947	《针灸秘笈纲要》	赵尔康	中华针灸学社	1948 年无锡中华针灸学社铅印本
1948	《针灸学讲义》	朱琏	华北卫生学校	1951 年《新针灸学》人民出版社
1948	《针灸传真精义》	赵彩蓝	西安中华针灸医学妇女研究所、华北国医学院	1948 年北平全民报社铅印本
1949	《针灸学》	鲁之俊	中国人民解放军中原军区卫生部	1950 年《新编针灸学》重庆人民出版社
1949	《实用科学针灸》	谈镇垚	乐德针灸医学研究社	乐德针灸医学研究社铅印本
1949	《修氏针灸全书》	修养斋	台湾针灸研究班	不详
1949	《针灸精华》	佚名	济南市私立稷门针灸研究所	抄本

注：①广东医学实习馆于 1918 年成立，又名广东医药实学馆，1925 年广东医学实习馆改名广东中医学校；②山西医学传习所，于 1919 年创办，1933 年改组为川至医校；③该校原名"香港针灸医学院"，由苏天佑于 1940 年创办，后第 2 期招生时改名为"香港针灸专科学院"。"*"表示对首刊年份存疑，因其来源为二次文献，非一次文献，特此标注。

2 各时期民国针灸教材特点

2.1 早期针灸教材

（1）体例

该时期针灸教材共 9 种，均为传统类针灸医籍。早期教材除《中医刺灸术讲义》《刺灸术讲义》形成"中医学理—经脉俞穴—刺灸法—刺灸诊断学"的基本体例外，其他针灸教材未有明显体例划分，较为局限，如《经络病理》遵十二经脉顺序按"经病、络病、气交、岁会、五行人特点、络脉病理"等内容进行编排，并加以按语，后附有奇经八脉病理部；《经脉穴俞记诵编》《经络俞穴新考正》均按照"经脉循行经文—循行歌—俞穴分寸歌—俞穴分寸考"的顺序编排；《针灸问答》采用问答方式依次分述十二经名、十二经循行部位、十二经经穴及十二经解；山西医学传习所《针灸讲义》按十二经循行、经穴定位、针灸治疗歌赋的顺序叙述；《十二经穴病候撮要》述各经经穴之定位及各经主治中医病证。另有《（绘图）针灸传真》（共八卷），《针灸传真》两卷为作者三人（孙秉彝、赵辑庵、王郁文）历年心得经验之术的总结，《内经刺法》两卷援引《素问》《灵枢》之精华，《名医刺法》两卷采择古代名医刺法，《考正穴法》两卷分论十四经穴。

（2）内容

①初步引入近代科学理论。

早期教材在中医医理、经脉实质与经脉图方面，初步引用了近代科学知识。如《中医刺灸术讲义》与《刺灸术讲义》引用空气作用、磁石、电气学说解释阴阳，以及以营卫二气为经气，血管中之血得经气鼓动之现状为经脉，阐述脉诊理论；张山雷鉴于"经脉十二以及奇经，实是吾国医学生理之精粹"，编写《经脉穴俞记诵编》《经络俞穴新考正》，用血管解释经络实质，融会中西医学说，对照骨骼解剖生理知识，认识脊柱的解剖及邻近腧穴；《针灸问答》经解部生硬地将脏腑解剖生理套入经脉解释中；《十二经穴病候撮要》虽提到"心固为循环器总汇之区，然有交感神经，与肝肺等联成一个系统，而总系于交感神经节"等神经学说内容，将经络气化与神经功能联系，但某种程度上认为中西医一些概念是不能相合的；《（绘图）针灸传真·考正穴法》两卷的经脉图中涉及解剖形态，但未标注解剖术语，套用中医结构示意。

②教学内容侧重于经络腧穴。

早期教材内容注重阐述经络腧穴内容，除《中医刺灸术讲义》《刺灸术讲义》《（绘图）针灸传真》外，均为经络腧穴内容专著。《经络病理》整合《内经》中《素问·天元纪大论》《素问·气交变大论》《灵枢·终始》《灵枢·本输》《灵枢·阴阳二十五人》等原文，侧重阐述十二经脉、奇经八脉病理；《经脉穴俞记诵编》《经络俞穴新考正》《针灸问答》《针灸讲义》描述十二正经及奇经八脉的经脉循行、腧穴定位，经穴部采用中医定位、中医病名；《十二经穴病候撮要》以《沈氏尊生书》为蓝本，引用《针经》《难经》对经脉循行加以解释，列举各经经穴之定位及各经主治中医病证。

早期教材较为传统，但逐步引入近代科学理论尝试会通中医学理。受西学传入影响，经络理论在中西互参中最受关注，在教材中也有所体现；在寻求经络实质的过程中，尝试用血管比附经络，应用脏腑解剖图描述经脉。尽管如此，早期教材更多保留了传统针灸理论内容，西学融入程度较小，而有关传统经脉系统的论述却局限于十二经脉，部分涉及奇经八脉和络脉，关于经筋、经别等理论并未讨论。由此可见，清末民初用血管或神经比附经络已有所发展，然教材中并未广泛引入，依旧采用传统针灸理论进行教学。

2.2　中期针灸教材

（1）体例

中期针灸教材共 40 种，以"西医板块＋针灸学板块"及"总论—经穴—手术（刺灸法）—治疗"两种体例为主。前者如东方针灸学社早期温灸科函授讲义《温灸学讲义》，首论西医解剖学、诊察学、病理学内容，次论灸科总论、孔穴学、治疗学内容；后翻译日本《高等针灸学讲义》作为该社针灸讲习班讲义，其西医板块包括生理学，诊断学、消毒学，解剖学等内容，针灸学板块分化为经穴学、孔穴学，针治学、灸治学、病理学（即治疗学）。另有中国针灸学研究社早期实习班讲义，上篇为中医生理解剖学、中医病理学、中医诊断学，下篇为针灸治疗古义、实用针灸学；1935 年承淡安从日本访问归来，成立针灸讲习所，所用教材西医板块由消毒学讲义、诊断学讲义、解剖生理学讲义、病理学讲义构成，针灸学部分由针科学、灸科学、经穴学、治疗学、外科治疗学等构成。后者则是梁湘岩的《针灸学讲义》较早采用。与之相似，1931 年《中国针灸治疗学》由原先的"经穴—手术—治疗"体例至 1933 年《增订中国针灸治疗学》在篇首加入总论部分；周仲房的《针灸学讲义》、曾天治的《针灸医学大纲》《（实验）针灸学》《实用针灸医学》也均采用此种体例；部分针灸教材含有该体例中的四部分内容，然描述顺序并不一致，如《中国针灸医学》及温敬修的《针灸学讲义》均先言经穴、治疗内容，后言刺灸术，另有《针灸精粹》按"总论→刺灸术→经穴→证治→经络"的顺序编排。

与早期针灸教材相似，仍有部分中期针灸教材体例较为局限单一。如《针灸科讲义》《针灸讲义》《经隧与经脉生理解剖》《针灸经穴歌赋读本》《奇经直指》侧重于经络腧穴；悔过居士的《针灸医案》，李长泰的《针灸医案》，邱茂良的《针灸与科学》及朱志杰、黎桂廷的《温灸术函授讲义》侧重于针灸临床治疗；王春园的《针灸学编》、罗兆琚的《针灸学薪传》侧重于刺灸术。

（2）内容

①融入病理、生理、解剖、消毒等西学知识。

日本大正年间，针灸学教育被重新纳入日本教育体制，形式上基本采纳西洋医学教育的形式，科目设置上也完全西化，设有消毒学、解剖学、病理学、生理学等[6]。国人效仿日本针灸课程设置的同时，引介日本针灸教材，在内容上也板块化地加入了西医消毒、生理、病理等知识。如《温灸学讲义》以日本坂本贡之《温灸学讲义录》及安多继观、本多区显二氏之《温灸学讲义录》为蓝本，而《高等针灸学讲义》则直接译自日本延命山针灸专门学院、东京针灸医学研究所编撰的针灸讲义，两者均直接板块化地融入了西医病理、解剖、生理等知识。

针灸理论自身表达也借助了西学知识。如《高等针灸学讲义·针治学、灸治学》引入日本科学实验结果，说明刺灸法的作用机制及影响；《增订中国针灸治疗学》认为"十二经、奇经八脉，就研究观察所得，其为血管、淋巴管、神经等所构成"，将督、任、冲、带脉等与脊髓神经、大静脉、淋巴干等结构和功能对比，认为督脉为脊髓神经、任脉为大静脉与淋巴干、冲脉为下大静脉等，同时在经穴定位中引入解剖内容，且经穴分布于神经干枝、血管循行处；《经隧与经脉生理解剖》描述经隧与经脉的生理解剖差异、经隧经脉与营卫根源、经隧与精气津液之分泌、动脉全图等内容；曾天治的《针灸医学大纲》《针灸学》《实用针灸医学》在十四经经穴描述上由原来的手三阴三阳、足三阴三阳、任督二脉的顺序，转换至骨学分类法并加入经穴解剖内容，同时引用西医病名及分类方法论述疾病治疗；刘野樵的《奇经直指》先引《内经》《针灸甲乙经》《中诰图经》《流注孔穴图经》等经典，次据西医解剖，将奇经八脉生理病理与西医生理病理进行比较，认为冲脉为淋巴、督脉为神经、任脉为脉管、带脉为肾上腺与腹肋膜、跷脉为脑中磁性义形器、维脉为甲状腺等系统，详考并增补奇经八脉腧穴。

②注重临床实用性。

中期教材不仅引入西医病理生理等知识升华内部知识理论体系，还不断尝试与临床实践契合，加入新式针灸器具和刺灸术内容，并通过针灸医案的形式，让学生更好更快地学习和掌握针灸知识，注重针灸临床实用性。

在刺灸术方面，革新毫针、引入和创制温灸器，重视针具的保存与消毒，更新针刺手法。如《中国针灸医学》中毫针采用金银合制，认为毫针选用不当易使病人感染细菌，强调口温针法，灸法推崇药线灸法及温熨灸法；《温灸学讲义补编》突出介绍了两种温灸器（东方甲种温灸器、东方乙种温灸器）的使用方法与特长；《针灸消毒学讲义》认为消毒学为针灸术之重要科目，针具足以为细菌媒介，必须精密消毒；《高等针灸学讲义·针治学、灸治学》述有"捻针法"、"打针法"、"管针法"和"小儿针法"（皮肤针法），介绍了16种"押手"、7种"基本针刺手法"和5种针术。

在治疗学方面，部分教材直接以医案形式呈现。如悔过居士的《针灸医案》全书分为内科、妇科、幼科、外科、五官科、花柳科、救急科和杂记8篇，论述各疾病的针灸取穴及各穴定位，部分医案详述疾病病因病状，备考个人针灸临床经验案例；李长泰的《针灸医案》，整理作者数十年内经手的50例疑难验案，后加入刺灸法内容，强调对症放血法，附各种杂病针刺法及针穴选择。另《针灸与科学》虽未着眼于医案，但详列退热、引吐、攻下、利尿、健胃、强心、止血、止咳、止汗等 12 种疗法的作用、适应证、经穴及处穴例等内容，运用西医生理病理内容阐释疗法作用，适应证所列疾病多以西医病名为主。

③部分教材依旧沿用传统针灸理论。

还有一部分教材对传统针灸理论进行了讨论。如梁湘岩的《针灸学讲义》，总论引用《内经》经文，阐述针灸原理、刺法要点、误刺、禁刺、内经刺法，以及灸法基础、寒热灸法等；经穴部分分述取穴要点、十四经经穴歌诀、奇经八脉循行及经穴歌，以及十四经经穴定位、刺灸法、主治等；针灸要录即刺灸操作、注意事项、治则等；针灸治疗内容则以歌赋形式呈现。李法陀的《针灸科讲义》经穴内容按任督、足手太阳经、足手少阳经、足手阳明经、足手太阴经、足手厥阴经、奇经八脉的顺序编排，直接考证每穴定位、特性、刺灸法、治症等内容。另外，夏禹臣的《针灸讲义》、黄竹斋的《针灸经穴歌赋读本》主要论述了传统针灸歌赋。

中期教材大量结合西医解剖生理病理知识。在经脉理论上，经络实质方面不再纯粹以血管比对，将经脉理论与神经系统调节功能进行比较，对于奇经八脉生理病理的研究更为翔实；经穴融入解剖知识，逐渐成为主流，其描述顺序不拘泥于固有的十四经或手足阴阳顺序，部分根据骨学形态分部描述；刺灸机制运用神经生理解释；治疗方面采用西医解剖系统分类，采用西医学理阐释疾病的发生发展。同时教材内容除阐述理论外，还注重针灸临床实用性，将针灸医案直接融入其中。虽仍有传统针灸教材，但中西医会通教材已逐渐占据主体。

2.3 晚期针灸教材

（1）体例

晚期针灸教材共 18 种，以"针科学、灸科学、经穴学、治疗学"为主流编辑体例，或在旧有的"总论—经穴—刺灸术—治疗学"体例中加入"诊断"内容。两种体例看似不同，实则均将针灸学划分成了经穴、刺法灸法、治疗三个部分，成为针灸教材编写体例的模板。其中《中国灸科学》《近世针灸学全书（实用针灸治疗学）》出版时间在1940 年之前，考虑其属于中国针灸学术研究所教材，而该研究所函授班招生时间在 1940 年后，故将其置于晚期教材范畴。

"针科学、灸科学、经穴学、治疗学"体例，最早在 1935 年中国针灸学研究社教材中已有所体现，后承淡安鉴于"战争时期中，药物来源困难，针灸术可代药物疗病，有过之无不及之伟效，亦亟应将斯学公开，以利民生"，而将此讲义合编成《中国针灸学讲义》正式付印。该教材初步构建了以针法、灸法、腧穴、治疗等为核心内涵的现代针灸学科体系和框架，为现代针灸学教材之楷模。之后中国针灸学术研究所函授教材及《针灸秘笈纲要》《修氏针灸全书》的体例基本与之相似。而焦宝塾的《实用针灸学》，前部分为西医解剖学、生理学、卫生学内容，针灸学总论则分为针科学、灸科学、经穴学、病理概说，针灸各论由诊断学、疗病学两部分构成。

《科学针灸治疗学》《香港针灸专科学院讲义》《针灸传真精义》延续"总论—经穴—刺术—治疗学"的体例，并特别强调加入了"诊断"内容；冀南军区《（实用）针灸学》、朱琏《针灸学讲义》、鲁之俊《针灸学》等教材则采用"总论—孔穴学—治疗学"的体例。

（2）内容

①凸显针灸科学化。

多数教材除体例凸显出"科学化"外，内容本身也呈现出科学化特点。中期教材援引日本针灸实验研究结果阐释刺灸作用的观点得到较多针灸学家的拥护，解剖学内容成为经穴定位中必不可少的一部分，"科学化"成为针灸学术整理和研究的内在要求，教材也不例外。如承淡安《中国针灸学讲义》发现经络与神经有不吻合之处，故用刺激点与反射线来定义经穴、经络，否定了先前用神经支节、动脉等纯粹解剖结构生硬比附经穴及经络循行的观点，"经络本质是神经"的看法已被打破；用神经兴奋、抑制、诱导作用区分针刺补泻。曾天治《科学针灸治疗学》从针灸后内分泌、激素等人体生理、生化改变，阐释针灸作用机制；经穴部分，参照神经分布和解剖结构，修改了一些腧穴的定位，重新考证腧穴主治与功效；治疗部分，每病解剖、生理、病理悉取西说。另有中华人民共和国成立后朱琏的《新针灸学》将针灸作用归结于激发和调整身体内部神经的调节机能和管制机能，认为经穴的分布范围多是合乎科学的人体解剖，但其起止行度有些不免牵强附会，而日本医学家主张的孔穴，完全否定十四经经穴，又未免太迁就肌肉与骨骼的一般解剖，且与神经分布也有出入。

②重穴轻脉。

"重穴轻脉"之说，并非空穴来风，在中期部分教材内容改变传统经穴描述方式之时，已初见端倪，至后期则更为彻底。如《香港针灸专科学院讲义》不谈经脉，直接分部详述经穴的位置、主治、疗法、感应、功能及取法，附经穴学补遗、变名经穴之说明、常用穴中有动脉之经穴、有痛感之经穴、有电感之经穴等；冀南军区《（实用）针灸学》、朱琏《针灸学讲义》简述十四经说，分部详述孔穴内容；鲁之俊《针灸学》将经穴命名为"针灸刺激点"，按照"前臂掌面桡侧刺激点""前臂正中神经刺激点""掌侧尺神经刺激点"等分类方式，论述各刺激点之部位、作用、技术及注意事项。仅承淡安《中国针灸学讲义》、佚名《针灸精华》按传统十四经顺序分列经穴，前者还保留了经脉循行原文。

③加入诊断学内容。

此处"诊断学"的加入并非指中期教材西医板块"诊断学"的植入，而是将"诊断"归属于针灸自身内容之中。如《香港针灸专科学院讲义》的"诊断学"板块首论中医望诊法、闻声法、问症法、十二地支诊断法、切脉法、陈修园四言脉诗等中医针灸内容，后论西医问诊法、望诊法、检温法、检脉法、检尿法、腹部诊断法、打诊法及皮肤诊断法内容；赵彩蓝《针灸传真精义》的诊断部分详论望、闻、问、切四诊内容，注重舌诊法。

晚期教材内容，在中期引入西医知识的基础上稍作修改与引申，更科学地阐明针灸原理；多数教材放弃传统十四经理论，重穴轻脉，将经穴视为"刺激点"，或为直接应用于临床的常见孔穴，定位上也更多参照神经分布和解剖结构；针灸治疗上重视疾病的诊断。

3 小结

民国初期，各中医学校、针灸学校初建，经验尚浅，况编辑教材本非易事，欲脱离数千年习惯已深之阴阳五行学说而著书立论，使教材逐渐科学化，更为艰巨。且中医书籍太富，选择为劳，不易适用于课堂程序，苟非删繁举要，集腋成裘，必不足以立之模范，则知难而退[7]。故早期针灸教材仍以传统类针灸教材为主，多数教材体例单一，内容上侧重于经络腧穴，初步引入了近代自然科学知识。

1928 年第一次教材改革，陆渊雷坚持采用西医理论诠释中医的方法编辑中医教材，与包识生各持一端，争论三日而不能决[8]；后 1929 年教材改革会议，各校代表基本达成共识，确定了教材体例，意统一教材[9]。两次教材改革会议，欲依照所颁布的课程纲要，多方摄取本国之外的研究成果，重新拆解设计出一套针灸知识体系，将原本专业且零碎的知识，通过有意识的编织以及学科建制的过程，转化成系统化的针灸教材。但教材内容纲领并未实现统一，各校在自编教材过程中，各有侧重，再加编辑者的针灸理念及参考书目的不同，故体例形式不一，以效仿日本针灸的"西医板块＋针灸学板块"和本土衍生的"总论—经穴—手术（刺灸法）—治疗"两大体例为主。前者体例受访日学者模仿日本针灸学校课程规制及教材的影响而成，后者则是早期教材模式的延续与完善。教材内容上均大量融入了西医解剖生理病理知识，注重临床实用性，但部分教材内容依旧采用传统针灸理论。

民国中晚期，中医科学化思潮盛行，以近代科学作为衡量和评判中医是否科学的价值观念逐步根深蒂固。经过不断的发展，后期教材出现了较为成熟的"针科学、灸科学、经穴学、治疗学"体例，直接体现针灸科学之价值。在教材内容上，后期延续和完善了中期教材中西会通的特点，同时，重穴轻脉、加入诊断学内容，更好地贴近针灸临床治疗，也更为实用。后期针灸教材体例已将教学内容基本划分成了"经络腧穴""刺灸法""治疗学"三个层次。

民国时期针灸教材体例在中华人民共和国成立后得到延续和完善。

1957 年江苏省中医学校针灸学科教研组编著的《针灸学》，首次将经络、腧穴、刺灸、治疗确定为现代针灸学科的四大核心内涵，并成为后来统编针灸学教材蓝本[10]。1961 年第 1 版统编教材《针灸学讲义》[11]体例为"经穴学、刺灸法、治疗"，将经络理论归入经穴学中；1964 年第 2 版统编教材《针灸学讲义》[12] 分"经络腧穴""针灸治疗"两编，刺法、灸法内容纳入了治疗部分；等等。中华人民共和国成立后教材体例形式上虽有些变化，但在整体框架上均未脱离"经络腧穴、刺灸法、治疗学"的范畴。内容上，中华人民共和国成立后统编教材保留了西医解剖学、生理学、病理学、消毒学内容，将经穴解剖定位、西医病名等延续其中，而传统经脉理论知识、刺灸补泻手术也重新被纳入。

参考文献

［1］赵璟，张树剑.民国时期针灸学校述要［J］.中国针灸，2017，37（4）：441～447.

［2］张勇安.医疗社会史研究第 3 辑［M］.北京：中国社会科学出版社，2016.

［3］佚名.山西中医改进研究会访问记［J］.医界春秋，1935（102）：43～44.

［4］刘炳凡，周绍明.湘湘名医典籍精华　外科卷　针灸卷　五官科卷［M］.长沙：湖南科学技术出版社，2000：7.

［5］李乃奇.岭南针灸学术源流探讨与近世学术流派整理研究［D］.广东中医药大学博士学位论文，2015.

［6］李素云.西医东传与针灸理论认识之演变［M］.北京：学苑出版社，2012：176.

［7］张山雷.兰溪中医专门学校同学录序［J］.三三医报，1925，2（17）：3～4.

［8］陆渊雷.与人论编制中医课本书［J］.医界春秋，1928（27）：17～18.

［9］佚名.中医学校教材编辑会议开会情形［J］.广东医药月报，1929，1（7）：31～39.

［10］黄龙祥.针灸腧穴通考（上册）［M］.北京：人民卫生出版社，2011：13.

［11］南京中医学院针灸教研组.针灸学讲义［M］.北京：人民卫生出版社，1961.

［12］南京中医学院.针灸学讲义［M］.上海：上海科学技术出版社，1964.

著名针灸学家承淡安无锡办学概貌

夏有兵　　周俊兵

　　1822年，清道光皇帝颁布诏令，称"针刺火灸，究非奉君所宜"，着令太医院永远停止针灸科。此后，针灸仁术迅速走向衰败，至民国早期"每见研是术者，多属行夫走卒，不学无术，遂以人贱而贱其学，竟不屑研究之，……仅凭前人一二之遗法，妄刺妄针"[1]，而民国政府更是妄图取缔针灸！面对这一现状，家世业医的承淡安深感针灸具有廉便效验之特点，实有推广之必要，遂汲汲以发扬祖国之针灸绝学为急务，慨然以推广针灸之术为己任，精研古籍，公开家学，创办中国针灸学研究社，万余名社员学子遍布大江南北，洋洋溢于海外，为针灸绝学的重新发扬光大贡献了毕生心血。

　　从1929年至1954年，在承淡安创建中国针灸学研究社（以下简称"研究社"）的26年中，1932～1937年设社无锡的6年，无疑是研究社最具生机活力、影响最大、成就最为辉煌的时期。在无锡，承淡安及其研究社主要做了下列工作。

1　规范函授管理

　　1931年6月，《中国针灸治疗学》出版后，为帮助读者理解书中内容，承淡安申明，其将负责免费为已购书者解答书中疑问，引起了广大读者的极大兴趣，请求释疑解惑甚至随侍学习的信件纷至沓来，由此揭开了中国针灸学研究社开展函授教育的帷幕。但早期的针灸函授教育，只是学员与承淡安之间借飞鸿往返，问难析疑，研究社对函授学员的管理比较松散。1932 年春，中国针灸学研究社从苏州望亭迁址无锡后，特别是 1933 年《增订中国针灸治疗学》出版后，要求通函研究针灸的信件不绝于途，为承淡安规范函授教育管理提供了可能与必要。1933 年 8 月，中国针灸学研究社首设通函科，并逐步完善了对学员的管理，如明确入学条件，建立包括入社编号、姓名、住址、入社时间等内容的学员档案，要求至少须交论文一篇并经评定论文合格者方可毕业，等等，使研究社的针灸函授教育开始步入正轨。

通函科的设立，不仅使众多经济较为拮据，或因事务繁杂难以脱身，或因关山阻隔难以来无锡面授的读者得到了承淡安传道解惑的机会，而且也使得中国针灸学研究社的函授培养质量得以提升。加之承淡安敢于公开家学，悉心传道，从不私秘其技，因而在相当长时间内，函授教育都是研究社培养针灸人才的主要模式。

2 广延名师执教

要培养出优秀的学员，首先要有优秀的教师。特别是在考察了日本针灸发展状况后，承淡安意识到，如果没有一支文理皆佳、学验俱丰的师资队伍，自己复兴针灸的宏伟抱负将难以实现。

1935 年夏，承淡安游学日本甫一回国，就在研究社原有教员基础上，从广西请来了针灸名医——撰有《针灸便览表》《实用针灸指要》《中国针灸外科治疗学》等专著的罗兆琚，从浙江请来了曾师从江浙名医张山雷的研究社面授毕业生邱茂良，同时聘请了当地名医张嘉炳之子张锡君，共襄社务。特别是西医出身、时任中央国医馆秘书的张锡君，曾以第一名的优异成绩毕业于江苏医政学院，深受江苏省主席陈果夫、中央国医馆馆长焦易堂以及陈立夫、于右任等社会名流器重，他的到来，无论是对增强研究社的师资力量还是对扩大研究社在中央国医馆的影响或提升研究社的社会形象，都起到了积极作用。

随着办学理念的不断优化以及研究社面授学员的不断增加，1936 年初，研究社又增聘无锡名医、中央国医馆无锡县支馆馆长侯敬舆讲授病理学，聘请名医王有声讲授西医诊断学。

1936 年 6 月，聘得年逾古稀但精神矍铄的无锡名医华伯英老先生每星期来社作学术演讲，同时邀请华伯英之子——毕业于上海国医学院的华宗海承担课务。1937 年 2 月，为适应针灸医学专门学校的教学要求，研究社又聘请顾子静、曹伦香、王静安、汤义方等当地中西名医，担任专任教师，聘请讲习所优秀毕业生李春熙、陈士青等为助教。同时，承淡安还请来了南通针灸名医孙晏如担任学校副校长。在众人的合力打造下，中国针灸学研究社逐步成为当时最具影响力的针灸人才培养基地。

3 完善管理模式

成立之初的中国针灸学研究社由承淡安一人全力维系。随着社务发展，承淡安又陆续聘请了赵尔康、谢建明等人做助手。1935 年夏，游学日本归来后，为更好地团结同道致力于针灸复兴伟业，努力把中国针灸学研究社发展成为全国规模最大的针灸学研究机构，承淡安决定邀请张锡君、罗兆琚、谢建明、邱茂良、沈君庭、赵尔康共同办社，并吸取自己过去没有经济基础致使办学不能持久的教训，拿出个人的全部积蓄 2000 元作为开办公费，添置教具校舍。虽然其他 6 位合作人并没有经济投入，承淡安仍然与大家商定，包括自己在内，每人每月仅支取 30 元的低薪，如果每学期扣除维持办校的各项费用之外仍有盈余，则抽取其中的一半作为 7 人的奖励金，另一半作为社务扩展基金。承淡安大公无私的品格极大地感染了合作伙伴，加之本就志同道合，因此研究社景象很快焕然一新，各项社务发展不断取得令人瞩目的成就。

"君子之德风，小人之德草，草上之风必偃"（《论语·颜渊第十二》）。为争取社会上层人士对针灸的广泛认同，提升针灸的社会影响，承淡安接受了张锡君的建议，先后聘请到焦易堂、陈郁、彭养光、章太炎、谢利恒、聂云台、王硕如、张赞臣等人为研究社董事，并与中央国医馆理事长陈立夫长期保持着密切联系。这对于提高社会各界对中国针灸学研究社的认同度、扩大针灸的社会影响、提高针灸的社会地位起到了重要促进作用。

与此同时，根据社务发展的需要，承淡安还适时调整了研究社组织结构，设立了负责事务发展及经济出纳的总务股，研究针灸理论、解答社员疑难、指导社员从事临床实践的研究股，负责针灸门诊治疗工作的治疗股，专门司职《针灸杂志》编辑、出版事务的编辑股，以及办理针灸图书发行和收发往来函件的收发股。为进一步提高面授学员教育质量，1935 年夏，研究社决定附设"中国针灸学讲习所"，开设学制 3 个月的针灸速成班和学制 6 个月的普通学习班，前者主要为已有一定医学基础者研习针灸提供通道，后者的培养对象为零基础的针灸学习者。1936 年 1 月，《中医条例》颁布实施，规定中医可以兴办学校。承淡安及其同事决定抓住这一有利时机，将针灸讲习所更名为"中国针灸医学专门学校"，并将讲习所的速成班升格为学制半年的研究班，在普通班的基础上开设学制二年的本科班，以求进一步从理论和实践两个方面提高针灸人才培养质量。由于研究社良好的办学声誉，加上成功的公关策略，凡学习成绩优秀者，皆可获得由中央国医馆盖章认可的毕业证书，因此讲习所及研究社的设立，受到了各地学员热烈欢迎。1937 年 2 月 25 日，招生时间不足两个月的首批研究班开学，学员即超过 60 人。

4 创办《针灸杂志》

在承淡安及研究社其他老师的悉心指导下，各地学员行医过程中大都疗效显著。或因为成功后的喜悦，或出于研究社有关通函毕业的要求，他们纷纷通过信函的方式报告各自取得的成绩，致使"积牍盈案，颇有可观者"。为促进学员之间以及学员与研究社之间的学术与信息交流，承淡安决定创建一份专门杂志，及时发布研究社的各种信息，并就学员们在学习中遇到的共性难题作统一解答，以减少学员与研究社通信往来的费用。同时，也希望通过这份杂志，引导和帮助研究社社员积极交流学习心得和临床体会，不断充实针灸理论知识，逐步深化对针灸的研究，即所谓"学术以愈研而愈精，墨守旧章，莫由演进"[2]。更重要的是，要通过这份公开发行的杂志，增强各地社员复兴针灸的信心，并向社会各界介绍针灸医术的科学性，使更多的民众能正确认识针灸、接受针灸。1933 年 10 月 10 日，我国最早的针灸专业杂志——《针灸杂志》诞生了。

《针灸杂志》设论文、专载、杂著、社友成绩（先后更名为"验案""验案汇编"）、问答、医讯（后更名为"社讯新闻"）等栏目。其中"论文"栏登载针灸相关言论；前人针灸遗著或近人针灸佳作，篇幅较长者，分期刊载于"专载"栏；短篇记述或论文，或针灸治疗中的新发现等，列入"杂著"栏；各地社友提供的可供临床参考的针灸验案报道，归入"社友成绩"栏；"问答"栏主要回答学员的疑问；"医讯"栏载录各地医界新闻，特别是关于中医界或研究社本身的新闻。

创刊之初，《针灸杂志》两个月出刊一期。

随着办刊质量的不断提升，以及研究社社员的迅速增加，来稿量大增，自第 3 卷第 1 期（1935 年 10 月 10 日发行）起，《针灸杂志》改为月刊，同时增设"秘术公开"栏目，鼓励社员把大量隐藏于民间的针灸秘方公布于众，并逐步增加了针灸著作专载和医理研究的内容，增强了杂志的理论性。由于办刊宗旨正确，至 1937 年 7 月抗日战争全面爆发前，《针灸杂志》发行范围已远至我国香港地区及南洋、暹罗（今泰国）、小吕宋（今菲律宾）、英、美、法等国家和地区[3]，对针灸的复兴与传播起到了历史推动作用。

5 遍设针灸分社

随着中国针灸学研究社影响的不断扩大，各地要求入社甚至请求来无锡学习的社员络绎不绝。但由于条件限制，同时也为了减轻外埠学员往来奔波的辛苦，1935 年 12 月，研究社决定在条件许可的地方，设立中国针灸学研究社分社，并制定了详细的分社章程，包括成立条件、分社标志、社员待遇、分社利益、分社奖惩等内容，规定凡由研究社品学兼优的毕业学员负责筹备（担任分社社长），有 10 名新社员自愿加入，并能附设针灸实习部，无论省、市、县、镇、乡，均可设立分社。通过分社入社的社员与通过总社入社的社员一样，由总社登记入册并统一编号管理。如有需要，分社教师还可由总社派出[4]。

设立分社的章程经《针灸杂志》公告后，立刻得到了海内外的积极响应。经慎重选择，至 1937 年 8 月，中国针灸学研究社先后在福建福州、浙江台州、江苏东台、安徽潜山、广东东莞、陕西兴镇、广东晋北周巷和潮安、湖北石首、南洋新加坡小坡、山西天镇县、江苏松江、山西辽县、福建建瓯、广西柳州、南洋新加坡大坡、陕西蒲城等设立了分社，其中浙江台州分社还因吸收社员成绩突出而受到总社表彰。

此外，对于函授学员相对集中却无法成立分社的地方，研究社也声明可根据学员需要派教师前往指导并诊疗疾病，从而也为因道途遥远而心余力绌的学员提供了进一步深入学习的机会。

6　开设专门医院

出于培养针灸人才、加大对针灸的社会宣传力度的考虑，在广泛吸纳新社员、积极培养针灸人才的同时，1936 年，在针灸门诊基础上，研究社决定开设针灸医院（受当时政策限制，只能取名为"针灸疗养院"），分门诊和病房两部分。病房分设头等病房、二等病房和普通病房三类，共有病床十余张。1936 年 7 月，针灸疗养院正式开诊。为赢得社会各界的支持，研究社特聘焦易堂为董事长，聘请无锡县县长、公安局局长等地方名流为院董，承淡安兼任院长，医生则主要由研究社的针灸教师担任，并选留了几位优秀毕业生。为扩大社会影响，积极争取病源特别是住院病人，针灸疗养院还主动与无锡总工会、农会、公安局联系，承担定点医疗任务。同时，无锡的一些慈善机构也因针灸疗效确切和医疗价格低廉，积极向病人推荐。在社会各界的大力支持下，在针灸疗养院全体医师的共同努力下，针灸疗养院的门诊业务日见增长。1937 年 6 月，接待初诊病人已近 200 人，复诊病人也接近 500 人。

"凡事必合因缘二者而成。因如种子，缘如雨露。"经过上述努力，中国针灸学研究社的各项事业犹如种子之逢雨露，奇花怒放！从这里走出的邱茂良、程莘农、杨甲三、陈应龙、留章杰、谢永光、曾天治、陆善仲、高镇伍等针灸名师名医，令人目不暇接！他们与中国针灸学研究社的众多社员一起，在承淡安的引领下，共同推动了我国针灸伟业的复兴，并形成了中医发展史上独特的"澄江针灸学派"。

参考文献

［1］承淡安.述针灸功效万能及近世衰微不振之原因［C］//针灸治疗实验集.无锡：中国针灸学研究社，1936，封二.

［2］承淡安.国人亟宜拥护国粹——针灸术［J］.针灸杂志，1933，1（1）：5～6.

［3］中国针灸学研究社.中国针灸学研究社实行新订简章议定办事细则廿四条［J］.针灸杂志，1935，2（5）：25～27.

［4］中国针灸学研究社.中国针灸学研究社组织分社章程［J］.针灸杂志，1935，3（4）：25～27.

现代针灸学科体系构建轨迹的探析

—— 兼评承淡安 "针灸学" 三部曲

张建斌[*]　夏有兵　王欣君　郝　峰　张宏如

承淡安先生（1899～1957 年）是我国近现代著名的针灸学家，一生致力于复兴针灸医学，为现代针灸学科体系的构建和现代针灸高等教育的建立做出了巨大贡献。承淡安一生著述颇丰，据王勇等[1]考证，共有专著 27 部，译著 5 部。其中，最能代表承淡安针灸学术思想的是《中国针灸治疗学》《中国针灸学讲义》《中国针灸学》，构成了承淡安 "针灸学" 三部曲，集中反映了不同时期承淡安先生对针灸学术内涵和学科体系的思考与界定，影响力极大。因此系统分析和比较这三部著作的内涵，可略窥近现代针灸学术发展轨迹和现代针灸学科体系构建的演变过程。

1 承淡安 "针灸学" 三部曲的成书背景及概况

承淡安 "针灸学" 三部曲，成书于三个不同的历史阶段，有着深刻的时代背景，也体现了不同时期承淡安对针灸学术的追求和思考。

《中国针灸治疗学》于 1931 年 6 月由中国针灸学研究社首次出版，是承淡安先生的第一部针灸学专著。一方面认识到针灸 "简" "便" "验" 的临床价值，另一方面有感于当时针灸濒绝的现状，承淡安先生以传统学术为依据，以科学化为目标，公开家传秘法和自己的临床体

＊　张建斌，教授，供职于南京中医药大学。

验，"爰搜集各书，参以心得，益以最新生理，互为考正，删烦节要"[2]34编撰而成。该书融会新旧学说，并开始引用近代解剖学、生理学、病理学等知识。1933 年承淡安邀请江苏南通名医孙晏如先生补充医案、修订全书，5 月第 4 版出版时更名为《增订中国针灸治疗学》。至 1937 年 5 月，共出 8 版，每个版次均有修订，被《中国医学通史》誉为"近百年来影响最大的针灸专著"[3]。

《中国针灸学讲义》于 1940 年 10 月定名出版，原是承淡安先生为针灸教育而编撰的教科书，最初为"中国针灸讲习所"学员的油墨自印教材。抗日战争全面爆发后，承淡安先生鉴于"战争时期中，药物来源困难，针灸术可代药物疗病，有过之无不及之伟效，亦亟应将斯学公开，以利民生"[4]，而将《中国针灸学讲义》正式付印。承淡安先生"针灸也能抗日"的理想终于付诸实践。此后，该书分别于 1951 年 5 月和 12 月再版、3 版，1952 年 10 月第 4 版。由《中国针灸学讲义》及此前《中国针灸治疗学》两书引导，"相从研究者，计可逾千；通函讨论者，数将近万"[5]自叙，对中国近代针灸产生了巨大的影响。1954 年 7 月，依据当时针灸学术的发展和进步，响应政府"中医科学化"的号召，承淡安先生重新改编出版《中国针灸学讲义新编本》，"内容则改写，博采诸书之长，以简赅完备、显明易学为原则"[5]凡例，体现了承淡安先生与时俱进的学术追求。

《中国针灸学》于 1955 年 8 月由人民卫生出版社首次出版。此时承淡安先生已经担任江苏中医进修学校校长近一年，并受聘为中国科学院学部委员、中华医学会副会长。有感于针灸"在改进中医学术途中，实以先呈推陈出新之势……往昔所编之讲义，原只为适应当时中医界之学习针灸者而作，已不能完全适用于今时"[6]，承淡安先生编著出版了《中国针灸学》。该书不仅内容上作了较大修改，而且无论是针灸基础知识还是病症描述，已经大大融会了现代医学的新知，受众亦远远超出中医学界。故该书一经出版，仅一年内即 3 次印刷，印数近 5 万册，但仍供不应求。1969 年 12 月承淡安亲传弟子申书文还在台湾再版了《中国针灸学》。该书被认为是承淡安先生学术成就的代表作[7]205。

2 承淡安"针灸学"三部曲的体例与内容

从承淡安"针灸学"三部曲的各书体例，可以窥测其对针灸学术内涵的认识；根据各部分内容之间的内在逻辑关系，可以推测其对针灸学科体系的界定。

1931 年 6 月第 1 版《中国针灸治疗学》分为三编六章：第一编"经穴"，包括"针灸之沿革"、"经穴之考正"（每穴分手术、解剖、部位、主治、摘要）两章。第二编"手术"，计一章，即"针灸施用及设制"。第三编"治疗"，包括"针灸治疗总诀"、"针灸治疗各论"（分 42 节）、"针灸治疗分类摘要"（分内景、外景、杂病）三章。1933 年 5 月第 4 版改名为《增订中国针灸治疗学》，篇幅也由初版时的三编改为四编：第一编"总论"，计有"针灸术的沿革""针灸在治疗上的价值""针刺治效之研究""艾灸治效之研究""奇经八脉之研究"5 节。第二编"经穴之考正"，包括"人身度量标准""人身骨度""十二经脉""奇经八脉""经外奇穴"等 23 节。第三编"手术"，包括"针之制造""针之形式""施针运气法""施针手法""补泻手法""藏针法""艾之选择""艾绒之制造""艾炷之大小与灸法""艾灸之善后""灸之种类""现代灸法之谬误"12 节。第四编"治疗"，包括"针灸治疗总诀"、"针灸治疗各论"和"针灸治疗分类摘要"三章，分别有 15 节（即 15 首歌诀）、42 节（即 42 门 271 病症）、3 节（内景、外景、杂病）。

1940 年 10 月第 1 版《中国针灸学讲义》仍为四编，内容上却有很大不同。第一编"针科学"和第二编"灸科学"，除了传统针灸操作外，还增加了古今针刺和艾灸操作的对比、针刺和艾灸对人体生理变化的影响等。第三编"经穴学"，包括"总论""经穴""附录"三章。其中第二章"经穴"，以前著之《中国针灸治疗学》为蓝本，全身之经穴部位、主治、取法、应用，按穴分条罗列。第四编"针灸治疗"，亦以《中国针灸治疗学》为蓝本，分正、续两编，共计 42 门 202 个病症。其中正编 30 门，包括时令病、脏腑病等；续编 12 门，包括妇女病、幼儿病、五官病、四肢躯体病等。《中国针灸学讲义》初步构建了以针法、灸法、腧穴、治疗等为核心内涵的现代针灸学科体系和框架，是近代针灸学教材上乘之作，也为现代针灸学教材之楷模[7] 204。1954 年 7 月重新改编出版的《中国针灸学讲义新编本》，虽然体例上保持针科学、灸科学、经穴学、针灸治疗学四部分，内容上更加简明易学，但在"针科学讲义"和"灸科学讲义"两编，尤其注重介绍针刺和艾灸的科学原理，以便阐明针刺和艾灸在生理学上的作用。"经穴学讲义"和"针灸治疗学讲义"概以西医病名为主，旁注中医旧称，以便中西医皆可适用学习，也便于中西医沟通交流。因此，"针灸治疗学讲义"共分 11 章 32 节，介绍了 220 个病症的针灸治疗。此书已充分显示了承淡安先生中西医会通努力和实践的成果。此外，该书在"经穴学"突出"取穴"，更好地帮助初学者解决取穴认穴的困难。

1955 年 8 月由人民卫生出版社出版的《中国针灸学》，全书仍分"针科学""灸科学""经穴学""针灸治疗学"四篇。第一篇"针科学"分三章："总论"4 节、针法操作"各论"22 节和"针科之科学原理"8 节。第二篇"灸科学"分三章："总论"9 节，"灸法操作与应用"17 节，"灸法之科学研究"4 节。第三篇"经穴学"分二章："总论"4 节和"各论十四经穴"14 节，凡全身经穴之"部位""局部解剖""主治""取穴法""针灸"等，各穴皆分条罗列。第四篇"针灸治疗学"分"总论"、"各论"、"附录"（分类摘要）3 部，其中"总论"有三章 20 节；"各论"与《中国针灸学讲义新编本》一样，共分 11 章 32 节 220 个病症，叙述各病之"原因""症状""治疗""护理""预后"等；"附录"（分类摘要）收录《针灸集成》之古代经验处方，内多医者亲自应用有效者，故录出以备临床采用。

因此，承淡安先生"针灸学"虽为三部曲，由于"增订""新编"以及遗著《针灸学术讲稿》，实有六个乐章。其中，《增订中国针灸治疗学》与原《中国针灸治疗学》、《中国针灸学讲义新编本》与原《中国针灸学讲义》之间，在体例和内涵方面，有很大的变化，意味着在此期间，承淡安先生对针灸学术的认识发生了很大的改变。而《针灸学术讲稿》作为《中国针灸学》之羽翼，弥补了其在经络理论方面的不足。

3 承淡安构建针灸学科体系的过程

承淡安"针灸学"三部曲，不仅展现了承淡安构建针灸学术体系的过程，也反映了近现代针灸学术发展及其演变过程。承淡安先生对针灸学术内涵的界定和对近现代针灸学科知识体系的认识，大致可以分为以下三个阶段。

第一阶段（1931～1935年）：总结针灸临床经验，提炼针灸临床原理。以1931年6月第1版《中国针灸治疗学》出版为标志。该书以经穴学为起点、以针灸操作为补充、以临床实用为切入点、以振兴针灸绝学为目标，系统收集、整理、归纳和总结针灸临床经验。此时，承淡安对于针灸学术的思考，还只是停留在临床实用技术的阶段。1933年5月出版《增订中国针灸治疗学》时，确立了"总论""经穴之考正""手术""治疗"四部分内容。在"总论"部分还增加了"针灸在治疗上的价值"、"针刺治效之研究"、"艾灸治效之研究"和"奇经八脉之研究"等内容。这是承淡安"于针灸学理，微启其范"[2]39，对于针灸原理的理性思考，即是针灸现代学术研究之开端。此后，承淡安先生对针灸学术的求索，逐渐进入一个新的阶段。

第二阶段（1936～1954年）：构建针灸学科体系，确立针灸学术体系范式。1940年10月出版的《中国针灸学讲义》，体现了1935年以后承淡安先生对针灸学术的思考。该书体例上虽然仍是四编结构，且"经穴"和"针灸治疗"以《中国针灸治疗学》为蓝本，但是无论是内容还是名称上——"针科学""灸科学""经穴学""针灸治疗"，都与《中国针灸治疗学》有较大差异。其确定了以针法、灸法、腧穴、治疗等为"针灸学"四大核心内涵，初步构建了现代针灸学科体系和框架，尤其在针、灸的基本原理和现代研究方面有深入系统的阐述。应该说，《中国针灸学讲义》已经具备了现代针灸学科学术专著的特点。因此，承淡安对针灸学现代原理的系统总结和对现代针灸学科体系的初步构建，当在1935～1940年。值得注意的是，1937年1月，承淡安先生将

"中国针灸讲习所"更名为"中国针灸医学专门学校"。针灸原理上的提高和总结，为"针灸疗法"上升到"针灸医学"提供了支撑。承淡安先生的这种学术凝练，也在澄江针灸学派传人中产生了影响，如再传弟子萧憬我于1938年在新加坡创办"中国针灸医学总院"并出版《中国针灸医学讲义》，再传弟子苏天佑于1940年创办"香港针灸医学院"。"针灸医学"是对针灸学科学术体系整体性、系统性的概括，与"针灸疗法"已不能同日而语。

第三阶段（1955～1957年）：会通中西医学知识，回归针灸经典理论。1954年7月承淡安先生重新改编出版《中国针灸学讲义新编本》时，除了对针灸原理稍有补充外，最突出的变化是"概以西医病名为主，旁注中医旧称，以便中西医皆可适用和沟通交流"。在"经穴学"的腧穴治疗部分是这样，在"针灸治疗学"部分，更是按照现代医学知识分系统介绍诸病症的针灸治疗，故有11章（即11个系统）32节220个病症。1955年8月出版的《中国针灸学》，基本保持了《中国针灸学讲义新编本》的学术内涵，只是在"针科学"和"灸科学"方面略有补充，在"针灸治疗学"部分增加了"总论"3章20节。此时，承淡安先生不仅在针灸原理上吸收了当时的最新研究成果，而且在经穴主治和病症治疗方面，也在努力实现中西医的会通和交融。承淡安先生改进针灸原理，既是"中医科学化"的成果，也是"中医科学化"思潮的延续。

值得关注的是，承淡安先生在《中国针灸学讲义新编本》"自叙"和《中国针灸学》"自序"中都指出，"现在针灸之学理，正在整理改进途中，尚未建立成为完整之理论系统"[5~6]。承淡安先生未竟的针灸理论体系到底是什么？我们可以从其在1957年《中医杂志》上发表的两篇文章[8~9]和遗著《针灸学术讲稿》中，初步了解其思想轨迹——"受了新医解剖生理知识，和日本新派针灸理论的影响，一度转变为采用新的一套理论方法。采用之初，未尝不感到轻便时新，可是较诸以往用老法施治的效果，总觉不如。碰到一些比较曲折为难的疾病，往往无技可施，仍要借重古法以谋求解决。于是方悟古法之可贵，而复走回经络学说的老路。"[10]承淡安先生系统整理和研究的针灸学理，很可能是经络学说，这是否可视作在面对中西医冲突、努力实践中西医会通后，承淡安先生对传统经典理论的回归呢？"'疏通经络，宣导气血'……'调整神经机能'……。这两种看法，实际是完全接近的。"[10]承淡安先生对中西医理论进行了深层次的思考和会通，确实对传统经典理论进行了一定的回归。承淡安先生去世后三个月，由江苏中医学校针灸学科教研组的梅健寒和李鸿奎老师编著的《针灸学》出版，首次将经络、腧穴、刺灸、治疗确定为现代针灸学科的四大核心内涵，标志着现代针灸学科体系和框架的确立，并一直延续至今，"成为全国高等院校中医专业统编教材《针灸学》的蓝本"[11]，也被李鼎教授评价为"新中国针灸学科的奠基之作"[12]。

4　小结

承淡安先生是近现代杰出的针灸临床家和针灸教育家，为近现代针灸学科体系的构建和学术内涵的确立做出了历史性的贡献。承淡安"针灸学"三部曲，全面展现了近现代针灸学术的发展轨迹与现代化针灸学科体系构建的演变过程。20世纪30年代和50年代，是承淡安针灸学术之路最辉煌的两个阶段。以针灸临床疗效为起点，参考西方医学模式，吸收日本近代针灸研究成果，最后回归传统针灸经典理论，是承淡安先生对针灸学术求索的历程，也是西学东渐以后，东西方文化冲突和中西医交融的范例。

参考文献

[1] 王勇，黄龙祥.承淡安著述钩玄 [J].针刺研究，2008，33（5）：348~350.

[2] 承淡安.增订中国针灸治疗学 [M].6版，无锡：中国针灸学研究社，1936.

[3] 邓铁涛，程之范.中国医学通史（近代卷）[M].北京：人民卫生出版社，2000：56.

[4] 承淡安.中国针灸学讲义 [M].无锡：中国针灸学研究社，1940：1.

[5] 承淡安.中国针灸学讲义新编本 [M].苏州：中国针灸学研究社，1954.

[6] 承淡安.中国针灸学 [M].北京：人民卫生出版社，1955：1.

[7] 夏有兵.承淡安研究 [M].南京：江苏科学技术出版社，2011.

[8] 承淡安.关于针灸界应该首先学习研究经络学说的意见 [J].中医杂志，1957，

7（1）：24~25.

［9］承淡安."经络"问题不能从解剖的角度去理解［J］.中医杂志，1957，7（4）：200.

［10］承淡安.针灸学术讲稿［M］.南京：江苏人民出版社，1958：15.

［11］黄龙祥.针灸腧穴通考（上册）［M］.北京：人民卫生出版社，2011：13.

［12］李鼎.针道金陵五十年——记1957年南京《针灸学》出书前后［J］.中医药文化，2007，24（6）：30.

近代中医药类期刊特点浅析

——以《针灸杂志》为例

王　琼[*]

　　近代中医药期刊是近代中医药文献的重要组成部分，具有时效、动态、交流、广泛、真实等特点，不仅承载了近代中医药的珍贵文献资料，也从侧面反映了近代中国社会、历史、文化等诸多内容，具有重要研究价值[1]。

1　近代中医药期刊的特点

　　段逸山教授主编的《中国近代中医药期刊汇编》给我们研究近代中医药期刊提供了很大的方便。这部丛书选编了从清末到 1949 年出版的重要中医药期刊 49 种，翻阅这些期刊，会发现当时的中医药期刊具有一些显著的特点[2]。

1.1　刊名寓意深邃

　　近代中医药期刊，刊名多反映主编的创刊目的，具有深邃的寓意，在当时具有较强的凝聚力和号召力。

　　比如《国医正言》，正，取正法、正道、纯正之义，意在借期刊之力，正国医学之道。《医界春秋》的"春秋"，《史记·孔子世家》中道，"为《春秋》，笔则笔，削则削"；《左传·成公十四年》称："春

---

　　*　王琼，助理研究员，供职于上海市中医文献馆。

秋之称，微而显，志而晦，婉而成章，尽而不污，惩恶而劝善，非圣人谁能修之?"该刊就是以"春秋"之笔惩恶劝善，批评和匡正医界严峻的现实，诛伐"废中医派"。其发刊词更是申明了此意："慨夫舆论之不明，而是非亦趋于紊乱，人心之好异，而善恶莫必其指归，况在于医，动关民命，横流所至，倍觉惊心，不挽狂澜，谁标正鹄?此医界春秋社之所由立也。"[3]《国医砥柱》（月刊）创刊于1937年，当时因日本侵华，很多杂志被迫停刊，而《国医砥柱》（月刊）正创办于此特殊时期，实为国医期刊之中流砥柱，故而以"砥柱"名之。

还有《中医世界》《国药新声》《医林一谔》等，刊名都具有深邃的寓意。明确的创刊目的决定了期刊风格和内容，使近代中医期刊各具特色，呈现"百家争鸣，百花齐放"景象，客观上也推动了中医流派的形成和发展。

1.2　语言风格犀利

近代的中医药期刊，除了刊登与纯粹学术理论相关的文章外，还有很多驳斥西派谬论、抨击当局时政的文章，见解之深刻，佐证之充分，语言之犀利，令人印象深刻。如在驳斥西派谬论方面，分别刊登在《国医公报》、《现代中医》、《国医砥柱》（月刊）以及《中国医药月刊》的《内经之哲学的检讨》（杨泽民作），刊登在《国医砥柱》（月刊）的《中国医学阴阳两字的浅释》（张梦痕作）等文章，都是借用中医理论之原理来驳斥西派谬论的代表例证。像这样的文章还有很多。在近代中医药期刊中发表过多篇文章的恽铁樵先生所著的《群经见智录》，更是铁樵先生为阐发《内经》要旨，批驳余云岫攻击《内经》之谬说而作。该书对《内经》理论大胆提出了新见解，对学者有颇多启发。另外在抨击当局时政方面，特别是当中医发展遭受重大挫折时，如1912年北洋政府教育部漏列中医案、1929年废止中医案以及1935年国医条例案发生时，中医药界人士就纷纷站出来，为争取中医中药的权利而努力抗争，这时的中医药期刊正是一个强有力的抗争平台。正是中医药期刊中刊登的这些不畏强权、言语犀利的文章给当时政府造成强大的舆论压力，迫使国民政府妥协，使中医得以保存，继续发展。

1.3 棒喝自身弊端，促进中医进步与发展

近代中国的医学正处于中西医学论争的时代，在这样的一个大背景下，中医药人士一直在为争取中医中药的合法权利和地位努力斗争。与此同时，中医药人士也从不盲目地认为中医中药是最完善最合理的医药体系，而是具有强烈的忧患意识，敢于揭露自身的缺点和弊端，认为只有正视自身的问题，并虚心向西医学习，从而解决自身的问题，中医中药才能真正地站稳脚跟，不断向前发展。近代中医药期刊中刊登了很多中医药人士所作的棒喝自身弊端的文章，现在读来亦能发人深省。

比如秦伯未在《中医文化运动》一文中，指出中医经验秘不相传、不求上进、划地自守的方式，不适应竞争激烈的潮流；各种内部矛盾和纷争，也使中医建设事业无人愿为，中医灭亡不是经验二字就可以挽回的[4]。

王玉玲在《今日之国医》一文中也提到这个问题："各存城忌，各树党派，营业竞争，时操同室之戈，鲜耻寡廉，遑恤斯道之坠。国医道德，扫地尽矣。且现之业斯道者，大都藉此以糊口，不求深造，熟读本草汤头，即率尔悬壶问世，草菅人命，弗恤也。偶获一二效方，则秘不示人，视为枕中鸿宝，留待善价而沽……医道日趋退化，无丝毫进步。"[5]时逸人首刊《复兴中医社宣言》则认为中医遭受攻击的原因不外乎"理论不科学，经验不集中，药物不精制，诊疗不改良"；中医界涣散如沙，使中医陷于垂危境地，洋货推销员和以医为传家秘宝者是中医复兴之路的两大障碍。如此文章，不胜枚举。

各种言论的刊登对于警醒和团结中医界起了重要作用，为医界思想领域提供了丰富的动态材料，是一笔宝贵的财富。

2 《针灸杂志》的特点

《针灸杂志》是由近代针灸名家承淡安先生于1933年创办的，是我国最早的针灸学专业杂志。通过翻阅《中国近代中医药期刊汇编》所收录的《针灸杂志》，发现作为最早的针灸学专业杂志和当时唯一的针

灸专门杂志，《针灸杂志》具有一些鲜明的特点。

2.1　办刊宗旨鲜明

《针灸杂志》是中国针灸学研究社创办的，是该社的舆论阵地，其创办宗旨是通过"介绍针灸术的真理，和阐扬其学术，直接是谋针灸复兴，间接是解除民众疾苦"[6]，而并不是以赚取利润为目的。在当时特殊的历史条件下，在针灸学术面临生死存亡的关键时刻，《针灸杂志》能有这样的胸襟与气魄，以及这种保护民族优秀传统文化的意识，应该说是具有很强的号召力与现实意义的[7]。

2.2　栏目编排独特

作为一本专门的针灸医学杂志，《针灸杂志》在栏目设置上有自己的特点。《针灸杂志》设"论文""杂著""专载""问答""社友成绩""医讯"等栏目，分别刊登不同类型的文章。有的刊载各医家的针灸言论，有的连载前人的针灸遗著或者当代针灸人的著作，有的登载针灸学术小论文如新疗法、新发现等，有的专载学社学员关于针灸学术和临床的各种疑问，还有的载录全国各地的医界新闻，而各地研究社成员提供的针灸验案报道则归入"社友成绩"栏。1935年10月10日起《针灸杂志》由双月刊改为月刊后又增加了"秘术公开"一栏，目的是鼓励民众将隐藏于各地民间的针灸秘方公开，从而提高针灸的临床疗效，扩大针灸疗法的社会影响。另外，《针灸杂志》在页码的编排上也有与众不同之处：它是以每卷的同名栏目为单位进行编排的。这样一来，如果读者将若干期"论文"栏内容单独装订，就是一本针灸专著。这样的编排方式，真的是独具匠心，方便读者阅读与收藏，真正做到了"想读者之所想"。

2.3　编辑态度认真

近代的中医药期刊，由于种种原因以及客观条件的限制，编辑水平良莠不齐。《针灸杂志》秉承着"想读者之所想"的办刊指导思想，一直怀着精益求精的编辑态度。比如，刚开始文章以纯文字为主，后来开始图文并茂；内容上也从开始单一的针灸学术发展到熔中医的针刺、灸法，西医的生理、病理，针灸在国外的发展等丰富内容于一炉。另外，为了提高文章质量，《针灸杂志》特聘当时学识、文字功底皆上乘的针灸名家为特约撰稿人。正是杂志创办者和编辑们这样精益求精的态度以及采取的这些有效举措，使《针灸杂志》在当时能蓬勃发展，影响广泛。

承淡安先生所创办的这样一本特色鲜明的《针灸杂志》，在弘扬针灸学术、培养针灸人才、促进学术交流、振兴针灸事业等方面都起到了不可磨灭的历史推动作用[8]。

3 结语

近代中医药期刊作为近代中医药学的重要载体，真实生动地反映了近代中国中医药发展的状况，也从侧面反映了近代中国社会、历史、文化等诸多内容。历史犹如一面铜镜，即使在中医药得到国家的尊重与扶持而飞速发展的今天，近代中医期刊所反映的问题依然值得警醒和思考。

参考文献

［1］邴守兰，段逸山，任宏丽等.近代中医期刊特点及研究意义［J］.中华中医药杂志，2011（5）：1029～1032.

［2］段逸山.民国（1911－1949）中医期刊有关中医存废之争的启示［J］.中国科技期刊研究，2014（12）：1457～1462.

［3］段逸山.中国近代中医药期刊汇编第三辑第5卷［M］.上海：上海辞书出版社，2012：15.

［4］段逸山.中国近代中医药期刊汇编第一辑第42卷［M］.上海：上海辞书出版社，2012：419.

［5］段逸山.中国近代中医药期刊汇编第三辑第6卷［M］.上海：上海辞书出版社，2012：342.

［6］段逸山.中国近代中医药期刊汇编第四辑第28卷［M］.上海：上海辞书出版社，2012：5.

［7］夏有兵.承淡安与针灸杂志［J］.南京中医药大学学报（社会科学版），2004（3）：175～177.

［8］邱文，赵世华，丘峰.中文期刊刊名研究［J］.编辑学报，1998（2）：67～72.

民国时期针灸医生执业管理的实施及其影响

郑　洪*

自从 1822 年道光皇帝下诏太医院停办针灸科后，针灸在清代只能在民间发展。到了民国时期，政府开始仿效西方建立医事管理和公共卫生制度，将针灸单列于中医规划之外，并针对针灸医生出台了相应的管理措施，这些措施与对中医的管理既有联系，又有区别，反映出针灸业在民国时期有相对独立的发展。

1　针灸管理法规的形成

由于针灸医生、正骨医生和按摩医生的专业知识要求与坐堂应诊的内科医生有很大不同，因此，近代政府出台管理制度时，往往将上述职业与中医分开，另立规则。

与针灸医生有关的管理规则主要在 20 世纪 30 年代出现。1928 年，南京国民政府设立卫生部（后改卫生署）后，逐步开始对医疗行业进行规范管理。在此背景下，各大城市纷纷出台相关的医疗行业规则。1930 年卫生部主办的《卫生公报》上先后登载了《天津特别市卫生局管理针灸术暂行规则》《云南昆明市管理针灸术暂行规则》《青岛市管理按摩针灸术营业章程》，广州有《管理针灸术营业章程》，北平也于1930 年通过了《北平特别市管理针灸、按摩、正骨术营业章程》。这些章程要求营业者按章办证，对其资格有一定要求。如北平的章程规定营

---

　　*　郑洪，教授，供职于浙江中医药大学。

业者应具有以下三种资格之一："一、曾修习按摩术、针灸术、正骨术得有毕业凭证，经公安局查核认可者；二、在本章程施行前营业满三年以上有确实证明者；三、经公安局试验合格领有凭证者。"[1]其他各市的规则都相差无几，只不过有的地方规定举行试验（考试）的机构是卫生局而不是公安局。另外，广东汕头市将针灸、按摩等医生统称为特种中医士，实行注册管理。《汕头市市政府管理特种中医士暂行条例》[2]规定："凡未修全科，只擅一长，如妇科、儿科、眼科、喉科、疡科、针灸科、按摩等，均称为特种中医士。"

值得注意的是有关规定中对消毒的规定，如《天津特别市卫生局管理针灸术暂行规则》[3]中说："针灸术者其施术时所用之针，及施术之部分，并术者之手指等，均须严行消毒。"《云南昆明市管理针灸术暂行规则》[4]要求"所用器械应于治疗前以酒精或石炭酸水依法消毒，疗后亦同"。另外，多数章程有患精神病及传染病者不得从事针灸术的规定。

2 针灸执业考试的实施

按照有关规定，除有毕业凭证及以往针灸行医有年者外，要取得执业资格需经由各地卫生局或公安局考试。针灸考试在有的地方作为中医考试中的一科随中医考试进行，有的地方则单独进行考试。

关于举行针灸考试，各有关规则都列有相应的考试范围。如《北平特别市管理针灸、按摩、正骨术营业章程》有四项内容[1]："一、人体之构造及主要器官之机能；二、施术方法；三、消毒法大意；四、按摩术、针灸术、正骨术之实施。"《天津特别市卫生局管理针灸术暂行规则》的要求更具体，包括："一、人体之构造及主要器官之机能，并经络与神经脉管之关系；二、身体各部之针刺法、灸点法及经穴禁穴；三、消毒法大意；四、针灸术实验（指针灸操作考核）。"[5]

中医或针灸考试通常每年举行一次，有的地方则数年才举行一次。通常是在当地聘请针灸名医为考试委员，预先出好若干道题，考试时临时抽取题目，由考生作答。答题形式分笔答和口答两种。以1936年北平考试为例，当时针灸科的题目，笔答题和口答题各有 5 条[6]，分别如下：

> 针灸笔答题：（1）肺脏居在高位，大肠居在下流，二者有无相连关系，试言其故；（2）合谷、太冲名四关穴，究竟主治何症，试述以对；（3）行针手术最宜洁净，试将消毒之法略述之；（4）手少阴心所循诸穴，试列举之；（5）合谷、复溜有发汗止汗之功，试述其理。
>
> 针灸口答题：（1）偏头风应刺何穴？（2）八髎穴属何经，在何部位？（3）行针手术何谓迎随？（4）温青发颐，尚未成脓，应取何穴消之？（5）湿热下注，两足肿痛，应刺何穴？

上海市 1947 年举行的中医师考询专科试题中，针灸方面还有"试作一图显示'大肠手阳明经穴'"[7]这样的题目，要求画出经脉循行路线和经穴位置。

通过针灸考试后，经由卫生局或公安局办理证书，针灸从业者方可取得正式营业资格。

3 限制应用针灸的争议

民国时期将针灸单列于中医规则之外，固然突出了针灸学科的特点，但由于制定政策者多为西医出身的人员，他们对中医与针灸的关系缺乏真正的了解，又规定中医与针灸不得混用，引起中医界强烈不满。

各地有关针灸营业的规则中，有各种限制性规定。如《北平特别市管理针灸、按摩、正骨术营业章程》[1]规定："营业者为人医疗疾病，不得施用按摩、针灸、正骨以外之手术及开给方剂。"《天津特别市卫生局管理针灸术暂行规则》[3]也要求针灸医生"不得以药品方剂供人服食"。汕头市对包含针灸医生在内的特种医士规定："凡特种医士除对其本科外，不得擅与人诊治他种病症。"与之相对应，在一些中医章程中则规定中医不得应用针灸，如广州市卫生局《修正中医取缔章程》[8]规定："凡中医生不得与人以针灸治病，违者处以二十元以上五十元以下罚金，其领有本局针灸术营业证书者，当依照部颁管理针灸术营业章程办理。"

对于这些规定，中医界抗议说："中医针灸向无注射药物入人肉体，而其功效又超出于按摩，乃西医针射未闻加以取缔及要另领针射证书者，而对中医则另予特殊限制与处分，此不明中医学理，妄为禁用，有不能遵行者也"[9]，但无法改变卫生行政部门的规定。

4　管理措施对针灸学术的影响

民国时期各地有关针灸的章程和考试制度，使针灸行医有了初步的规范，这显然是符合社会发展需要的，有助于淘汰庸医和游医，提高针灸行业的整体水平。从条文中还可看到，在西方医学的影响下，卫生行政部门明确规定针灸医生须掌握解剖和卫生知识。这一方面有助于改正传统针灸在操作上缺乏卫生观念的缺点；另一方面，将解剖知识列入考试范围，对当时针灸医术的发展也产生了一定的积极影响。但是，卫生部门对中医和针灸分别出台管理章程，而且限制两种执业资格互用，又是不合理的。针灸、按摩和正骨本来都是中医临床技能的一部分，然而，这些专科经验性较强，兼之旧时相关从业者文化水平较低，当时在很多人看来地位低于那种坐堂问诊的内科医生，导致中医与针灸分立状况一直存在，但是这种情况本来是可以改变的。当时中医界正在大力提倡积极运用针灸，如针灸医生洪醉樵[10]指出："针灸书籍，并非另立门户，仍是岐黄之《内经》《甲乙经》，秦越人之《难经》，均为治方药者所必读之书。"另一方面，在旧中国百姓医药无着的社会环境下，针灸更是简便廉验的良法，一位叫李树柏的医师指出，"我国处此地民穷财尽之际，农村破产之时，我国古时之针灸疗法，似有急应追求研究之势……余每睹乡遥僻处，常有医药不效之疾病，而用针灸立起沉疴"[11]。限制中医与针灸互用的规定，显然是不利于临床的。

5　结语

民国时期的医事制度将针灸医生纳入管理范围，进行针灸执业考试，开展针灸执业注册，逐步规范了针灸业。有关考试对针灸医生提出掌握解剖知识和卫生消毒知识的要求，反映了社会发展的趋势，体现了时代的进步。但过于严格区分中医执业资格与针灸执业资格，规定针灸从业者不能用处方，中医从业者不能用针灸，为民国时期医事制度明显不合理之处。中华人民共和国成立后的立法完全摒弃了这种思维，针灸医生执业需考取中医执业资格，执业中医均可进行针灸治疗。这有利于针灸医生提高中医理论水平，也有利于中医临床综合应用各种治疗方法，从而推动针灸和中医的发展。

参考文献

［1］北平特别市管理针灸、按摩、正骨术营业章程［J］.北平市市政公报，1930（49）：法规之 2 ~ 3.

［2］汕头市市政府管理特种中医士暂行条例［J］.（汕头）市政公报，1933（总95）：法规之 6 ~ 7.

［3］天津特别市卫生局管理针灸术暂行规则［J］.卫生公报，1930（5）：228 ~ 229.

［4］云南昆明市管理针灸术暂行规则［J］.卫生公报，1930（5）：234.

［5］修正天津市政府管理针灸术暂行规则［J］.天津市政府公报，1936（95）：41.

［6］梁峻.中国中医考试史论［M］.北京：中医古籍出版社，2004：100 ~ 101.

［7］胡晓峰，李洪晓.民国上海市中医考询情况［M］//梁峻.东西医学的反思与前瞻.北京：中医古籍出版社，2009：321.

［8］修正中医取缔章程［J］.新广州，1931（2）：56 ~ 57.

［9］中医团体呈诉市卫生局特颁苛例偏压中之辩诉呈文（续）［J］.广东光汉医药月刊，1932（19 ~ 20）：61 ~ 63.

［10］洪醉樵.劝告我中医要恢复针灸（续）［J］.中医新刊，1928（7）：10.

［11］曾天治.针灸治疗成功之路——答李树柏院长一封公开信［J］.医药评论，1936（12）：21.

清代及近现代传世针灸针具实物举例

伍秋鹏[*]

针刺疗法是中医重要的外治疗法之一。针具是施行针刺治疗的医疗器械，针具的改进和发展演变，伴随着古代针灸发展的整个过程。目前医学史研究者习惯以文献梳理的方法探讨古代针具的发展及演变，但对古代针具实物关注不多，主要原因在于目前已发现的古代针具实物数量较少。

1968年河北满城汉墓出土的4根金针和5根残损的银针，被认为是古九针的部分实物[1]。广西贵县汉墓出土的3根银针，上部呈绞索形，被认为是汉代针灸用针[2]。

明清、近现代传世针灸针具实物，虽然数量较多，但经著录、报告的并不多见。目前仅见钟依研《西汉刘胜墓出土的医疗器具》[3]、叶又新《试释东汉画象石上刻划的医针——兼探九针形成过程》[4]两文附有明清时期针具的图形。《中国针灸史图鉴》[5]《中国医学通史·文物图谱卷》[6]《中华医学文物图集》[7]等比较全面的医学文物图集，均未收录明清时期的针灸针具实物。

笔者在研究古代针灸针具的过程中，陆续从四川民间文物市场及网上古玩店铺，购藏到多件（组）清代及近现代传世的银针、铜针、铁针以及竹针筒、木针筒等针灸针具实物。现分类简介如下，以供学者们参考。

---

* 伍秋鹏，副研究馆员，供职于成都中医药大学。

1 金属针具

金属针具，总称为"九针"，即镵针、员针、鍉针、锋针、铍针、员利针、毫针、长针、大针九种。九针的定名，最早见于《黄帝内经》。

元明清时期，元代杜思敬，明代高武、徐春甫、马莳、张景岳、杨继洲，清代吴谦、李学川等人的著作中均附有九针图。元明清及近现代金属针具的材质有银、铜、铁、白铜、不锈钢等，其中清代多见银针，民国多见白铜针和不锈钢针。

这一时期的金属针具，在考古发掘的墓葬中未见出土，同时，传世针具上也无纪年文字，各种资料积累较少，因而要进行准确断代尚有较大难度。

目前的断代方法，主要是依据鉴定传世文物的经验，通过观察金属针具或竹针筒、木针筒表面的包浆（即老旧程度），结合其形制特征，同时参考明清文献中九针图的形制，大致判断其年代。

1.1 清代缠丝柄银针

一组共 8 件，由银制成（见图 1）。针体细长，针身至针尖逐渐变细，针柄用银丝缠绕而成。针体长度可分为短针、长针两组，短针 4 支，通长分别为 8.1 厘米、8.2 厘米（2 支）、8.3 厘米；长针 4 支，通长分别为 11.5 厘米、11.8 厘米、12.6 厘米、12.9 厘米。针柄长短不一，也可分为短柄、长柄两组，短柄 4 支，分别为 2.1 厘米、2.2 厘米、2.3 厘米、2.4 厘米；长柄 4 支，分别为 2.6 厘米、2.7 厘米、3.0 厘米（2 支）。短针中 3 支为短柄，1 支为长柄；长针中 3 支为长柄，1 支为短柄。针柄直径约 0.3 厘米，针尖末端 1 厘米处直径约 0.07 厘米。

这组银针的形制与清代乾隆时期吴谦主编的《医宗金鉴》中刊载的"九针式图"中的鍉针、毫针、长针和大针的图形几乎完全相同（见图 2）[5]464，因而可以推断其年代为清代。

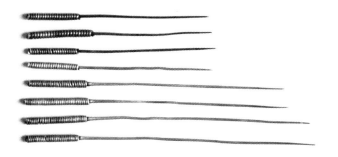

图 1　清代缠丝柄银针

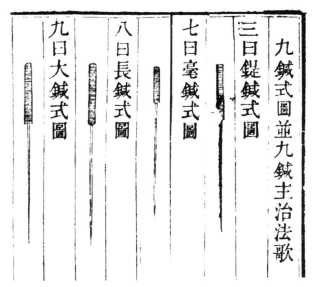

图 2　《医宗金鉴》刊载的鍉针、毫针、长针、大针图形

1.2　清代圆帽银针

　　一组 2 件，由银制成，从呈色包浆及形制推测，其年代为清代（见图 3）。针体细长，针身至针尖逐渐变细，针头部为圆帽形。其中，一件帽顶为球面状，长 9.7 厘米。另一件帽顶为平顶，长 11.5 厘米，针帽端用银丝缠绕成柄，柄部长 1 厘米。由此可推测，球面状帽顶的针帽端也应有银丝缠绕成的针柄，只是已经脱落。

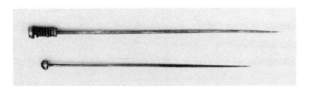

图3 清代圆帽银针

1.3 清代绞丝柄铜针

1件，由铜制成（见图4）。针体粗短，针体中间粗，两端略细，中间粗的部分刻成绞丝纹。针体通长8.6厘米，其中中部刻绞丝部分长4.2厘米，针尾端直径0.25厘米，针尖末端1厘米处直径0.2厘米，针体中部直径0.4厘米。

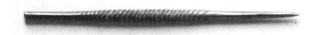

图4 清代绞丝柄铜针

1.4 民国累丝柄铁针（带竹针筒）

一组共4件（见图5）。针体为铁质，细小如缝纫针，针柄用铜丝采用累丝工艺编织而成。柄部的编织方式有两种，一种编织成规则的近圆柱形，另一种随意缠绕成椭圆状球形。其中，圆柱形柄2件，一件通长4.2厘米，柄部长1.7厘米；另一件通长3.7厘米，柄部长1.3厘米。球形柄2件，一件通长4.3厘米，柄部长1.7厘米；另一件通长3.6厘米，柄部长1.2厘米。仔细观察实物，针体使用的是普通缝纫铁针，从其中一件球形柄针的柄端可见铜丝从针眼中穿过。铁针收集来时装于1件竹针筒内（见图7之3）。

1.5 民国至中华人民共和国成立初期金属针（带木针筒）

一组12件，分别由银、铁、不锈钢制成（见图6）。可分为三棱针、鍉针和毫针三类。三棱针2件，一件由铁制成，针体为圆形，针尖

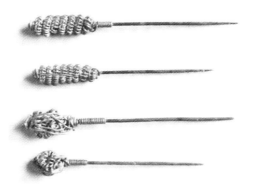

图 5　民国累丝柄铁针

为三棱尖，柄部用铁丝缠绕而成，上面缠以红色棉线，通长 7.8 厘米，柄部长 3.5 厘米；另一件由不锈钢制成，针体为圆形，针尖为三棱尖，通长 6.4 厘米。鍉针 4 件，由银制成，针体细长，其中 3 件的柄用细银丝缠绕而成，通长分别为 7.6 厘米、6.7 厘米、5.7 厘米（2 件），1 件的柄由红铜丝缠绕而成。毫针 6 件，针体由不锈钢制成，柄部缠绕铜丝，柄端由铜丝并排纵向卷曲 4 周成一圆孔。尺寸分别为：通长 7.7 厘米，柄长 5.2 厘

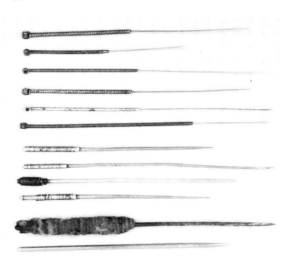

图 6　民国至中华人民共和国成立初期金属针

米；通长 4.9 厘米，柄长 2.5 厘米；通长 7.5 厘米，柄长 3.5 厘米（2件）；通长 7 厘米，柄长 3.3 厘米（2件）。这 6 件毫针的形制与印有"文革"口号的纸包装内的毫针相似，因而可以判断其年代相对较晚。针具收集来时，装于 1 件木针筒内（见图 7 之 4）。

2 竹针筒、木针筒

针筒，是收纳针具的容器，多用竹、木制成，也有的用铜、银、象牙或动物骨头制成。有的针筒表面刻有诗文、山水、人物、花鸟等纹饰。将金属针具置于针筒内既便于出诊时携带，又可以保持针具清洁，防止针具因外力挤压而变形、折断。针筒有时又称为"针盒"，如民国时期中国针灸学研究社监制的白铜针盒即名为"太乙神针盒"。

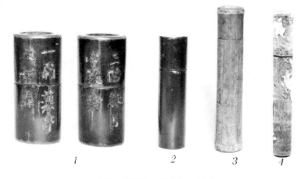

图 7　清代、民国竹针筒

2.1　清代刻铭竹针筒

针筒横截面呈椭圆形，表面刷暗褐色漆，筒身与筒盖采用子母口方式扣合。针筒腹壁两面分别刻有铭文。针筒通高 8.9 厘米，横截面长径 3.8 厘米，短径 3 厘米，筒盖高 4 厘米，筒身高 4.9 厘米，子母口重合处长 3.2 厘米。从包浆、成色看，针筒年代应为清代（见图 7 之 1）。铭文内容出自明代医家罗洪先的诗句"三部脉占心腹病，一囊药贮太和春"[6]。铭文中"部"字误刻成了"陪"字。针筒上的铭文表明，针筒的用途与医疗有关。

2.2 清代竹针筒

竹针筒的横截面呈圆形，表面刷黑漆，筒身与筒盖采用子母口方式扣合（见图 7 之 2）。针筒通高 9 厘米，横截面的直径为 2.2 厘米，筒盖高 2.6 厘米，筒身高 6.4 厘米，子母口重合处长 1.7 厘米。从竹筒的包浆、成色看，年代应为清代。

2.3 民国竹针筒

竹针筒的横截面呈圆形，筒身与筒盖采用子母口方式扣合（见图 7 之 3）。针筒通高 12.5 厘米，横截面的直径约为 2.3 厘米，筒盖高 2.6 厘米，筒身高 9.9 厘米，子母口重合处长 1.8 厘米。从竹筒的包浆、成色看，年代应为民国时期。

2.4 民国至中华人民共和国成立初期木针筒

针筒的横截面呈圆形，筒身与筒盖采用子母口方式扣合（见图 7 之 4）。针筒通高 11.4 厘米，横截面的直径约为 1.5 厘米，筒盖高 3.3 厘米，筒身高 8 厘米，子母口重合处长 0.8 厘米。从木针筒的包浆、成色看，年代应为民国至中华人民共和国成立初期。

参考文献

［1］中国社会科学院考古研究所，河北省文物管理处.满城汉墓发掘报告［M］.北京：文物出版社，1980：116～119.

［2］广西壮族自治区博物馆.广西贵县罗泊湾汉墓［M］.北京：文物出版社，1988：54.

［3］钟依研.西汉刘胜墓出土的医疗器具［J］.考古，1972（3）：49～53.

［4］叶又新.试释东汉画象石上刻划的医针——兼探九针形成过程［J］.山东中医学院学报，1981（3）：60～68.

［5］黄龙祥.中国针灸史图鉴［M］.青岛：青岛出版社，2003：464.

［6］傅维康，李经纬，林昭庚.中国医学通史·文物图谱卷［M］.北京：人民卫生出版社，1999.

［7］和中浚，吴鸿洲.中华医学文物图集［M］.成都：四川人民出版社，2001.

四 择善而从：民国针灸学术变革

民国时期澄江针灸学派科学化实践探析

张建斌　张宏如　夏有兵

20 世纪初，受西学东渐的思潮所影响，关于中医存废的争论此起彼伏，20 世纪 30 年代初，澄江针灸学派应运而生，在学派领袖承淡安先生的影响和感召下，学派成员积极开展针灸科学化的探索和实践，为现代针灸学科的构建和发展做出了历史性贡献。

1　民国时期针灸学术的背景

民国时期是中国社会发生转型和巨变的时期，随着国家封闭格局的打破、思想的解放，学术上出现了中西汇流、百家争鸣的局面，而最根本的嬗变是思维模式的转变和学术研究方法的创新[1]。

此时的针灸学术却面临着多方面的考验。首先，1822 年道光皇帝以"针刺火灸，究非奉君之所宜"为由，下诏"太医院针灸一科，着永远停止"，至此针灸失去了官方的认可；其次，1912 年北洋政府教育部通过并颁布《中华民国教育新法令》，只提倡西医教育，将中医排斥在教育体系之外，这就是"教育系统漏列中医案"，中医的衰落之势已经显现；最后，在 1929 年南京国民政府卫生部召开的第一届中央卫生委员会议上，讨论并通过了"废止中医案"——《规定旧医登记案原则》。在贯穿整个民国的中医危机中，针灸也陷入了官学失守、"非科学"质难以及存废难料等困境。

另外，民国时期科学化思潮兴起，针灸在科学化语境中处于"失语"状态。戊戌维新时期，康有为把"科学"一词引入中文，以取代

"格致"。表面上看，这是译词上的简单变更，实际上体现了中国人世界观的一次重大变革[2]，标志着科学化思潮的形成和发展。民国初年，"科学"在新文化运动中逐渐取得了相当独立的地位。首先是科学团体的创办、科学期刊的增多，其中中国科学社的成立和《科学》杂志的创刊，最为显著地促进了科学化思潮的发展；其次，科学教育已引起较多人士的关注，五四运动时期的知识分子已将科学作为一种普遍的规范体系。科学从单纯的知识形态转化为价值形态，并成为一种具有高度涵盖性的世界观[3]。尤其是在新文化运动以后形成的科学化语境中，"所谓中学、所谓国故、所谓经典、所谓中医，全被归入旧的、倒退的、迷信的、要抛弃的范围。而唯一的合法的话语便是科学。'骂中医'也便成为西化知识分子的一项饭后运动"。[4]

在中医存废之争和科学化思潮中，中医学面临着巨大的生存危机。为了摆脱这一困境，一些有识之士意识到，中医必须革新原有学术原理，以"科学化"来谋求生存和出路。因而，有人提出以"科学"改造和革新中医，从而获得中医存续的合理性并改善中医的生存环境。20世纪30年代形成一股"中医科学化"思潮，涌现了一系列"科学化"主张，"科学"成为民国时期拯救中医的不二法门。[5]

2 澄江针灸学派的科学化实践

在民国"中医科学化"的运动中，以承淡安为领袖的澄江针灸学派通过一系列实际行动践行着针灸科学化之路。

2.1 承淡安的科学化实践

诞生于晚清江南水乡的承淡安先生，家世业医，少时从名医瞿简庄学习内科，后又随父亲学习针灸、儿科。承淡安先生在实践中领悟到针灸"效捷功宏"，逐渐舍药专攻针灸一道，并且认为，"针灸至今日虽极衰微，毕竟尚能存在。其所以能存在者，为治病有效验之故也"[6]。"人身内体器官，与皮肤息息相通。审知病之所在，而于其通于外部之皮肤上一部分，略施刺激，则内部之疾，可告霍然。此种治疗，奚容漠视者哉。"[7]面对清末民初濒临灭绝的针灸国术，感慨"针灸疗法倡导乏人"，承淡安毅然以振兴绝学、发扬针灸为己任，开始了追随一生的针灸学术事业。

1930年，就在南京国民政府通过"废止中医案"的第二年，承淡安先生在江苏无锡创办了中国针灸学研究社，"以提倡复兴绝学为宗旨耳。……必欲使斯术昌明，必须藉群众研究之力。良以一人之智慧有限、众人之力量无穷也，遂发起设立研究社，名曰'中国针灸学研究社'，与医界同人，互相研究"[6]。承淡安先生振臂召唤海内外同道，共究针灸学术，一时追随者纷至。昌明针灸学术，是承淡安创办研究社的初衷，也是承淡安针灸科学化实践的起点。

1931年承淡安编撰出版了《中国针灸治疗学》；1933年创办《针灸杂志》；1934年东渡日本，学习和考察针灸；1935年回国创设中国针灸讲习所；1936年春末，中国针灸讲习所改名为"中国针灸医学专门学校"，并在原针灸门诊基础上开设针灸医院（受当时政策限制，取名为"针灸疗养院"），等等。这一时期，是承淡安针灸科学化实践的第一个高潮。

《中国针灸治疗学》"为针灸学唯一善本，实出坊间各针灸学书之上"[8]，至1937年共出了8个版次，也被《中国医学通史》称为"近百年来影响最大的针灸专著"。在书中，承淡安以神经枝干来解释经穴，以神经、血管、淋巴干来解释经络系统；1933年第四版增订改名为《增订中国针灸治疗学》后，承淡安也试图用西医解剖神经理论解释针刺治病原理[9]。这些观点在今天看来不完全准确，但这些观点的产生发展与当时"中医科学化"运动息息相关，也是承淡安先生针灸科学化实践的具体体现。

1933年10月10日创刊的《针灸杂志》，"就是来介绍研究针灸术的真理，和阐扬其学术，直接是谋针灸术的复兴，间接是解除民众病苦"[10]。此时，承淡安先生的针灸科学化实践，不仅有了正式组织，还有了学术刊物，为传播和交流针灸学术提供了平台和便利。作为我国历史上最早的针灸专业杂志，《针灸杂志》设有论文、专载、杂著、问答、社友成绩、医讯（后更名为"社讯新闻"）等栏目；投稿者多为中国针灸学研究社社员和针灸医家、学者；停刊前夕，《针灸杂志》已在中医界具有相当广泛的影响，"每期发行量接近4000册，……发行范围远及中国香港、南洋地区、英国、美国等。"[11]

抗日战争爆发后，承淡安先生避难西迁，学术上进入了低谷期。抗战胜利后回到苏州，中国针灸学研究社复社、《针灸杂志》复刊（更名《针灸医学》）。1954年受聘担任江苏中医进修学校校长，承淡安先生迎来了学术上的第二、第三个高潮。

承淡安先生的科学化实践，并不是简单地用西医改造中医，给针灸贴上"科学"的标签，而是有着深入的思考和审慎的抉择。在比较传统医学和西方医学后，他认为，"夫西洋科学，不是学术唯一之途径；东方学术，自有其江河不可废之故。何也？凡能持之有故，言之成理者，即成一种学术。西洋科学，能持之有故，言之成理，东方学术亦能之。而针灸学术之神奥，却有不能言之尽成理者，此由古书晦涩，后人不能通之，非其本身不通也。……即须将古书晦涩之理，细加考证，诠释明白，必也理论与事实相响应。自己明白，使人皆明白，此即谓之科学"。[6]承淡安先生对针灸科学化的追求，是在针灸临床疗效的基础上，阐明针灸学原理和理论，就是"洋为中用""明理致用"的治学方式。

承淡安先生的针灸科学化实践，更体现在其学术内涵上。1935年，承淡安先生由日本返回，在《针灸杂志》发表了《灸科学》一文。承淡安先生首次运用了"灸科学"一词，文中不仅有传统艾灸的内容，而且有现代研究的部分，尤其是第三章"灸之科学的研究"，介绍了日本6位医学博士的研究内容和成果[12]。此后，在1935年第3卷第4期的《针灸杂志》中，又出现了"针科学讲义""灸科学讲义"。这一时期，承淡安先生已经尝试用现代学理阐释传统针灸学原理了。此后出版的《中国针灸学讲义》（1940年）、《中国针灸学讲义新编本》（1954年）、《中国针灸学》（1955年），都有"针科学""灸科学"的独立篇章，内涵上不断更新。

正是由于承淡安先生在针灸科学化方面的实践和杰出贡献，1954年夏，江苏省政府邀请其参加筹办江苏省中医院和江苏中医进修学校等工作，同年10月30日，承淡安正式担任江苏中医进修学校（南京中医药大学的前身）校长；1955 年 6 月 1 日，承淡安被聘为中国科学院生物学学部委员。承淡安先生无愧于针灸界"一代宗师"的称号。

2.2　承淡安弟子们的科学化实践

承淡安先生的学术思想，深深地影响着其弟子们。从几位早期的弟子身上，我们可以发现他们追随承淡安老师实践针灸科学化的足迹和背影。

时任香港东华医院中医长的卢觉愚，于 1932 年加入中国针灸学研究社函授科，也是岭南最早的中国针灸学研究社社员，在《针灸杂志》1934 年第 1 卷第 3 期发表了《突眼性甲状腺肿病针效之研究》一文，这也是香港历史上第一篇针灸论文[13]。该论文从一例针灸效验病例切入，反思针灸治疗的方法和机制。虽然按照承淡安《中国针灸治疗学》所取腧穴获得疗效，但是原理不明、机制不清。卢觉愚采用西医病名，径直从内分泌病理分析病情，并从神经与内分泌的交互关系分析针灸取效的原理。这里，卢觉愚在充分分析针刺效应规律和特点的基础上，试图借鉴西学，阐明"针效之原理"，与他"近日科学昌明，足资借镜者不少，在吾人努力如何耳"[14]的心愿是一致的。卢觉愚还成立中国针灸学研究社香港分社，并出任社长。

岭南另一位针灸名家曾天治，1932 年在佛山华美女子中学任教职时，从《申报》获知"中国针灸学研究社指导针灸学术"的消息，购置《中国针灸治疗学》并入社开始学习针灸。在承淡安的影响下，不仅自己加入研究社，还介绍他人入社，"俟针灸绝学，大显威权于我国"[8]。曾天治先生一直重于以现代医学知识和视角研究针灸医学，并提出"科学针灸"的概念。抗日战争全面爆发后，曾天治移居香港，创办"科学针灸学院"，举办多届针灸研修班，为我国香港、岭南地区及东南亚培养了一大批针灸人才，如梁觉玄、苏天佑、萧憬我等，传播了澄江针灸学派的学术，还编著出版《科学针灸治疗学》一书（见图 1）。

邱茂良是澄江针灸学派第一代传人中的杰出代表。1928 年求学于浙江兰溪中医专门学校，师从张山雷学习内科、妇科等，遂得其传。

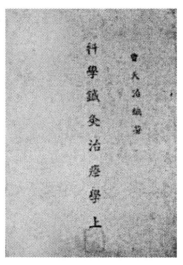

图1 曾天治著《科学针灸治疗学》，1940 年出版

1932 年毕业后，返里开业。在承淡安先生的影响下，邱茂良先生于1933 年加入中国针灸学研究社，毕业后留社参加研究社社务工作，并协助承淡安开办中国针灸讲习所、中国针灸医学专门学校，编辑出版《针灸杂志》等；1937 年应邀到浙江台州医校执教；抗日战争胜利后，又与承淡安先生在苏州复办"中国针灸学研究社"、复刊《针灸杂志》、举办针灸函授教育；1954 年，应江苏省卫生厅之聘，偕承淡安来南京，筹办江苏省中医院和江苏省中医进修学校（南京中医药大学前身）。

20 世纪 30 年代，面对"针灸学术，已是奄奄一息"的局面，针对"医学界之秘传""医学界之固步自封""人们之轻视医学"三种原因，提出"对于学术方面，也应加探讨、潜心研究、互相切磋，不致受西医的诽谤和攻击，那么，二十年后，针灸学术，当大光明于世界也"[15]。1952 年，出版了《针灸与科学》一书（见图2）。该书是邱茂良先生1937 年在台州医校执教的授课讲义，与《中国针灸学讲义》互为羽翼。书名直用"科学"，意在表明"针灸学术深合科学，……非本书内容尽合科学原则也"[16]，并且表示要"响应政府'中医科学化'的号召，努力发掘针灸学的真理，使成为科学化的新针灸学"[16]。此外，邱茂良先生还出版了《新编外科针灸治疗学》（1955 年，与陆善仲合著）、

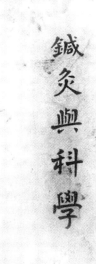

图2　邱茂良著《针灸与科学》，1952 年出版

《内科针灸治疗学》（1956 年）、《针灸纂要》（1958 年）等专著，无不体现出邱茂良教授针灸科学化的思想和实践。

　　民国时期，还有一大批针灸学者，如罗兆琚、谢建明、陆善仲等，都紧紧跟随承淡安的脚步，在针灸学术的科学化道路上，做了大量细致而扎实的工作，师生共奏一曲针灸科学化实践美好乐章，成为民国针灸界的一道独特风景。

3　澄江针灸学派科学化实践的特点

　　民国时期澄江针灸学派科学化实践，具有以下特点。

　　第一，立足临床，以疗效为基础。针灸科学化实践的学术起点是建立在临床疗效和疗效特征基础之上的。无论是承淡安，还是卢觉愚、曾天治、邱茂良等，都有相关论述，如有"所以历数千年而屹然不堕者，良由效验宏深之所致也"[7]，"针灸至今日虽极衰微，毕竟尚能存在。其所以能存在者，为治病有效验之故也"[6]，"针灸为医者必修之科。……针灸治病，效速而功宏，治易而利薄，为公认之事实。治医者，岂可忽之哉"[14]等论述。澄江针灸学派的创始人和传人，无不对针灸临床疗效特点及其规律有深刻的领悟和体会。坚持从临床实践出发、从临床疗效出发，是一切科学化实践的基础。

第二，洋为中用，以自我为主体。澄江针灸学派在针灸科学化实践的进程中，既不是以西方医学改造自我，也不是用科学的标签美化自我。承淡安及其传人，都是坚持以针灸固有学术为主体，借鉴西学，不断充实和完善自我。如"所幸中国针灸学研究社，以旧学为根据，用科学作化身，不惜秘法公开，循循善诱，……"[7]，"即须将古书晦涩之理，细加考证，诠释明白，必也理论与事实相响应。自己明白，使人皆明白，此即谓之科学"[6]，"近日科学昌明，足资借镜者不少，在吾人努力如何耳"[14]，"针灸学术深合科学"[16]等论述，都从内涵上实践针灸的科学化。

第三，与时俱进，以不断进步为努力方向。澄江针灸学派的科学化实践，以中国针灸学研究社为起点，是一个不断扬弃、不断更新的过程。例如初版《中国针灸治疗学》时期，承淡安以神经、血管、淋巴干比附针灸经络经穴，到了《中国针灸学讲义》中，就以刺激点、反射线来定义经穴，到了《中国针灸学》时，还采用以西医病症名为主、中医病症名为辅的描述方法表述腧穴主治。学术上的不断进步，也印证了学派人努力追求、积极进取的精神。

4　小结

民国时期，澄江针灸学派开展科学化实践，从组织上创办了针灸学研究社，从学术上创办了《针灸杂志》，从内涵上构建了以针科学、灸科学、经穴学、治疗学四部分内容为主体的针灸学科，初步具备了现代针灸学科的雏形，对中华人民共和国成立后的现代针灸学科在形式结构和内容内涵等方面的构建产生了直接或间接的影响。

尤其值得一提的是，民国期间澄江针灸学派的科学化实践，在海内外培养了一大批具有现代意识的优秀针灸人才，不仅对中华人民共和国成立后的中国现代针灸学术产生深远影响，如邱茂良在南京、杨甲三在北京、陆善仲在安徽、陈应龙和留章杰在福建，等等，也对现代针灸在海外的传播做出了许多贡献，如再传弟子萧憬我在新加坡、苏天佑和许密甫在美国、梁觉玄在加拿大、梁铁生在法国和德国，等等。

参考文献

［1］ 薛其林.民国时期的学术研究方法及其研究现状［J］.云梦学刊，2003，24（1）：24～26.

［2］ 徐辉.20世纪中国科学观的演进［J］.中国人民大学学报，2004（6）：86～92.

［3］ 刘纪荣.近代中国科学思潮的历史轨迹［J］.株洲师范高等专科学校学报，1999，4（4）：19～23.

［4］ 邓文初."失语"的中医——民国时期中西医论争的话语分析［J］.开放时代，2003（6）：113～120.

［5］ 刘卫东.20世纪30年代"中医科学化"思潮论析［J］.齐鲁学刊，2008（2）：35～41.

［6］ 承淡安.从针灸立场说到本社创办经过及以后之方针［J］.针灸杂志，1935，3（1）：157～164.

［7］ 承淡安.国人亟宜拥护国粹——针灸术［J］.针灸杂志，1933，1（1）：5～7.

［8］ 曾天治.读《中国针灸治疗学》后［J］.针灸杂志，1934，1（3）：41～43.

［9］ 张建斌，夏有兵.对承淡安先生经络观的解析［J］.中国针灸，2012，32（2）：167～170.

［10］ 中国针灸学研究社.发刊词［J］.针灸杂志，1933，1（1）：1～3.

［11］ 夏有兵.承淡安与《针灸杂志》［J］.南京中医药大学学报（社会科学版），2004，5（3）：175～177.

［12］ 承淡安.灸科学［J］.针灸杂志，1935，2（4）：1～3.

［13］ 谢永光.澄江学派对海外针灸学的影响［J］.江苏中医，1990（8）：41～44.

［14］ 卢觉愚.针灸学术为医者必修论［J］.针灸杂志，1933，1（2）：14～18.

［15］ 邱茂良.怎样阐扬我们的针灸学术［J］.针灸杂志，1934，1（4）：43～46.

［16］ 邱茂良.针灸与科学［M］.4版.苏州：中国针灸学研究社，1954：凡例.

西方"nerve"的译入及其对经络研究的影响探源

李素云[*]　赵京生

　　明末清初至民国的西学东渐带来了大量的西医解剖生理学方面的知识，对此后针灸理论与经络的研究产生了深远影响。西医"nerve"这一解剖概念在明末清初第一次西学东传时已传入我国，当时多被译为"细筋"，至晚清第二次西学东传的过程中它又被译作"脑气筋""脑筋"等。"神经"一词虽然在1774年日本翻译荷兰医学解剖著作时已创用，但直至清末民初才由日本传入我国。与此同时，因受当时日本针灸医学科学化、西医化等研究思路的影响，清末至民国，我国医家也开始关注经络与神经之间的联系并对此不断研究，由此导致民国初期以来，经络研究思路与概念内涵发生了很大转变。笔者将回顾西方"nerve"这一解剖概念译入我国的经过，并溯源它是如何被引入针灸经络研究中及对此产生影响的。

1　我国古代文献对"神经"的相关记载

　　我国古代医学文献中曾出现过"神经"一词，如1537年高武撰《针灸节要聚英·腧穴证治歌》卷四对腹痛胀满、溺水死者的治疗歌赋中，"疝气心痛诸气痛……两足并灸无所分，细按神经亦云可"[1]765，"溺水死者虽经宿，细按神经亦可救。即解死人衣带开，速急把他脐中

---

　　*　李素云，副研究员，供职于中国中医科学院。

灸"[1]773。据现代学者朱兵[2]考证，"此处用法与'nerve'没有关系……为了编写七字成一句的歌赋，此处'神经'一词应该是《神应经》一书的缩写；1592 年由方有执编撰的《伤寒论条辨》（本草钞）书中亦有'神经'一词，竟也是《神农本（草）经》一书的略语"。

虽然我国古代没有出现"神经"这一解剖术语，但并不意味着古人从未发现过人体这类特殊组织结构。一些学者认为《内经》中已有关于神经结构的少量记载，如许康[3]认为："《灵枢·大惑论》中对视觉器官有这样一段论述：'精之窠为眼，骨之精为瞳子，筋之精为黑眼，血之精为络，其窠气之精为白眼，肌肉之精为约束，裹撷筋骨血气之精而与脉并为系，上属于脑，后出于项中'，与脑相连的结构可能是对视神经的描述"。笔者认为所谓视神经即指文中"肌肉之精"中"裹撷筋骨血气之精而与脉并为系"的部分。

《灵枢·经筋》中的十二经筋，也很可能是对神经系统的记载，明代张景岳[4]曾在《类经·经络类·四》卷七中对"足阳明之筋"的循行路线"太阳为目上网，阳明为目下网"注解时已用到"细筋"一词，曰："太阳细筋，散于目上，故为目上网，阳明细筋，散于目下，故为目下网"。《说文解字》注曰："筋"，肉之力也，从肉（月）旁。"细"，微小也。"细筋"即微小之筋。张景岳注解中所称"细筋"很可能已包括神经在内的小束状组织。

2　明末清初西方"nerve"被译为"细筋"传入我国

明末清初外国传教士将西方著作译入我国时，往往采用中医学已有的解剖术语以对应，此时"细筋"一词就成为"nerve"最初的汉译名词，这从另一个角度证明，中医原有的"细筋"一词已包含神经之意。如意大利传教士艾儒略[5]（Julio Aleni，1582～1649 年，1613 年来华）在其《性学觕述》卷四"总论知觉外官"中论及听觉原理时指出，"论闻之具，人脑有二细筋，以通觉气至耳，耳内有一小孔"；论及总知觉之所曰："脑为五官之根源，由细细筋管传觉气于五官，又由此细管复纳五官所受物象而总知之，总知所处在脑中。"最早译入我国的人体解剖生理专著《泰西人身说概》与《人身图说》，书中除了专门论述肌肉的肉块筋部、肌腱的肉细筋部、韧带的肯筋部，其有对"细筋"的专门定义，"细筋是纯分，其体合三者而成，乃皮与骨髓、肉筋是也，其用为分布觉动之力……但细筋中无空处只有气而无血，故身体不能觉，不能动者，因无气则无力也，是以人断筋时，即失其动……细筋都生于头上，或从脑或从骨髓而生……头有七双细筋，肩有十二双细筋，腰有五双细筋，臀有六双细筋"[6]。可见，该书中"细筋"已确指"神经"。《泰西人身说概》中还分别有络部、脉部、细筋部，《人身图说》中绘有血络图、脉络图、筋络图，三者明显分别指的是静脉、动脉和神经。

我国第一位接受西学的中医医家王宏翰，1692 年出版的《医学原始》卷二有"脑中有二细筋，由总知所至耳"；"总知乃觉性之一能，在脑为五官之根源，系细筋管，传觉气于五官，又由此细管"[7]。这些生理内容多抄自上述《性学觕述》一书，其对神经的描述也多以"细筋""细细筋管"称之。

3 清中期西方"nerve"被译为"脑气筋""脑筋丝"等

至清中期第二次西学东传的过程中，对"nerve"一词的翻译与之前有所变化，多采用主宰精神活动的"脑"与"筋"、"丝"、"线"等词组合，称为"脑气筋""脑筋丝""脑线"等。如当时影响最大的西医译著合信氏《全体新论》"例言"中曰，"是书所称脑气筋者，其义有二，一取其源由脑出，二取其主司动作觉悟"[8]28。该书"脑为全体之主论"一节中又有"眼无脑气筋则不能视，耳无脑气筋则不能听，鼻无脑气筋不分香臭，舌无脑气筋不知甘苦……脑在至高，为一身之主，但其气筋（色白运传脑之气势者）分派如绳、如线、如丝者，总名之曰脑气筋，缠绕周身，五官百体，皮肉筋骨脏腑内外，无处不到"[8]60，《全体新论》中还附有"周身脑气筋图""各部脑气筋图"。另外，英国传教士艾约瑟 1886 年出版的《身理启蒙》中亦将"nerve"翻译为"脑筋丝"。

1892 年出版的朱沛文《华洋藏象约纂》[9]"筋膜体用说"有"若夫洋医论筋，约分两种，一曰：脑气筋者，由脑而生，白如丝缕，分布周身，以司觉悟运动；一曰：肉筋者，附肉而生，坚韧光白，络联周身，以助肉之运动焉。"唐宗海的《中西会通医经精义》[10]曰："西医支解人而视之，详言脑髓、脑气筋。"刘钟衡《中西汇参铜人图说》[11]"自序"曰："西医所谓脑气筋与聪明出于脑之说，若合符节。"张锡纯《医学衷中参西录》之"医方·羊肝猪胆丸"[12]272 曰："目系神经，即脑气筋之连于目者。"可见，受清中期以后西医译著的影响，晚清我国医家多将"nerve"称为"脑气筋"。

4　"神经"一词在日本文献中被创用并于清末引入我国

对于"神经"一词的来历，荷兰语言学者高柏（Koos Kuiper）在其所著《经由日本进入汉语的荷兰语借词和译词》一文中认为，"神经"是日本人翻译荷兰语"zenuw"的意译词："由杉田玄白（1733～1814 年）和其他人翻译的一本荷兰解剖学手册在一七七四年出版，书名为《解体新书》……在其（即杉田玄白）回忆录《兰学事始》（一八一五）里，杉田玄白叙述了头五十年兰学在日本的概况，说明了《解体新书》的翻译过程……另一个译词的例子被提到了："'泄奴'（sènyu）（荷兰语 zenuw，'神经'）即神液通流之经也，译曰神经，义译是也……因此，断定'神经'是个日本新创的词看来是有道理的。"[13]笔者今考察杉田玄白《解体新书》一书的原文，多处出现"神经"一词，如《解体新书》卷一"解体大意篇第一"有"其解体之法有六矣，其一在审骨节，其二在审机里尔之所在，其三在审神经（汉人所未说者，主视听言动），其四在审脉道所循及脉之所见……其六在审诸筋所集会（与汉人所说异也）"[14]1；其卷一"格致篇第三"又曰，"凡一身可格致者二矣，一则固结而可撮，一则流动而不可撮，其固结而可撮者，'苟势验'（此翻络），其形细微而如丝，是经脉之支别也，所在有之世奴（此翻神经），其色白而强，其原自脑与脊出也。盖主视听言动，且知痛痒寒热，使诸不能动者，能自在者，以有此经故也"[14]8。此处明确指出了"神经"的组成特性与功用。《解体新书》后由杉田玄白的弟子大槻玄泽重订，大槻玄泽在重订时谈到创用译词的缘由，"今所传译，务欲名义之妥当于原称，不能以不私造语新制字以译定，所谓'肬''膣''摄护'，或'解体''神经''滤胞'之类皆是也"[15]。我国著名医史学家范行准在《明季西洋传入之医学》[16]卷二中"神经系统"一节也总体论述了"nerve"一词的翻译演变经过，"按神经一名词本日本杉田玄白译《解体新书》时所造，又详我国古书之筋大抵为今日之腱，而古代泰西医家腱与神经纤维束多不能分别……且在希波克拉提斯时代神经、腱及脉管等三种时有混合为一者，此当时吾国翻译者译为筋字（或译筋络）"。

清末我国学者汪荣宝与叶澜合编了一本专门解释汉语词语的专著——《新尔雅》，1903 年出版，该书是一本深受日本文化影响的书，书中对"神经系统"已有详细注解："动物性神经系统及植物性神经系统为神经系统……植物性神经系统亦谓之交感神经系统"[17]。这说明最晚至 1903 年，"神经"一词已经被我国接纳并运用。

又如清末大量翻译日本文献的丁福保先生 1903 年编撰的《卫生学问答》仍采用"脑筋"一词，但 1904 年他翻译日本田功太郎撰写的《高等小学生理卫生教科书》已经熟练地使用"神经"一词，这是"神经"一词在我国医学书籍中出现的最早记录[2]。

5 始于清末民初，我国学者关注经络与神经的关系

明清时期西学东传过程中，西方"nerve"被翻译为"细筋""脑筋""脑气筋""脑筋丝"等早已传入我国，但经笔者考察这一时期诸多受西学影响的中医家，他们对经络理论的论述中都没有参合神经组织这一概念，他们中的一些人甚至认为中国古人没有发现神经这一结构，如晚清朱沛文《华洋藏象约纂》"筋膜体用说"曰，"洋之脑气筋，华所未言"[9]24。

张锡纯在 1909 年出版的《医学衷中参西录》中将"神经""细筋""脑气筋"诸词并用，如"医方·升陷汤"中，"其神昏健忘者，大气

因下陷，不能上达于脑，而脑髓神经无所凭借也"[12]31；"医方·羊肝猪胆丸"中，"目系神经，即脑气筋之连于目者"[12]272；"医论·论肝病治法"中，"西人所谓脑气筋病者，皆与肝经有涉。盖人之脑气筋发源于肾，而分派于督脉，系淡灰色之细筋"[12]561。从以上的论述可知张氏所称"神经""细筋""脑气筋"均同为一物。并且《医学衷中参西录》"羚羊角解"中言，"盖痉之发由于督脉，因督脉上统脑髓神经也（督脉实为脑髓神经之根本）。羚羊之角乃其督脉所生，是以善清督脉与神经之热也"[12]385。该书"论脑贫血痿废治法"一节中又有"督脉者又脑髓神经之根也"[12]521。由此可知，张锡纯受西医影响较深，他在《医学衷中参西录》一书中已经将"神经"与中医的"督脉"进行参合理解，并得出"督脉实为脑髓神经之根本"的看法，这是目前笔者所看到的最早将西医神经与经络联系在一起的论述，因此，张锡纯是较早将经络理论与神经联系在一起的中医医家。

至1915年，由日本译入的针灸著作《最新实习西法针灸》一书中"筋"与"神经"的含义、用法与《解体新书》完全一致，"筋"指肌肉，"神经"则是指支配肌肉运动的组织。1923年我国医家杨如侯所著《灵素生理新论》[19]中引录了《最新实习西法针灸》中大量的经脉经穴图与腧穴定位文字，在该书的经穴图旁均注有肌肉与其受支配的神经，如浅屈指筋（正中神经）、大胸筋（前胸廓神经）、僧帽筋（副神经）等。仿效《最新实习西法针灸》一书，《灵素生理新论》在腧穴定位中也增加了神经、肌肉等解剖学内容，如"中府，部位在云门下一寸。解剖在第一肋间有大胸筋之处，腋窝动静脉及中膊皮下神经、前胸神经皆在焉"（《最新实习西法针灸》)[18]，"中府，在云门下一寸，第一肋间有大胸筋之处，腋窝动静脉及中膊皮下神经，前胸神经皆在焉"（《灵素生理新论》)[19]301。

杨如侯在《灵素生理新论》中对经络理论与神经的关联有较多阐述，如《灵素生理新论》"外形篇三·论中人所称经筋有合脑筋之说"又有"中人所称之经筋，与西人所称之筋肉，判然两物，既如上所述矣。中人所称经筋者，惟脑筋殆近之"[19]173；《灵素生理新论》"外形篇四·论十二经脉中关系脑气筋之作用"有"太阳经即脑气筋主表之经线也……阳明经即脑气筋主里之经线也……少阳经即脑气筋主半表半里之经线也……中国虽自古未有脑气筋之说，而凡经脉入脑络脑之于脑有密切关系者，固已举西人所谓脑气筋者，包括其中矣"[19]249。《灵素生理新论》"外形篇十·论古方士以脑为一脏"又有"见于奇经八脉中之督脉经，以见督脉循行于骨空中，为脊椎部脑气筋之干流也……见于奇经八脉中之任脉经，以见任脉之有骨空，为内脏部脑气筋之干流也……见于十二经筋经脉中，以见筋脉中有与脑气筋相关系者，是为脑气筋之分支也……夫自脑脊发出之脑气筋，其色白如银，其质柔如线，分布周身，无微不至，求之我国学说则十二经筋近是……如督脉为动物性神经，任脉为植物性神经，任督二经，上交于人中，下交于胞中也。故十二经脉，不得专以血管言，其中有与脑气筋相会者，是经筋经脉者，脑气筋之分支也"[19]392~393。以上杨如侯阐述了对经络理论与神经相关性的诸多认识和见解，笔者总括如下：中医对神经早有记载，只不过当时不称"脑气筋"或"神经"，与脑发生联系的经筋、经脉已包括神经在内，太阳经、阳明经、少阳经分别为主表、主里、主半表半里之神经线，古代十二经筋与神经相近，督脉为神经中枢与动物性神经，任脉为植物性神经，等等。杨如侯是继张锡纯之后，又一位较早论述神经与经脉联系的中医医家，他的阐述要比张氏详细得多，他已将神经与经络理论进行了细致比照，并深入剖析了两者之间的内在联系。

承淡安是民国时期著名针灸学家，他于1934~1935年赴日本留学，对经络理论的认识深受日本的影响，在当时为了顺应"中医科学化"的潮流，承淡安总是努力从西医也能理解和接受的角度解释和说明针灸医理。1933年他对《中国针灸治疗学》一书进行增订时主要增加了西医解剖、神经理论解释针刺治病原理的内容。1933年承淡安创办了最早的《针灸杂志》，在该杂志第1期上他已明确采用"神经"来阐释经络理论："就今日解剖学上观察，所谓手足三阳三阴经络者，乃人身之动物性神经与植物性神经之干支。所谓孔穴者，乃神经之末梢部分，或适在神经之干支部分。所谓神经，即我中医之所谓气道，其神经之作用，即称之为气……用科学观察来整理人身之十二经络，已知为神经之干支，夫脑神经有十二对，脊椎神经有三十二对，人身十二经络，实已包括此四十四对神经中，今欲以孔穴来分析某穴属于何对神经"[20]。承淡安认为十二经络即动物性神经与植物性神经之干支，腧穴即神经末梢或神经干支部分，可见受日本影响，此时的他完全将神经系统与经络理论等同视之（晚年他对此观点有过纠正，认为不能从解剖学角度理解经络）。承淡安是民国时期对我国针灸学发展产生重要影响的一位医家，他所编的《中国针灸治疗学》以及其所创办的《针灸杂志》作为民国重要的针灸教材和杂志，对中华人民共和国成立后针灸教学、科研、临床均产生了深远的影响。

6　小结

通过以上考察，对西方"nerve"译入我国的整个经过，以及"神经"这一术语如何被引入针灸学领域，又如何与经络理论发生联系的来龙去脉有了较清晰的认识。研究表明，特指解剖概念的"神经"一词最早于1774年杉田玄白翻译荷兰医著"zenuw"一词时被创用。但在我国明清时西方医学译著中，多将"nerve"译为"细筋""脑气筋""脑筋"等词。"神经"一词在清末民初以前一直未见采用（可能是当时日本文献传入我国的很少），并且未见有医家将神经解剖结构与经络理论进行联系论述。直到20世纪初，即1903年我国学者汪荣宝与叶澜合编的《新尔雅》，以及1904年丁福保翻译《高等小学生理卫生教科书》时较早使用"神经"一词。迨"神经"一词被引入我国以后，民国时期又有众多日本医著被译入我国，日本针灸医学对我国产生了很大影响，其间张锡纯、杨如侯、承淡安等中医名家陆续对神经与经络理论的关系进行了深入探索和研究，这些名家的学术思想对后世产生了明显示范作用，引导着我国针灸研究思路和方法发生转变，神经生理解剖等西医知识已成为研究经络实质、针治原理、针灸效应机制等绕不开的内容，这与民国医家受日本影响后，着手神经与经络理论的关联性研究一脉相承。

参考文献

［1］明·高武.针灸节要聚英［M］//黄龙祥.针灸名著集成.北京：华夏出版社，1996.

［2］朱兵.经络的内涵与神经的联系［J］.中华医史杂志，2004，34（3）：153～157.

［3］许康.经络系统与神经系统的联系［N］.中国中医药报，2007－04－16（5）.

［4］明·张景岳.类经［M］.影印本.北京：人民卫生出版社，1957：161.

［5］〔意〕艾儒略.性学觕述［M］.上海：慈母堂，1873：27.

［6］〔德〕邓玉函.《泰西人身说概》与《人身图说》合订本［M］.明·毕拱辰润定.康熙旧抄本.中国中医科学院图书馆藏：13.

［7］清·王宏翰.医学原始［M］.上海：上海科学技术出版社，1989：32.

［8］〔英〕合信氏.全体新论［M］.清·陈修堂译.上海：墨海书馆，1851.

［9］清·朱沛文.华洋藏象约纂［M］.清光绪佛山刻本.中国中医科学院图书馆藏，1892：11.

［10］清·唐宗海.中西会通医经精义［M］.石印本.上海：上海书局，1895：38.

［11］清·刘钟衡.中西汇参铜人图说［M］.石印本.上海：上海江南机器制造总局，1899：8.

［12］清·张锡纯.医学衷中参西录［M］.石家庄：河北人民出版社，1974.

［13］〔荷〕Kuiper，K. 著，徐文堪译. 经由日本进入汉语的荷兰语借词和译词［M］//王元化.学术集林：第7卷.上海：上海远东出版社，1996：206～212.

［14］〔日〕杉田玄白.解体新书［M］.东京：日本须原屋市兵卫，1774.

［15］〔日〕杉田玄白.重订解体新书［M］.大槻玄泽，重订.东京：日本东都书肆千钟房，1826：6.

［16］范行准.明季西洋传入之医学［M］.北京：中华医史学会钧石出版基金委员会，1943：10.

［17］清·汪荣宝，叶澜.新尔雅［M］.上海：上海文明书局，1903：56.

［18］〔日〕冈本爱雄.最新实习西法针灸［M］.顾鸣盛编译，上海：上海进步书局，1915：13.

［19］杨如侯.灵素生理新论［M］.太原：山西中医改进研究会，1923.

［20］承淡安.杂著——针灸医话［J］.针灸杂志，1933，1（1）：6～7.

民国针灸学讲义"重术"特点与原因探讨

李素云　赵京生

　　民国时期是中医针灸学发展历史上的低谷，西方医学的大规模传入对中医学造成了很大冲击，同时民国政府又采取了一系列限制与排斥中医的政策，因此针灸学的发展日渐式微，举步维艰。为在逆境中求得生存与发展，同时顺应当时全社会崇尚西方科技、追求科学实证的学术思潮，针灸学讲义与传统针灸著作相比，"重术"特点比较明显。本文所讲的"重术"不仅指重视针灸的实际操作技术，也指认知角度和方式上转变为重视客观、有形、具象的事物。以下各从三个方面剖析民国针灸学讲义"重术"的体现及"重术"的原因，以供同道参考并指正。

1　民国针灸学讲义"重术"特点的主要体现

1.1　重视针灸技术的操作要素

　　许多民国时期针灸著作，尤其是当时一些针灸培训学校的讲义，仅从框架结构上看，它们与传统著作的差别就一目了然。这些著作在体例上多将针治与灸治分开，内容上以针灸的操作技术为重点，并将这些内容置于较前的章节，详细围绕操作相关要素展开论述，包括针与灸的器具、消毒方法、刺激手法、注意事项、适应证、禁忌证等，而这些作者多为中西会通医家，受西方科学尤其是日本明治维新以来针灸学发展的影响较深。

　　（1）详述针灸器具的制作与保存

　　针具或灸具是医者进行针灸治疗时所借助的工具，是实际操作中不可或缺的部分，因此，注重实用的民国针灸著作对此给予了较多笔墨。如1931年由日本译入我国的《高等针灸学讲义》"针治学"有"针之种类""针科之派别与针之构造""针之选择及保存法"；"灸治学"中有"灸术之种类""艾叶谈""艾灸之大小及壮数之决定"，均独立成节。1931年承淡安《中国针灸治疗学》专设"手术"篇，下列"针之施用与设制""灸之施用与设制"两章，叙述"针之制造、针之形式、藏针法""艾之选择、艾绒之制造、艾炷之大小与灸法"等内容。1933年周伯勤《中国针灸科学》第二篇"手术"第一章即为"针灸之施用与设备"，下有"针之制造""针之形式""灸之种类"。民国广东光汉中医专科学校讲义《实验针灸学》"针治术"第一章"针之研究"有"针之种类""针之制造""针之选择与保存""针之大小长短"，"灸治术"篇有"艾之选择""艾绒之制造""艾炷之大小及壮数之决定"。可见，民国时期一些讲义对针灸工具的描述甚为细致，其中有些篇目在用词、叙述方式上与《高等针灸学讲义》如出一辙，可以推测它们受到该书的影响。

（2）详述针与灸的操作步骤与方法

除了对针具或灸具的全面阐述，民国针灸学讲义另一特点是从针刺预备、消毒、进针到针刺方向、补泻手法、出针以及折针处理、晕针处理、练针方法等全面叙述，宛如老师在课堂上给初学者讲述针灸操作的整个流程。如1932年赵熙《针灸传真》卷一有"切法""进针姿势""进针法""循法""进针后之补泻法""消针毒""制艾""装艾""搓艾炷""燃艾"等节。《高等针灸学讲义》"针治学"有"刺针法"（燃针法、打针法、管针法）、"刺针之押手"、"刺针之方向"、"针术之手技"、"刺针之练习"、"拔针困难时之处置"等节，"灸治学"有"艾灸之大小及其壮数之决定""施灸点之决定及取穴法"。承淡安《中国针灸学讲义》有"刺针之练习"、"刺针之方式"（打入式、插入式、捻入式）"刺针之方向"、"刺针前之准备与注意"、"进针后之手技"、"出针之手技"、"出针困难之处置"、"针治之禁忌"等。民国广东光汉中医专科学校讲义《实验针灸学》有"刺针之方向""刺针之押手""针术之消毒""刺针之深浅""针后之肿痛出血之补救法""拔针法"

"针难出穴之原因与办法""折针及其处置法"等节。

此外，受日本针灸著作影响，民国针灸著作中出现将针灸术称为"手术"的现象，借用西医"手术"一词，更直观地表明当时对针灸操作的重视。如早在1892年日本大久保适斋著《针治新书》有治疗篇、解剖篇、手术篇三部，我国周伯勤《中国针灸科学》第二篇为"手术"，承淡安《中国针灸治疗学》有"经穴""手术""治疗"三篇，"经穴"下又设"手术"一项，叙述该腧穴的针法或灸法。

可见，民国针灸学较重视针灸技术操作，一些针灸著作将针灸工具、操作方法和步骤等细致阐述，内容切于实用，这与针灸医疗本身是一种操作手法的特点吻合，且因为当时一些培训学校采取通函培训方式，所以编撰讲义时必须将针灸操作的相关要素阐述清楚，以便于有志于此的初学者学习和实践。与明清时期针灸著作叙述针刺手法的繁杂玄隐、强调"阴阳""龙虎""九六术数"等不同，民国时期的阐述更加客观务实、可行性强。

1.2 重视腧穴定位，淡化经络理论

经络理论是针灸学的核心理论，自西医东传以来，中西会通医家不断尝试从循环、神经系统或其他管索状结构寻找与经络相符的实体结构，但均未能如愿，经络学说也因此遭受各种质疑。针灸治病是通过针具与艾炷刺激身体上的特定部位，这些部位被称为腧穴。在民国时期重科学、实证的学术氛围下，腧穴有形的解剖结构受重视，对经络理论则明显淡化，甚至回避，这相较于以往针灸著作是一种明显变化。

民国针灸讲义多将腧穴设为独立、专门的重点章节，有的称"经穴之考证"，有的称"经穴学"，有的称"孔穴学"。如1927年周仲房《针灸学讲义》有"经穴之考证"，下分"脏腑十二经穴起止歌""手太阴肺经（凡十一穴，共二十二穴）""肺经诸穴歌""肺经诸穴分寸歌""肺经诸穴之解释"，但经络理论没有独立专篇，各条经脉循行条文隐含于经穴考证章节下。《中国针灸治疗学》与该书很相似，"经穴之考证"亦为重点章节，但删除了经脉循行条文，没有涉及经络理论内容，进一步淡化了传统经络理论。1930年张俊义编《温灸学讲义》受

日本文部省审定腧穴的影响，设"孔穴学"为单独一章，《高等针灸学讲义》分为六册，"经穴学、孔穴学"独立为一册，上述两书均没有涉及经络理论。《中国针灸学讲义》"经穴学"亦为独立篇章。以上所举是民国一些代表性针灸学讲义，能大致反映当时针灸学的发展概貌。

我国对腧穴增加解剖结构也始于民国时期，这最初是受日本译著的影响。1915 年译入的《最新实习西法针灸》是民国较早译入我国的针灸著作，该书"经穴解剖学"的"绪言"叙述了要改变只记穴名、不知解剖的状况，"经穴云者，不过于人身表面假定某某名称，使便于记忆而已，而其最要者，固莫如根本医学之系统解剖学，为近世针灸家所必修习者也。顾自来习是术者，大都以论穴道为便，进以解剖学多茫然不辨，故以经穴解剖相提并论焉"[1]。《高等针灸学讲义》亦重视经穴解剖，其"序"曰，"本书博采旁搜，悉本科学首述位置，明经穴部位之所在也。次解剖的部位，记主穴与神经、血管之关系也"[2]。此后，我国许多医家，如承淡安、曾天治、赵尔康等均受日本做法影响，所著针灸学讲义或论著多论述腧穴解剖内容。

经络理论迄今最早记载见于马王堆帛书、张家山汉简等出土文献，完善于《灵枢》"经脉"篇。据现代学者考证，经络理论有两种模式，一是向心型模式，经脉向心模式的理论，表达针灸刺激与效应的联系基础与规律；一是循环型模式，经脉循环模式的理论，说明机体结构与功能的整体协调原理[3]。可见，经脉是针灸效应或人体功能的原理解释，偏于说理之道，而腧穴为针灸刺激部位，更偏于触之可及的有形结构，与针灸操作也息息相关，所以淡化经络、重视腧穴也是民国针灸学重客观实证之"重术"表现之一。

1.3 将针灸机制按刺激方式分类，注重科学实证

西学东传时期，受西医影响较大的一些日本医家"否定经络学说，对于经络的存在问题，认为是有疑问的事实"[4]，转而观察针或灸的不同刺激方法与刺激强度对神经、血管、内脏功能等产生的实际效应，并按照针与灸的不同作用类型，将它们的机制分别进行论述。科学试验方法的引入也是当时针灸研究的新做法，借助实验室白细胞、血压、肠蠕

动等实测数据的变化阐释针灸机制。如《高等针灸学讲义》将针刺作用分为三类，"针以治愈疾病，其作用有三，第一兴奋作用，第二制止作用（镇静或镇痛作用），第三诱导作用……兴奋作用，刺激交感神经以恢复其机能……制止作用之手术，目的在强刺激，应用雀啄术或置针术、歇啄术等为要；诱导作用，隔离患部而从其他部位刺针以刺激末梢神经，引起血管、神经作用，导血液于其部位"[5]28~29。"灸之生理作用"分为"诱导刺激法、直接刺激法和反射刺激法"[5]13~14。承淡安《中国针灸学讲义》与《高等针灸学讲义》相承，其后曾天治、罗兆琚、赵尔康、杨医亚等民国代表性医家均持类似观点。不但如此，民国针灸医家还从以上三种不同的针刺作用类型来理解针刺补泻的概念，即兴奋作用为补，制止作用为泻，诱导作用则为平补平泻。如无锡费季康在1935年《针灸杂志》第3卷第1期《针术之古今异趣谈》一文中谈道，"日本以刺激神经之度的强弱，代替了补泻名称"[6]。受日本做法影响，这也成为当时我国医家对针刺补泻的较普遍认识。

现存文献对针刺原理的最早论述见于《黄帝内经》，其《灵枢》开篇"九针十二原"有"欲以微针通其经脉，调其血气，营其逆顺出入之会"。后世文献亦多囿于此，针法也有补法、泻法、导气之分，补泻围绕气之虚实进行，因为"气"本身是一个十分抽象的概念，所以这种解释无法实证，属于形而上的、理论思辨范畴。民国针灸医家受日本影响，按针与灸的施术方法以及不同刺激强弱或部位细分其作用类型，从科学、实证的视角对针灸原理进行阐释，是民国针灸学的重要变化之一。

2 "重术"的原因分析

上述从三个方面分析了民国针灸学"重术"的表现，"一切改变多源于需求"，基于我国近代社会历史文化和针灸学发展的特殊背景，以下简要分析产生这种转变的原因。

2.1 民国学术以科学、实用为主流

中国古代哲学中表达具象与抽象有多组名词，如"道"与"术"、

"道"与"器"、"形而上"与"形而下"等。"道"和"器"的关系最早见于《周易·系辞》："形而上者谓之道，形而下者谓之器。""道"可以理解为没有具体形象的、不能为人所感知的、抽象的法则；"器"则是有具体形象的、能够通过感觉感知的一切个别事物和具体存在[7]。老子《道德经》说："道生一，一生二，二生三，三生万物，万物负阴而抱阳，冲气以为和。"中国古代的《易经》以及老子、庄子、孔子、孟子、荀子等先哲所研究的"道""德""气"，都属于"形而上"的学问——超乎物性形体之上，是万事万物存在与运动规律的高度总结[8]。中医学生长于中国传统文化这片土壤，故其形成和发展与这些特质息息相关，它采用"天人相应"、取类比象、司外揣内等方法对养生保健与疾病治疗进行思辨探索，亦更多地关注人类生命、功能等"道"层面的规律总结。

但是，到了清末尤其是鸦片战争以后，西方外来文化对我国产生了强大冲击，加之饱受西方列强坚船利炮的侵略和攻击，人们强烈意识到要学习西方先进的科学技术。魏源在《海国图志》中提出"师夷长技以制夷"，开辟了近代中国向西方学习的新风气，引导国人将更多精力和目光投向西方科技新知、先进武器等，从而更关注一些有形的、实际的、科学层面的东西。此外，日本较早接受西方科学，因地理位置相邻，我国许多学者通过去日本访学或译介日本著作学习西方知识。明治维新以来，日本对针灸学采取了一系列科学实证的发展方法，这对我国学者影响很大。为了顺应当时社会的整体学术走向，民国针灸学者们的学术旨趣也发生明显变化，更为关注针灸实用技术与科学研究进展。因此，从当时整个社会的学术大环境而言，针灸学"重术"转变有其深层次的社会历史原因。

2.2 重视针灸技术人才的培养

自清道光皇帝颁布"禁针诏"开始，针灸学被官方明令废止，接着民国政府又对中医采取各种限制政策，西医的大规模传入又对中医发展造成冲击，使得中医针灸的发展陷入极其艰难的处境。所幸的是，民国政府虽然没有将中医教育列入我国教育系统，但允许组建民间中医学校。为了使针灸学在人才逐渐匮乏、逐步萎缩的局面下，能够进一步发展，许多中医学校开展了针灸培训，刚开始多是函授培训，以及开办短期培训班，成立了一些针灸培训学校，如承淡安先生创建的中国针灸学研究社。由于针灸治疗重在手法、选穴，所以针灸教学必须强调操作技法。同时明确腧穴的精准结构，可减少针灸医疗事故的发生，保证针灸施术的安全性，因此技法和腧穴是民国针灸学讲义的重点。通过这些行之有效的方法，针灸学培养了大批新生力量，从而在困境中顽强发展。可见"重术""务实"是民国针灸医家采取的一种明智而有益的举措。

2.3　针灸原理的科学阐释，是西学影响下的一种学术调适

民国时期中西两种医学的争论日益激烈，一些学者以中医概念与西医解剖不符、中医原理阐释不清、经络理论无法实证等为由质疑中医的科学性，对它的发展造成不利影响。传统针灸理论采用阴阳、气血、经络、脏腑等来说明针灸原理，内容思辨性强，抽象而高深，确实不易让人理解，正如三国魏阮瑀《筝赋》中所言，"曲高和寡，妙伎难工"。在当时全社会崇尚西方科学的学术思潮中，顺势而为，采用科学、实证方法对针灸原理进行另一种视角下的解读，无疑更有说服力。所以，无论阐释针刺得气、作用机理，还是针灸补泻、针刺治愈特定病症的原理，民国医家更多着眼于针或灸后人体实际机能变化，从调整神经、血管、血液、内脏等角度论述，并借助科学实验获取的一些客观数据进行有力论证。这些机能变化客观实测，具有可验证和可重复性，有力地回应了当时对针灸科学性的一些质疑，是针灸学从学术内部进行的一种自我调适和改变。

综上可知，较之传统针灸学，民国针灸学讲义呈现出明显"重术"，即重视技术操作、重科学实用性的倾向，这从当时许多讲义的结构编排、内容详略上能得到很好印证。这种变化顺应了民国社会的整体学术发展趋势，且适应了特殊历史时期针灸学发展的内在需求，为当时针灸学的人才培养和技术传承起到了较好的促进作用。

参考文献

［1］〔日〕冈本爱雄.最新实习西法针灸［M］.顾鸣盛译,上海:上海进步书局,
1915:3.

［2］日本延命山针灸专门学院.高等针灸学讲义［M］.张俊义译,宁波:东方针灸
书局,1936:2.

［3］赵京生,史欣德.论经脉理论的两种模式［J］.中国针灸,2009,29（12）:
1016～1019.

［4］〔日〕长滨善夫,丸山昌朗.经络之研究［M］.承淡安译,上海:千顷堂书局,
1955:10～11.

［5］日本延命山针灸专门学院.高等针灸学讲义［M］.缪召予译,上海:东方医学
书局,1941:28～29.

［6］费季康.针术之古今异趣谈［J］.针灸杂志,1935,3（1）:173.

［7］何阳,唐星明."大象无形"与传统道器思想研究［J］.西华师范大学学报
（哲学社会科学版）,2006,38（2）:111～115.

［8］李致重."形而上"与"形而下"的对峙——论中、西医学的不可通约性
［J］.上海中医药杂志,2001,35（8）:7～10.

浅谈针灸的道与术
——以近代针灸名家为例

张　雯*　李　瑞

　　自从鸦片战争打开中国的国门之后，无论是上层建筑还是下层基础，无不受到西方文化体系的冲击。生存，成为当时中国各个层面的主题。于是，各个阶层开始了不同的救亡图存运动。从洋务运动到维新变法到辛亥革命，再到新文化运动，经过一系列自身的革新，"科学"成了那个时代的主要精神。"科学主义"也很快地波及医药界，为了生存，中医必须"科学化"[1]，主张用科学研究"国医实效"，同样，针灸医学也必须揭开其神秘面纱，实现"科学化"。

1　道之流

　　中国传统文化讲究道、术之分。道是形而上者，术为形而下者；道是总的原理，术是具体运用。近代针灸医家在道的层面上，一方面试图融合西医学理论对传统针灸理论进行新的解读，另一方面也注重对于传统理论的继承与发扬。

1.1　针灸理论中西会通

　　在经络认识、研究方面，受到西医学、日本针灸医学的影响，近代针灸医家更注重从神经生理角度对经络的形质及其功能进行阐发，如杨

　　*　张雯，医学硕士，毕业于北京中医药大学。

如侯在《灵素生理新论·论古方士以脑为一脏》一文中指出："任脉为交感神经节交感神经丛"，"督脉为神经中枢"。尧天民引入血液循环系统和呼吸系统概念对经络营卫概念进行阐发[2]。在关于腧穴的定位方面，开始引入神经、血管、肌肉等解剖知识来定位腧穴，如承淡安在《中国针灸学》里提到，"中府，胸壁前之外上部，第一肋骨之下，外层为胸大肌，有胸廓侧神经、肋间神经侧支、腋窝动脉"。在取穴方面，医家们多从西医的生理学、病理学、解剖学等角度考虑，特别是神经分布的角度，尤其在神经系统疾病和某些内脏疾病方面，如杨医亚《近世针灸医学全书》在论述心脏疾病中提到，"刺激交感神经，可促进心脏之肌肉之收缩，而增加心脏之搏动。交感神经质针灸点为：由第七颈椎及第一胸椎之一拇指宽两旁，深约一寸乃至一寸五分之深刺，而传交感神经上中下颈神经节制刺激，以促进心脏之运动"。在针灸机制上，"经络即神经"这一观点，在近代针灸界成为主导思想，承淡安认为"针灸疗法是一种刺激疗法，……在身体之肌肉上予以刺激，或为兴奋，或为抑制，或用反射，或用诱导，发生调整生理机转之作用"。虽然有些理论现在看来过于简单粗糙，但是就当时而言这些都是具有深远影响的理论创新，对后世针灸学理论的发展具有启发意义，对临床亦具有指导意义[3]。

1.2 传统的继承、发扬、调整

在对自身修养方面，许多医家仍强调练气与治神的重要性。如黄石屏之《针灸诠述》中记录其言曰，"吾始习少林运气有年，萃全力于指，然后审证辨穴，金针乃可得而度也"，将针灸与内功运气结合，即"内家纯将内功运气，为推查人气血脉络之变，用针灸以愈百病"。[4]承淡安亦在其针灸学术讲稿中，以自身为例，说明了"治神"的重要性，"先父在日谆谆以练气为嘱，由于先父不能说明为什么要练气，因而不能引起我的信心，但在临床治验上，我总不及先父的针效；久后相信先父所教注意练气，针效果然大增"。其假托紫云上人之名，编纂《运针不痛心法》，提出"运针不痛，端赖养气，养气不足，其功不著"。这些都是传统针灸的精髓，能够更好地将身心与天地合一，从而更好地感知患者之神色与针下之神气，发挥上工守神的效力。而在当代针灸教育中这些传统精粹出现极大的缺失，当值得反思。

在疾病诊断上，许多医家多遵《内经》之法、《伤寒》之理，用其指导临床，进行辨证论治，特别是经络辨证。如赵辑庵在针灸处方中，强调辨经选穴、辨性定法。辨经选穴，即是通过辨病变所属经脉或所属脏腑选相应经脉腧穴或脏腑俞募穴等；辨性定法，即是通过辨别病症的寒热虚实属性以确定补泻手法或灸法。陆瘦燕亦遵《内经》"经脉者，所以能决死生、处百病、调虚实，不可不通"，在针灸论治时，强调明辨十二经络的"是动病"和"所生病"，明疾病所属经脉或者所属脏腑，从而处方配穴[5]。另外，其遵《难经》所云，经气包括禀受于父母先天精气而产生的气（元气）和流行于经脉内外的营卫之气。其还发扬切诊，查"肾间动气"以候元气盛衰，切"虚里之脉"以候宗气，"冲阳"之脉以候胃气，"太溪"以候肾气，查"太冲""颔厌"候肝胆之气，查皮部络脉辨寒热，查寸口人迎以定阴阳偏盛。

为了阐发古义，赵辑庵在《针灸传真》中，对补泻法进行了形象的比喻。如说泻法，与抽气筒类比，"欲泻其气者，如用抽气筒抽气，不住抽压，则筒乃成空，停手不抽，而求其气空，有是理乎？"如说补法，与洒水浇田类比，"欲补其气者，如撒水浇田，不住撒浇，则田乃尽溉而畦四满。停手不撒，而求田畦满，又有是理乎？"[6]这都对学者更好地理解经典有着启发意义。

更有学者，发扬传统，如罗兆琚，其提出"穴性"概念，并将穴位分为八类，即气、血、虚、实、寒、热、风、湿，对针灸辨证论治体系及针灸处方学的发展起到了促进作用。其还首创针灸外科治疗学，著成了《中国针灸外科治疗学》一书，这是我国第一部针灸外科治疗学的专著，对针灸外科治疗方面的内容进行了较为全面系统的阐述[7]。

然而为了更好地将传统适应于时代的发展，针灸医家不断对古法进行改良，将晦涩难懂的古法尽量简化、规范化、标准化，使得针灸更为实用、更易掌握、更好传播。如罗兆琚在《实用针灸指要》中写道："补泻之法，门类殊多……遂致今之学者，畏首畏尾，裹足不前，深感无从下手之苦，甚或一味干预，孟浪施行，……总之，只认定随而济之、迎而夺之之八字，则补泻之能事尽矣。"如承淡安倡导针灸补泻的强、中、弱刺激以代替过去的补泻方法。对于针刺补泻，其认为："综其要，不外针刺激之强弱与提插之迟数。或从近治或从远取，胥视其病症之虚实而适应之，虚者刺激宜弱，宜乎插，又宜乎近取，实者，刺激宜强，宜乎远取，不易别其虚实者则宜平刺之。其运针时间之久暂，则以得气为第一义。用针之要，在半尽于此矣。"对于灸之使用，其指出："不限于虚证或慢性病，其效用与针治无以异，实症、急性症，灶宜大而壮宜多。虚证、慢性症，灶宜小而壮宜少。必持之有恒，斯可矣。"[8]

2 术之变

针灸与药，都是形而下之术，其形而上之医道，本就是一贯的。《素问·异法方宜论》："故圣人杂合以治，各得其所宜"，五术各有所宜，并无偏废。近代因特殊的历史现象，针灸一度遭到废止，为了生存和发展，针灸医家不断努力，将针与药并重、针与灸并重。如承淡安将张仲景《伤寒杂病论》在伤寒条文中汤剂部分，补充了针灸处方，建立了系统的伤寒针灸处方体系，不仅在伤寒病中，在温病、各类杂病中，也都详备了针灸处方，这拓展了针灸的应用范围。黄竹斋亦在临证治疗中，将针灸、中药、西药配合应用，这都对后世针药并用有着启发意义。

2.1 针术

道以驭术。近代医家在医道层面的继承与变革，也在指导着针灸之术的临床运用。如陆瘦燕遵《内经》《难经》原意，将针刺补泻手法基本归纳为"调和阴阳"和"疏调营卫"两类，前者有"徐疾补泻"法和"提插补泻"法，后者有"迎随补泻"法和"捻转补泻"法。其提倡"导气针法"、"温针"和"伏针"[9]。

另如承淡安引入西学指导针刺深浅，指出，"深刺乃刺激神经干，宜于慢性病之酸麻疼痛及运动失效（直接刺激）。浅刺刺激神经末梢，如热病痉挛止暴痛（反射刺激），针之起反射作用，以诱导他部之充血分散，譬如舌尖痛刺中冲而有效也"。其还总结针刺手法为兴奋作用之针法、抑制作用之针法、反射作用之针法、诱导作用之针法，改进古代传统针法，提出单刺术、捻转术、雀啄术、屋漏术、留针术、间歇术、震颤术、乱针术 8 种新针法。民国以前，捻转手法均为单向捻转，受到日本针刺手法影响，承淡安改进古法，提出"旋捻术"，即"针在身体刺入中，或刺入后，或拔针之际，右手之拇指食指，以针左右撚旋之，一种稍强刺激之手技，适用于制止，以兴奋为目的之针法"。

这是将捻转手法由单向捻转变为往复捻转的开始，以后往复捻转逐渐成为捻转手法的主流[10]。再如朱琏将刺激手法分为强刺激和弱刺激，强刺激使神经由高度兴奋转为抑制，弱刺激使神经适当兴奋。

2.2 灸术

清晚期，吴亦鼎著有《神灸经论》，这是一本系统全面介绍灸法的集大成专著，同时期也出现了以特殊灸法为专著的书，比如《太乙神针》，这都反映了灸法当时活跃的生命力。灸法上，除了继承传统灸法外，还发展了桑枝灸、蜡灸、太乙神针灸、雷火针灸、温灸器灸、观音艾、念盈药针等。同时，灸具也层出不穷，不断地在创新和改善。承淡安认为"灸法效力比针强"，灸的本质不但是"一种热刺激之反应"，还是"局部所产生加热蛋白体之异常分解，产生火伤毒素"，据此其初步制定了艾灸刺激量，根据壮数和大小，分为强、中、弱三种。还进一步根据患者的年龄、性别、体质、部位等制定原则和标准。其还提出了患部灸、诱导灸和反射灸。灸法广泛用于内、外、妇、儿各科疾病，不仅能治疗伤风感冒，更能治中风之类重疾。特别是在外科疾病上，灸法发挥了无可比拟的优势，比如瘰疬、痔疾，民国很多杂志都有其治验。在 20 世纪 20 ~ 30 年代霍乱、疟疾等传染病暴发，灸法更是广泛应用于传染疾病的治疗中，取得了卓越的效果[11]。

另外，针灸医家往往在其著作中另开篇论述误刺或误灸补救法，如承淡安在《针灸薪传集》论误针补救法，记录了 24 个穴位误刺的反应和补救穴位和手法，其亦重视灸法，尤其喜欢用艾炷直接灸，列出了灸后处置法、灸痕化脓防治法、灸疮之洗澡法、于灸痕续行施灸之方法、施灸之禁忌。赵缉庵《针灸要诀与按摩十法》也论述了晕针挽救法、预防折针诀。

尤为值得注意的是，这个时期针灸逐渐引入消毒法。

另外，近代医家在其针灸医案里，往往都记录详备，包括病因病机分析，辨证取穴、具体操作手法、调护与预后，这些努力，都对更好地传播针灸起着重要的作用。

3　启示

近代针灸界对传统针灸的继承，对西学的吸收和对传统的融合，奠定了当代针灸的基调，而且近代发展而来的承氏针灸、杨氏针灸、方氏针灸、黄氏针灸、陆氏针灸等流派对当代针灸的格局亦有着引领作用。由于特殊的历史背景，把西学引入针灸，这是必然选择。为了被那个时代更好地理解和接受，将其简化；为了更好地传播，将其标准化，这都是必然的。但是，针灸仍然遭到了不同程度的"异化"。

首先，近代以来，医之"道"已异化，再加上重"术"而轻"道"，针灸之"根"少了，也变了，"活水源头"渐渐在枯竭，这对针灸之术的发展是危险的。针灸之"道"是本于中国传统文化，本于《内经》《难经》等中医经典理论的，如果没有这些理论，就失去了其灵魂，如果完全以西医之文化和思维来解读针灸，则是西医之"术"，是"异化"之针，"异化"之灸。

然后，在对术的改造中，将传统繁杂的技法完全标准化、简化，这大大地削弱了针灸的生命力。因为传统的技法是建立在传统的中医理论体系之上，并需要医家结合自身的感悟来辨证施术的。正如《孟子》所云："梓匠轮舆，能与人规矩，不能使人巧。"汉代名医郭玉亦说："医者，意也。"所以，一味地强调规范化与科学化，这不仅不能将中医发扬光大，还将丧失其精华，从而逐渐走向没落与消亡，"只有民族的，才是世界的"，这句名言同样适合于针灸。另外，抛弃古老的传统针法，不仅仅失去了其本身的完整性，也极有可能丢掉其精髓，而当代，不仅受近代针灸变化影响很深，甚至是进一步发展。随着西医学科与学科之间更加精细化和结构化，特别是解剖学进一步细化，再加上利用神经生理学、组织胚胎学、实验方法学对针灸进行研究，这些都让针灸作用层次更加清晰，对指导临床确实有着重要意义，但是这对于提高临床疗效似乎并未取得期望之成绩。而只有让根更加壮实了，才能更好地吸收外来的养分。只有继承好传统，才能进一步发展，一味吸收西学，只会迷失自己，只是在"术"里不断打转，不去用"道"贯穿，那样的"术"是走不远的。

因此，首先应该加强传统文化的修为，踏实继承传统医道，用"道"来驭"术"，再吸收其他医学知识，结合临床实践，然后才谈得上真正的发展。

参考文献

［1］谭源生.民国时期针灸学之演变［D］.中国中医科学院硕士学位论文，2006.

［2］黄伟萍，刘芳.民国针灸名家尧天民及其《中国针灸医学》钩玄［J］.山西中医，2015，31（6）：58～60.

［3］杨洁.西医引入对民国时期针灸治疗学的影响研究［D］.北京中医药大学硕士学位论文，2014.

［4］魏稼.黄石屏及其学术思想考略［J］.中医杂志，1987（4）：56～58.

［5］陆瘦燕.经络学说的探讨与针灸疗法的关系［J］.中医杂志，1959（7）：10～13.

［6］岗卫娟.从医案看赵辑庵针灸学术思想［J］.上海针灸杂志，2012，31（9）：690～692.

［7］王琼.从近代中医药期刊管窥广西针灸名家罗兆琚［J］.广西中药，2016，39（3）：64～66.

［8］何崇.日本近代针灸医学对承淡安学术思想的影响［C］//纪念承淡安先生诞辰一百周年暨国际针灸发展学术研讨会论文集.北京：中国针灸学会，1998：29～36.

［9］梁繁荣，杨洁.略论陆瘦燕针灸学术思想［J］.上海针灸杂志，2010，29（9）：559～561.

［10］张义，郭长青.捻转刺法溯源［J］.中国针灸，2013，33（7）：615～618.

［11］宋海坡，任宏丽，段逸山.近代灸法的学术继承与发展：以民国期刊《针灸杂志》为例［J］.中华中医药学刊，2013，31（3）：507～509.

民国《针灸杂志》"以西释中"理论现象探析

李素云

民国著名针灸学家承淡安先生 1933 年创刊的《针灸杂志》，是我国最早的针灸专业期刊，也是民国公开发行的唯一的针灸学术刊物，它能够真实而客观地反映当时我国针灸学者的学术思想和学科进展动态，是不可多得的珍贵史料。

民国时期，随着西方文化的大量输入，西医学在我国国内的传播日益广泛，对中医的影响也逐步加深。为应对西医的严峻挑战以及中西医论争的不断加剧，针灸学在因袭传统发展路径的同时，也开始尝试新的思路和方法。一些针灸医家接纳和学习西医生理、病理、解剖等知识，并运用它们剖析和阐发针灸医理，即"以西释中""以西证中"。这种现象在民国《针灸杂志》中已有颇多印证。夏有兵亦曾概括为："《针灸杂志》在内容上从以验案报道和阐释古意为主到关注从西医生理学、病理学角度研究针刺效果的进展情况。"[1]

笔者对《针灸杂志》在中华人民共和国成立前 35 期（1933 年 10 月至 1937 年 8 月）内容进行了全面考察，共收集、整理了采用西医知识阐述针灸医理的论文 40 余篇。经研究发现，其论述多围绕经络腧穴实质、神经与针灸作用、补泻关系和奇经八脉新解等主题。今择其要者归纳如下，以供参考。

1 以神经分布说明经络腧穴实质

"'神经'一词最早于 1774 年杉田玄白翻译荷兰医著'zenuw'一

词时被创用。但在我国明清西方译著中，多将'nerve'译为'细筋''脑气筋''脑筋'等词。'神经'一词在清末民初以前我国一直未见采用……直到 20 世纪初，张锡纯、杨如侯、承淡安等一些中医名家陆续对神经与经络理论的联系进行了深入探索与研究，这些名家的学术思想对后世产生了明显示范作用。"[2]1933 年创刊之初，《针灸杂志》即有一篇文献对"神经"的含义详细求解，并将其"神"与"经"二字拆开分析，认为"神"即"气化"，"经"即十二对脑神经和三十二对脊神经："夫经得神而为用，神依经而为变。盖经者有形之物质，神乃无形之气化，经失神而不能用，神无经而不能存也。人身有脑，为经之总枢，有经十二对，散布于五官孔窍，深达于胸腹脏腑。背脊有经三十二对，敷布于四肢、筋骨、百骸、皮肤、毫窍。举凡言语视听，消化传导，趋翔技巧，无不各尽其用极其变者，即经之为用也，亦即神依之为变也，故中西各书，俱称此经曰神经。"[3]1933 年，承淡安在《针灸杂志》发表论文认为经络、腧穴包含于人体神经组织中："就今日解剖学上观察，所谓手足三阳三阴经络者，乃人身之动物性神经与植物性神经之干支。所谓孔穴者，乃神经之末梢部分，或适在神经之干支部分。所谓神经，即我中医之所谓气道，其神经之作用，即称之为气……用科学观察来整理人身之十二经络，已知为神经之干支，夫脑神经有十二对，脊椎神经有三十二对，人身十二经络，实已包括此四十四对神经中。"[4]上述观点还见于承淡安《增订中国针灸治疗学》（1933 年，第 4版）一书。

此外，王聚璠、郭心翔等学者皆从神经解剖阐述经穴实质。王聚璠认为："经穴者，即十二经络之穴道也。十二经络据今解剖家言并无此物，惟其穴处有神经、血管之分布耳。然则，谓经穴即神经血管可乎？曰'单指神经则可，牵言血管则不可。'盖血管内有血液，管壁破裂则血外溢，为害不胜言"，[5]郭心翔亦持经穴为神经分支的观点："盖所谓经脉者，实即神经血管所组织……则经穴为神经分支之关节无疑。因分支处之神经丛较密，则感应力较强，而即成为经穴也。"[6]上述用脑神经、脊神经对应经络实质，用神经末梢或分支说明腧穴结构的一些论述，虽然观点不一定正确，但客观反映了当时医家们的认识水平。

2　以神经活动解释经气、气化概念

据笔者考察，1931 年缪召予所译日本《高等针灸学讲义·针治学、灸治学》之"针治学各论·补泻迎随之说"已将神经与中医"气"联系到一起："以上所言之'气'，自今日言之，盖指神经云。"[7] 1933 年承淡安《针灸医话》一文也用神经解释中医之气："所谓神经，即我中医之所谓气道，其神经之作用，即称之为气。"[8] 王静盦则曰："中医生理学旧分人体为十二经，由经而络，而孙络，而膝理皮毛，亦即新生理学上之分人体为若干神经、血管、细胞。盖中医学所谓气，即新医学所谓神经也。中医学所谓血，即新医学所谓血管细胞，中西参互，理无二致也。不过中医学偏重于气化上立论，而新医学则偏重于形质上立论。"[9] 费季康发表《经气论》一文，认为经脉是神经，气化则为神经活动力："中医所谓气也，显非解剖范围内，气为一种无形之活动力……吾谓针下之酸重得气，亦即神经所营之活动力也。该部神经之活动力强，则针下得气亦强，该部神经之活动力弱，则针下得气亦弱。故经脉者，指神经乃可，得气指活动力为是。"[10] 1936 年彭祖寿《经穴之研究》一文与费季康的上述观点类似："即我中医界且以神经即为经气，其理以神所循行之经，即气循行之经……只以刺入经穴，觉针下麻胀酸痛言之得气，乃神经所发之一种无形新生活力，神经活动力强，则针下得气亦强；神经活动力弱，则针下得气亦弱。"[11] 上述用神经活动解释经气、气化概念是完全有别于传统中医理论的一种新认识。

3　以神经生理功能说明针灸作用机理

1934 年，曾益群发表了《针灸术之价值》和《由神经生理说明针灸治疗万病之理》两篇论文，前者援引承淡安对针灸治病原理的解释："承师云：'以针刺者，刺激神经、兴奋神经、促进或减缓血液之运行、亢进或制止内脏之分泌与蠕动及排除神经之障碍。以艾灸者，因温热而用有鼓舞神经之功能，促进血液之循环及增加白血球杀灭细菌，促进淋巴发挥新陈代谢、营养等功用'。吾再依承师之说，归纳而详论之，针灸作用，可分 3 种说明，第一兴奋作用，第二制止作用（镇静或镇痛作用），第三诱导作用。"[12]第二篇论文在对神经系统的中枢器、传导器、末梢器构成及其生理作用阐述后得出结论："针灸者，乃刺激神经使其兴奋、恢复正调固有之作用，而病得已。斯一针一艾，能疗万病之理，更可明矣。"[13]

萧雷进一步说明神经系统通过感觉、运动两种神经原的化学作用传达刺激，从而起到治疗作用："关于神经系的构成，考察生理学家研究得到：神经系统的构成可分三部：一是脑髓，二是脊髓，三是神经……神经系统的单位，称为神经原……神经原有两种：一种传达感觉，称为感觉神经原；一种管理运动，称为运动神经原……人有这两种神经原，可由神经而传导刺激，由刺激而发生气化作用。针灸疗病，实附这两个神经原生理气化的缘故……数十年前学术不甚发达，有些学者以为神经传达刺激是电气的作用使然。现在学术发达，神经生理的研究也很进步，知道神经传达刺激是身体特有的化学作用使然。"[14]上述观点的核心是，针灸治病原理是通过刺激神经而调节机体功能发挥作用。

4 以双向调节作用说明针灸补泻

历代医家对针灸补泻有过许多论述，且多数没有脱离迎随、捻转、提插等解释之樊篱，而《针灸杂志》中一些医家结合西医生理、病理对补泻含义的阐发与以往的认识截然不同。1931 年译入我国的日本著作《高等针灸学讲义》已将针刺作用归纳为："针以治愈疾病，其作用有三：第一兴奋作用，第二制止作用（镇静或镇痛作用），第三诱导作用。"[15]这与曾益群《针灸术之价值》一文的观点相类似。1936 年赵琼轩《针灸补泻之研究》一文认为："'振起衰退'之'兴奋作用'，即补也；其'抑制亢盛'之镇静作用，即泻也；诱导之作用，则所谓'平补平泻'也。""补泻者，自然之效果也。非医者之手技使之然也。质言之，施术于进行性机能亢盛疾患所得之结果，必为泻；施治于退行性机能衰减疾患所收之效果必为补。"[16]1937 年袁介亭《针灸补泻之我见》一文亦提到"其'振起衰退'之兴奋作用即补也；其'抑制亢盛'之镇静作用是泻也；诱导法之作用，是为平补平泻也"。[17]可见，赵氏、袁氏皆认为针灸补泻是基于患者当时所处衰退或亢盛的不同机能状态而产生的双向调节作用，这与《内经》"虚则补之，实则泻之"原则相吻合，对今人仍有启发性。

5 人体解剖器官与奇经八脉的直接比附

陶渭东发表的《奇经八脉新解》一文引用了民国医师刘伯楷对奇经八脉的论述："督脉……合之于近世生理解剖，确为脑脊髓神经系统；任脉者……适合于动静二脉管，盖即循环系统也；冲脉起于气街……恰为人体之淋巴系统；带脉为人体之板油，亦即肋膜、腹膜及肾上腺，肾旁腺也……带脉可另易以新名词，曰人身之油膜系统；跷脉者……有 X 形物之处，为目能见之源；阴阳二维……考之近世生理，适与甲状腺之功能相符……始知奇经八脉即人身之六大系统，并无不合科学处。"[18]考刘野樵1937年《奇经直指》一书，其所述奇经八脉的解剖实质与刘伯楷的说法基本一致，笔者由此猜测刘伯楷与刘野樵同为一人，抑或两者有学术渊源，待考。另涂振文发表的《奇经八脉之研究》一文称："督脉即西医所称脑脊髓神经系统……冲任二脉，即子宫与卵巢无疑。带脉当肾十四椎，命门之处，环腰贯脐，围身一遍，如人束带故名……故称带脉，在男子为睾丸，与女子输卵管相当……跷脉者，起于跟中，故曰少阴之别……一跷、二维与人体各经脉皆互相沟通，贯彻全身，考生理解剖，适于淋巴系统相合。"[19]说明还有其他医家也对奇经八脉实质各抒己见，这可能是当时针灸理论研究中的一个热点问题。医家们对此持不同观点，唯独一致认同督脉为脑脊髓神经系统。

6 用西医医理阐释针灸验案效应

《针灸杂志》"以西释中"现象还体现在采用西医生理、病理学知识阐释针灸验案机理。如从刺激神经末梢、促进或制止神经兴奋，疏导血液、促进血液循环等说明针灸治愈"产妇无乳""痛症""卒倒""中风""发汗"等病证。如1935年刘振邦说明"任脉（膻中）、小肠（少泽）各取一穴能治愈产妇无乳"的机理为："膻中非以其近者，是以其有通乳中之神经、动脉、淋巴管也。少泽正以其远者，以其位于通小肠神经之末梢也……膻中既施灸，乳中动脉血行增进。少泽又针刺，则小肠之机能兴奋，其吸收之养分定由肠壁血管偏向乳中动脉输送。既有造乳之原料供给，当即不难化乳矣。"[20]1937年袁介亭发表的《针能救治中风之原理论》认为："针刺本含有兴奋神经及诱导诸作用，而神经末梢则又为感觉最敏锐之部分，故救此种病症，必先刺分布神经末梢之十二井穴，使由反射作用，疏导血液，向四末流还，恢复其心脏之搏动力，故往往一针刺下，沉疴立起。"[21]民国《针灸杂志》中类似内容很多，其中有些阐释有可取之处，有些则属于牵强附会或作者臆想。限于篇幅，在此不一一列举，也不对具体观点做深入探究。

以上六个方面是笔者归纳民国《针灸杂志》"以西释中"主要论述类型，疏漏之处在所难免。综观这些参合西医医理的针灸论述，将神经解剖和生理功能与经络腧穴实质、针灸治病机理相联系最为多见，客观反映了当时学术认识的一种主流倾向。任何学术见解都受限于当时的时代背景和认识水平，基于民国时期西医发展水平较低，人们对西医的理解也不深入，所以医理论述上仍比较简单，也不免有错误，但亦不乏可借鉴之处。

因为近代中西两种医学碰撞、交会的特殊时代背景引发了民国针灸学的显著变化，这一时期已成为考察针灸学术发展史无法绕过的关键一环。民国《针灸杂志》是针灸学近代转型与演变进程中的一个缩影，"以管窥豹，可见一斑"，这些难得一见的第一手资料能够真实而生动地反映当时针灸学的发展状况和演变趋势。笔者不揣谫陋，仅以此抛砖引玉。

参考文献

[1] 夏有兵.承淡安与《针灸杂志》 [J].南京中医药大学学报（社会科学版），2004，5（3）：176.

［2］李素云，赵京生.西方"nerve"的译入及其对经络研究的影响探源［J］.中国针灸，2011，31（5）：466.

［3］潘春霆.神经解［J］.针灸杂志，1933，1（1）：1.

［4］承淡安.针灸医话［J］.针灸杂志，1933，1（1）：5～11.

［5］王聚璠.经穴之研究［J］.针灸杂志，1936，4（1）：35～36.

［6］郭心翔.经穴之研究［J］.针灸杂志，1936，4（3）：61～62.

［7］高等针灸学讲义·针治学、灸治学［M］.缪召予译，北京：东方医学书局，1941：44.

［8］承淡安.针灸医话［J］.针灸杂志，1933，1（1）：5～11.

［9］王静盦.各经俞穴治病发微引端［J］.针灸杂志，1935，2（3）：106～107.

［10］费季康.经气论［J］.针灸杂志，1935，3（3）：192.

［11］彭祖寿.经穴之研究［J］.针灸杂志，1936，4（3）：16～17.

［12］曾益群.针灸术之价值［J］.针灸杂志，1934，1（4）：52～53.

［13］曾益群.由神经生理说明针灸治疗万病之理［J］.针灸杂志，1934，1（5）：87～88.

［14］萧雷.论神经系的组织和针灸的关系［J］.针灸杂志，1934，1（3）：37～38.

［15］高等针灸学讲义·针治学、灸治学［M］.缪召予译，上海：东方医学书局，1941：28.

［16］赵琼轩.针灸补泻之研究［J］.针灸杂志，1936，4（1）：37～38.

［17］袁介亭.针灸补泻之我见［J］.针灸杂志，1937，4（9）：14～16.

［18］陶渭东.奇经八脉新解［J］.针灸杂志，1937，4（8）：29～32.

［19］涂振文.奇经八脉之研究［J］.针灸杂志，1937，4（11）：34～35.

［20］刘振邦.治愈产妇无乳后之研究［J］.针灸杂志，1935，3（3）：321.

［21］袁介亭.针能救治中风之原理论［J］.针灸杂志，1937，4（5）：26～29.

西学引入背景下近代针灸临床
思维取向和技术特点

杨　洁* 马燕冬

　　针灸领域的临床文献研究成果甚多，无论是对于古代文献的挖掘梳理还是基于现代文献的计量分析，均有大量论著发表，然而，对于古代与现代针灸学之间的接合部和转折点——晚清民国时代的针灸学，学界既往较少关注。据统计，《中国中医古籍总目》《中国针灸荟萃》《民国时期总书目》收录的民国时期针灸学著作有 228 种，《五十年来针灸文献（中文）索引：（1908—1958）》收录民国时期文献 288 篇，而民国时期的《针灸杂志》发表文章 1200 余篇[1]，如此丰富的文献资料是尚待发掘的宝贵资源。

　　近年来，该领域的研究渐趋活跃，其中黄龙祥、赵京生及其团队的工作尤其引人注目，如谭源生关于民国时期针灸学之演变的研究[1]、李素云、赵京生关于神经概念引入对经络研究影响的研究[2]等，均有创获。不过，此前对近代针灸学的探讨多聚焦于概念、理论层面，对临床治疗层面的问题较少有专门论述。笔者拟从临床的角度切入，以民国时期的针灸文献为主要材料，对西学引入大背景下近代针灸临床的思维取向、技术特点及其对现代针灸治疗学的影响进行初步探讨，以期对该领域的研究有所贡献，加深对现代针灸学术之源流的理解。

　　需要说明的是，本文所谓思维取向，指的是医家在临床思维活动

---

　　* 杨洁，医师，供职于宁夏第三人民医院。

中、在不同学术观点或体系之间进行选择时所表现出的偏好和倾向。所谓技术特点，指的是近代针灸治疗技术与清以前的古代针灸术之差异。之所以称"西学"而非"西医"，是因为除解剖学、生理学、病理学等西方医学知识之外，对近代针灸产生影响的还有源自西方的物理学、化学、生物学等学说体系，并非"西医"一词所能涵盖。

1 中西并用的思维取向

从文献上看，近代针灸家的临床思维每每呈现出将西学知识与古代中医的传统看法杂合并用的倾向，突出表现在以下三个方面。

1.1 疾病分类命名

如赵尔康在《针灸秘笈纲要》[3]中将疾病分为急性传染病、新陈代谢病、呼吸器病、消化器病等 10 个大类，看似在套用西医的分类法，然而在急性传染病中将"湿温"、"温病"与"鼠疫"、"麻疹"并列，新陈代谢病中列有"消渴"，消化器病中列有"肝气""肝风"，血液及脾病中列有"痰饮"，泌尿生殖器病中列有"癃闭"。这些比较典型地反映了当时针灸医家在疾病分类和命名上中西杂糅的情况。

与此相类，杨医亚在《近世针灸医学全书》中采用西医的疾病分类体系，但每每同时列出与之对应的中医病名，如将"脑贫血"与"晕厥、失神、类中"等古病名对应[4]415，将古病名"脏躁"标注为"歇斯底里、癔病"[4]418。

又如方慎庵[5]436在一则医案中指出："凡手足微麻……引起他症以至不救者甚多，如脑充血、脑裂、心脏病等，在中医医理上追本穷源，皆中风一症之分门别类也。"这些都是中西病名混用的例证。

1.2 病因病理解说

与上述情况不同，承淡安先生的早期著作大多采用传统的中医病名和疾病分类法，但在解说病因病理时常常引入西学知识。例如，在《中国针灸学讲义》[6]中，承淡安对"中风症"的病因病理进行了如下论述："中风症，《素问》名厥巅疾，亦曰大厥……兹据西学解剖所得，方知此病属于脑，谓系脑充血，或贫血，良以脑为神经之总枢……但西学所言系脑病，乃不过由病者之检验而得。其所以致脑病者，则又不能脱离古人所言内气、外风也。"

该篇将始于《素问》的有关风症病因病机的传统看法与西医关于脑部神经血管的知识融通起来。类似的论证方式在民国时期针灸著作中屡见不鲜。

1.3 治疗机理阐释

用解剖学、生理学、细菌学乃至物理学、化学等西学知识阐释针灸治疗的原理和起效机制，是民国时代针灸著作家普遍采用的方式。如张俊义[7]认为："近二十年来，欧美日本研求探讨，悉认为刺激穴道确合于神经反射作用之治病原理，而对于灸之治疗作用及艾之化学作用，亦各有论文发表……针之治愈疾病，其作用有三：曰兴奋，曰制止（镇静或镇痛作用），曰诱导。"李文宪[8]认为："我们不论用针或灸来治病，主要是调整身体内的神经系统调节和管制的机能。"曾天治[9]引用日本学者的观点，认为"因针之金属与身体内之某不明物质之间发生电气，以此电流刺激于身体之神经系或组织，以奏效于疾病"。民国时期针灸文献中，此类提法不胜枚举。

2　新旧并举的技术特点

中西并用的思维取向所造成的影响，并非仅限于疾病认知和机理阐释层面，在临床治疗的技术操作层面也有所反映，突出表现为在施术前准备、取穴、手法等环节上，传统技术与新创技术的参合运用。

2.1 施术前准备

在施术前准备方面，赵尔康[10]主张严格消毒，认为："自显微镜下发见病菌后，消毒之学，日渐注意。……针灸之学，亦复如是，原无消毒之方，是以为新学界不敢尝试。际此东西各国，针灸之盛行，已驾汉医而上，其进展之速，一日千里，而于消毒方面，最为注重者也。"方慎庵[5]262则推崇隔衣下针的古老技艺，认为："吾师黄石屏先生为人治病，亦隔衣下针，无须留意揣量穴道，而自然百无一误……故鄙人平生治病亦遵吾师之法，隔衣下针，并非故为所难，亦由习之既久，反较脱衣为易。此等处可以意会，而不可以言传。"

2.2　取穴

在取穴方面，有些医家既使用传统穴位，也用一些自创的新穴位。1934 年的《针灸杂志》发表了香港医师卢觉愚用针灸治疗突眼性甲状腺肿的一则医案[11]：患者女性，24 岁，越南名妓，"两眼球凸出，状颇骇人，颈侧喉际隆起，坚硬不痛，遍身动脉按之皆鼓击搏指，心悸怔忡，异常难受"，"第一日针大杼、风门、肺俞，第五六颈椎两旁横开各一寸、天突、膻中、尺泽、列缺，第二日针胆俞、脾俞、胃俞、三焦俞、肾俞、大肠俞，第三日针上、次、中、下髎，第四日针气海、关元、足三里、三阴交。施术期中，一日诉胃痛，食入即吐，为加针中脘，一次感冒寒热头痛，加针风池、头维，余日则照上穴轮回针之。三日后，心悸减，上气舒，脉搏缓，胃纳增。七日，诸症更减，眼球收泰半，颈圈小一寸。十二日，眼球复常，颈圈又小半寸，咳嗽上气全治，脉搏九十至。二十日，诸症扫除，惟颈圈小至十三寸而止"。

关于取穴依据，作者解释[11]说："愚之取穴悉依承师所编《中国针灸治疗学》，而参《手术按脊治疗法》（此书为英文本……其术在美国颇行，对于神经系统有关之各种疾病能以手术治愈之。愚曾实习其法，然试之轻病可愈，重病不足恃，惟书中插图极明晰，全脊椎之神经起止交通循行形状，开卷了然如指掌。若能熟识其神经路径，以针灸代其手术，成效必著）。考大杼居胸椎第一节间，风门居第二节间，此两神经直达总气管及左右气管，三椎为肺俞，其神经确直通肺脏，第五、六颈椎两侧之神经，在针灸书似未见述及，而此两神经（左右四支）则直通甲状腺及副甲状腺者。"不难看出，该医师取穴的主要依据是承淡安《中国针灸治疗学》中的传统方案，而"第五六颈椎两旁横开各一寸"这组穴位则是既往针灸书中没有述及、该医师自创的新穴，其取穴依据是认为该部神经直通"甲状腺及副甲状腺"，而且受到了据称流行于美国的按脊治疗法的启发。

2.3 手法

手法方面，在各种传统手法依旧广为传习和应用的同时，一些针灸医家受西学知识影响而创用新的手法，如《高等针灸学讲义·针治学、灸治学》[12]介绍的手法："间歇术：针刺入或在中途间即行拔出，逾相当时间，又复刺入，此方法于血管扩张，筋肉弛缓之目的应用之。回旋术：针刺入时，向左右回旋刺进，拔出时，向发对方回旋拔出，此法在稍稍与以缓刺激时应用之。细振术：针刺中，将针行极微之振动，此法在收缩血管筋肉时应用之。"

即使沿用传统手法，近代针灸医家有时也会提出一些新的技术要求，如曾天治曾发表一则医案[13]："前光华医院院长郑豪先生……今年正月脚肿肚肿，吃药注射一月余不见消，乃延老针灸家吴先生针灸了三天，水肿如故。嗣请我去看吴先生针灸，则见吴先生的针只有五分长，针入后即抽出，刺穴虽多，但未针中神经，并未加补泻手法，且吴先生不行消毒法……吴先生针灸后，郑师母请我批评，我逐一批评，次日郑师母请我为之针灸，计前后六穴……六日后水肿消散痊愈。"报道中，曾天治明确提出要"针中神经"，这显然是不同于古法的新主张。

3 挥之不去的后续影响

近代针灸家的许多想法和做法都对现代针灸学术产生了直接或间接的影响。例如，将中西医疾病分类体系和病名以某种方式对应起来、混合编排的做法，至今未能完全放弃。在 2007 年出版的《针灸治疗学》[14]教材提及的各科病名中，既有痹证、痿证、中风等中医病名，也有三叉神经痛、原发性高血压、低血压症等西医病名。又如，沿神经分布取穴或"针中神经"的做法，在当时看来或许显得另类，但究其理念，与当代自成一家的"神经刺激法"（又称"神经干刺激疗法"）[15]并无二致。

综上可见，在西学东渐、文化维新的大背景下，近代针灸家承古开新，进行了许多有益的探索，使得这一时期的针灸临床实践呈现出中西并用、新旧并举的复杂形态，并对现代针灸学术产生了不可忽视的影响。至今，近代医家试图解决的中西差异、新旧冲突问题仍然横亘于当代人的面前，他们曾经做出的种种尝试，仍然值得我们仔细研究，引为借鉴。

参考文献

［1］谭源生.民国时期针灸学之演变［D］.中国中医科学院硕士学位论文，2006.

［2］李素云、赵京生.西方"nerve"的译入及其对经络研究的影响探源［J］.中国针灸，2011，31（5）：462～466.

［3］赵尔康.针灸秘笈纲要：第四编［M］.上海：上海书店，1948：4～6.

［4］杨医亚.近世针灸医学全书［M］.上海：千顷堂书局，1954.

［5］方慎庵.金针秘传［M］//陆拯.近代中医珍本集成：针灸按摩分册.杭州：浙江科学技术出版社，1994.

［6］承淡安.中国针灸学讲义［M］.苏州：中国针灸学研究社，1952：232.

［7］张俊义.针灸医学大纲［M］.上海：东方医学书局，1939：18.

［8］李文宪.新编实用针灸学［M］.上海：千顷堂书局，1953：5.

［9］曾天治.科学针灸治疗学［M］.重庆：科学针灸医学院，1944：9.

［10］赵尔康.针灸秘笈纲要：第一编［M］.上海：上海书店，1948：19.

［11］卢觉愚.突眼性甲状腺肿病针效之研究［J］.针灸杂志，1934，1（3）：31～37.

［12］缪召予.高等针灸学讲义：针治学［M］.宁波：东方针灸书局，1931：28.

［13］曾天治.由医中西医医不愈之症进而医西医医师［J］.针灸杂志，1934，1（6）：167.

［14］石启才.针灸治疗学［M］.北京：中国中医药出版社，2007：3～7.

［15］黄龙祥.中国针灸刺灸法通鉴［M］.青岛：青岛出版社，2004：293.

近代灸法的学术继承与发展

——以民国期刊《针灸杂志》为例

宋海坡　任宏丽*　段逸山

　　自从人类开始学会使用火，我们的文明就向前迈进了一大步，这也为祖国医学的灸治、熨烫等治疗方法提供了基础。《素问·异法方宜论》载："北方者，天地所闭藏之域也。其地高陵居，风寒冰冽，其民乐野处而乳食。藏寒生满病，其治宜灸。故灸焫者，亦从北方来。"由此说明，灸法最早适用于寒邪所致的疾病。20 世纪 70 年代，在我国长沙马王堆汉墓出土的《足臂十一脉灸经》《阴阳十一脉灸经》，是迄今为止发现最早的关于灸法的专著。随着历代医家的实践，灸治理论日臻完善，同时在实际操作中又开创了隔物灸、蜡灸、熏灸、灯火灸等新方法。清朝末年政府废黜针灸科，导致这段时期针灸发展相对滞缓，1851 年刊行的《神灸经纶》总结了清朝以前灸法的理论与实践工作。清末民初，在西学东渐的大背景下，中西医不断地碰撞交融，随着"废止中医案"，"3·17"沪上全国中医抗争活动，"中央国医馆"设立等一系列事件的发生，中医界同人也渐趋理性，开始反思探索中医自身的生存与发展，《针灸杂志》就是在这样的时代背景下诞生的。

　　《针灸杂志》是由我国近代针灸名家承淡安先生主办，为配合近代第一个针灸研究机构——中国针灸学研究社而创办的学术研讨刊物。1933 年 10 月创刊于江苏无锡，到 1937 年 8 月为避战祸停刊，先

　　*　任宏丽，副教授，供职于上海中医药大学。

后历时 5 年，共出版 35 期。该刊也是我国历史上最早的针灸专业杂志。《针灸杂志》发行的目的"就是介绍研究针灸术的真理和阐扬其学术，直接是谋针灸术复兴，间接是解除民众病苦"。投稿者多为各地社员和针灸医家、学者，所设栏目包括论文、专载、杂著、问答、社友成绩（后更名为"验案""验案汇编"）、医讯（后更名为"社讯新闻"）等。[1]

依托中国针灸学研究社和针灸函授学校，《针灸杂志》真正成为当时针灸医家、针灸爱好者和部分患者沟通交流的舆论平台，影响非常广泛。据统计，《针灸杂志》先后刊载针灸医学文献达 1191 篇，其中涉及灸疗法的专论文章 76 篇，在一定程度上折射出近代灸法的学术发展面貌。兹分述如下。

1 临床的广泛应用

这一时期，灸法在临床广泛运用到内、外、妇、儿、五官等各科，尤其是在传染病与外科疾病方面作用突出。

20 世纪二三十年代，由于民生凋敝，公共卫生环境恶化，如霍乱、痢疾、疟疾、结核等大规模传染病时有暴发，灸法在诊治该类疾病中做出大量积极的尝试。《针灸杂志》1936 年第 3 卷第 9 期《霍乱病之艾灸法》一文，讲到"惟其霍乱之病由于寒。故艾灸治疗霍乱为对症之疗法也。治疗霍乱其灸法当取神阙、阴交、气海、石门（妇女不宜针灸）、关元诸穴"。并引征章太炎、恽铁樵二人之说，阐述治霍乱艾灸神阙以下等穴之原理[2]。邓介豪所撰《灸肺俞命门治疗疟母记》一文用"直接灸"法治愈了缠绵已久的疟母[3]。

同时，此时的医家受到中西医会通学派的影响，开始自觉运用现代生理病理知识诠释灸疗法的临床机理，如姜鑫在《疟疾用艾灸治疗所以有效之研究》一文中指出"艾灸确实为疟疾对症有效之疗法，灸之功用能增加赤白血球也。赤血球增多不至于成衰弱症状，面之青白色，可以转为红滑光润。且白血球亦因灸而增多，脾脏肿大减退，机能恢复，如是白血球制造增多，捕菌之力亦大，病菌慢慢被消灭，而病因此告愈"。[4]此外还有医家在《针灸杂志》上发表文章呼吁提倡预防医学之灸法。当时灸疗法被积极运用到急性传染病的预防和治疗中，为解决民生疾苦做出了相应贡献。

灸法也被广泛应用于外科，主要集中在灸治瘰疬、痔漏、谷槽风等方面。瘰疬一症，又名马刀侠瘿，俗称"疬子颈"或"老鼠疮"，相当于西医的淋巴结核。多见于青少年，好发于颈部、耳后，也有的缠绕颈项，延及锁骨上窝、胸部和腋下。近代医家李剑奇在《针灸杂志》1934年第2卷第2期中介绍了民间老妪治疗瘰疬的方法，影响广泛，之后许多读者纷纷来信问问。该老妪的方法如下：①以绳自中指之中冲穴起至肘尖穴止量之；②以上述说明之绳由长强穴起至绳末为止是为中穴；③另一绳量口角；④以③说明之绳平均横放与第二绳末处各尽处是旁穴（见图1）。艾圆直径5分左右，分别灸之。嘱回家后，将灸起之泡刺破，洗去其水，覆以抹菜油之纸[5]。唐世丞在《针灸杂志》1935年第2卷第4期《关于瘰疬特效灸法之研究》一文中认为该方法与我国古老的"骑竹马灸"法很相似[6]，"骑竹马灸"法最早见于宋陈自明的《外科精要》一书，明万历年间刊行的《针灸大成》中有"骑竹马灸"治疗瘰疬的记载，但非常简略。近代民间的实际运用是对这一古老方法的最好诠释。

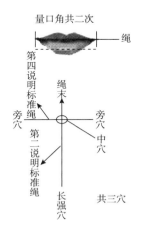

量口角共二次

图1　治瘰疬取穴法

此外，还有很多医家总结了各种临床灸法的心得，如灸治发际疮疡，用大蒜灸，因大蒜能化腐生肌，而忌用姜，因姜能生恶肉，愈后会留下瘢痕，影响美观[7]。

2 灸法的继承与发展

2.1 灸法种类丰富

姜鑫在《针灸种类谈》一文中总结近代灸法的种类，包括直接灸和间接灸，间接灸又分为瘢痕灸和无瘢痕灸，如图2所示，有近20种。

直接灸中补充了桑枝直接灸，而间接灸中将上述的姜灸、蒜灸等划入无瘢痕灸，并增加了蜡灸，将太乙神针灸、雷火针灸、温灸器灸、熨法（含木香饼灸、香附饼灸、葱熨）划入有瘢痕灸。至于将一些隔物灸划入有瘢痕灸，文章认为，虽掭有药物，能减轻病人痛苦，但其热度远达不到直接灸的效果，若想达到必须多灸，壮数多效果才好，所以必溃烂皮肤，生成瘢痕[8]。同时，从期刊所刊载的针灸治疗医案中可以看出，隔物灸和药物灸在这一时期运用较多，技术相对成熟。

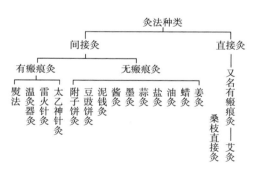

图 2　灸法种类

此外，还出现了"观音艾"和"念盈药针"。观音艾主要用于治疗诸瘫痪、骨痛、诸风等病症，其组成为川乌五钱、草乌五钱、太子参钱半另包、朱砂五钱、香油五钱另壶，共为细末未过筛。制法以香油锅中先入太子参微火煮，后加各药粉即倾入盆内约一尺厚，使凝如片而储用。

用时于患者需灸部位，预贴上薄姜片或蒜片，片上放置艾，以明火燃之[9]。"念盈药针"是承淡安先生从日本归国之后所发明，为纪念其父亲（名梦琴，字念盈），故名念盈药针。两者都是药物灸的具体运用，与太乙神针灸和雷火针灸同属一类。

2.2　灸具的创新发展

当时温灸发展非常迅速，温灸器械也层出不穷，当时的中国针灸学校所使用的式样为金属制圆筒形，里面有气室、送气管、送气球、排气室、排气管，下部为木制，内部为药室器之中央直径，为艾之燃烧处，器之中腰有木制之柄，施术时，术者左手握持其柄，右手压动送气球，频频将气送入，艾燃着后装进，得气之吹送，乃燃着不熄，热度可以自由调节，患者感觉舒服且可以独自使用[10]。

3　灸治验方举隅

3.1　灸治疟母案[11]

病人邱某，26岁。病因：寒邪内伏于脾经，先时病疟疾已半年，曾服鸡纳霜而愈。疟愈后不数日，左胁下闷，有块。病象：饮食无味，面黄，舌淡，脉沉细。诊断：因内伏寒邪未尽，以鸡纳霜截之，而邪则结于脾脏。治疗：针章门并块之头尾，灸脾俞7壮、痞根14壮及块上14壮，3次而愈。

3.2　灸治格阳症[12]

熊壮夫，20岁，秋间自省患痢疾，治愈半月，又染外邪，发热不止，卧床达二十日，更医多人，表散清凉，服遍不效。家人哭泣无主，其戚知生（指医案作者湖南医家周午池）习针灸，夜间促诊。脉虚浮肌瘦，身热而不去衣被、吸微而异常烦躁，断为格阳不入。拟与通脉加胆汁，顾夜深难觅猪胆，乃于关元、气海两穴，灸数十壮。随灸随睡。翌晨，病者醒，自言昨夜艾火有功，今早人好过。复诊，脉细热退，病愈大半。进前方及温补助治，体壮复原。

4 结语

综合上述，近代医家在灸法诊疗疾病方面，做出了积极的贡献，特别是在防治急性传染病、外科疾病等方面，为现代临床积累了宝贵的经验。同时，受中西医会通派的影响，民国时期，一些医家开始运用西医生理病理知识来探讨灸法原理，并提出许多新的见解，在灸法的继承发展和灸具的创新方面，也做出了有益的尝试，为现代临床的灸法诊疗提供了宝贵的第一手资料。

参考文献

[1] 徐平.《针灸杂志》提要［M］//中国近代中医药期刊汇编总目提要.上海：上海辞书出版社，2012：258～262.

[2] 姜鑫.霍乱病之艾灸法［J］.针灸杂志，1936，3（9）：23～27.

[3] 邓介豪.灸肺俞命门治疗疟母记［J］.针灸杂志，1936，3（7）：49～50.

[4] 姜鑫.疟疾用艾灸治疗所以有效之研究［J］.针灸杂志，1935，3（2）：306～307.

[5] 李剑奇.致各同学书——说明瘰疬之灸法［J］.针灸杂志，1934，2（2）：38～39.

[6] 唐世丞.关于瘰疬特效灸法之研究［J］.针灸杂志，1935，2（4）：229～230.

[7] 黄云龙.疮疡艾灸之功效［J］.针灸杂志，1935，2（6）：281～282.

[8] 姜鑫.针灸种类谈［J］.针灸杂志，1936，4（1）：39～44.

[9] 王霸武，杨谨臣.观音艾制法［J］.针灸杂志，1937，4（4）：46.

[10] 承淡安.灸科学［J］.针灸杂志，1935，2（5）：7～12.

[11] 何崇礼.验案四则［J］.针灸杂志，1937，4（4）：59～60.

[12] 周午池.一艾之微能续一线之祀［J］.针灸杂志，1934，1（3）：69.

论疾病分类法对民国时期针灸治疗学的影响

杨　洁

　　关于现代医学的引入对民国时期（1912～1949 年）针灸学的影响，学界已开展了比较深入的研究。然而，这类研究多集中在针灸理论方面如经络学、腧穴学和刺法、灸法等，而对经络理论的认识和理解则侧重于从血管、肌肉等角度来探究经络实质等，少有涉及针灸治疗学疾病分类相关内容，笔者拟从现代医学疾病分类法作为切入点，以民国时期针灸著作为依据，采用文献分析的方法，就现代医学的引入对民国时期针灸治疗学理论和技术产生的影响进行初步探讨。

1　问题的提出

　　疾病分类是针灸治疗学中不可或缺的内容。针灸古医籍著作多以中医证候作为疾病分类依据，如代表我国针灸学成就的针灸学专著《针灸甲乙经》及《针灸素难要旨》等针灸著作，均是以证候作为疾病分类依据的；而现行针灸学著作中，则是按照现代医学疾病分类法进行疾病分类，如王启才《针灸治疗学》[1] 按照内科病症、儿科病症、妇科病症、外科病症、骨伤科病症、皮肤科病症、五官科病症、急性病症等学科进行疾病分类，每一学科分类中均出现了中医学病名和现代医学病名的混杂，如内科病症中还有痹证、痿证、中风等中医学病名；石学敏《针灸学》[2] 也是按照头面躯体痛证、内科病证、妇儿科病证、皮肤骨伤科病证、五官科病证、急症等进行分类。其中，头面躯体痛证部分包括痹证和坐骨神经痛，痹证是中医学病名，而坐骨神经痛是症状，属现代医学命名。

针灸学中这种中医学、现代医学病名同时出现的情况是从什么时候开始的？当时的现状及原因如何？有什么利和弊呢？有必要对上述问题进行探讨及分析。

2 民国时期针灸文献中的疾病分类法

西方医学是以古希腊、罗马医学为基础，伴随自然科学的进步逐渐形成和发展的。从 19 世纪末 20 世纪初开始，由于基础医学的推动和技术的改进，西方医学有了明显的进步，并逐步传播到我国。由于西方医学是建立在近代自然科学基础上的，它的传入客观上为我国带来了新的科学知识和方法，中西医理论和实践融会贯通的现象也逐渐产生，西医疾病分类法也被逐渐应用于针灸治疗学中，出现了中医、西医和中西医混合三种分类法并存的现象。

2.1 中医传统分类方法

民国时期，我国曾出现不少针灸学著作，这些著作中疾病分类的方法标准不一，往往以这几种中医传统疾病分类法出现。

（1）病因分类法

如承淡安《中国针灸治疗学》[3]，按中医病因进行分类：伤寒门、温热病门、暑病门、霍乱门、中风门等，其中伤寒门又按太阳病、阳明病、少阳病、太阴病、少阴病和厥阴病的伤寒六经辨证分类。

（2）病位分类法

承淡安在另一著作《针灸薪传集》[4]中又以病位为分类依据：如头面部、胸腹部、腰背部、四肢部。邓宪章编著的《针灸医案》（1933年）[5]也基本以部位进行分类：头面咽喉颈项门、眼耳鼻口门、胸腹肿胀门、手足腰腋门。

（3）病证分类法

李文宪编著的《针灸精粹》（1932 年）是以咳嗽、哮喘、呕吐秽、泄泻、遗精等中医病证进行分类的[6]。此书没有系统的分类方法，只是按照病名罗列。可见此时期中医传统分类法较为杂乱。

2.2 按西医方法分类

此类针灸文献多采用西医的系统分类方法，如曾天治编著的《科学针灸治疗学》（1944 年），将疾病分为呼吸系统病、传染病、循环器病、神经系统病、妇科病、儿科病、维他命缺乏病、消化器病、泌尿器病、花柳病、运动器病、眼疾患、耳疾患、皮肤病、内分泌腺病、产科病、新陈代谢病等[7]，此书借鉴了西医的系统分类法。杨医亚《近世针灸医学全书》将疾病按照循环器疾患、呼吸器疾患、消化器疾患、泌尿器疾患、运动器疾患、神经系统疾患等进行分类，其中，呼吸系统病又按照鼻、副鼻腔、喉、气管及支气管、肺脏进行分类[8]，与现有的西医内科学分类方法不尽相同。

2.3 按照中医和西医病名混合的形式进行分类

此时期部分医家认为，西医的分类方法较中医更合乎科学，故出现了以西医为主杂以中医的分类方法。如赵尔康《针灸秘笈纲要》[9]，在第四编"治疗学"中将疾病分为以下几部分进行介绍，即甲：急性传染病，并以伤寒、湿温、热病、温病、感冒、破伤风、鼠疫、麻疹等为节分别叙述；乙：新陈代谢病，分为消渴、汗病、痹病三节分别介绍；丙：呼吸器病，分鼻病、咽痛、劳病、胁痛；丁：消化器病，分口病、舌病、伤食、肝气、肝风、痔病等节；戊：循环器病，分怔忡一节介绍；己：血液及脾病，分瘀血、痰饮、发斑等节介绍；庚：神经系统病，分中风、牙痛、健忘、耳鸣等节介绍；辛：泌尿生殖器病，分肿病、癃闭、血崩、阴痿、疝气等节介绍；壬：运动器病，分痿症一节介绍。杂病部分分为：头风、口眼歪斜、痛经、疳积、脱肛、腿游风、膝眼风、鹤膝风、疔疮等节介绍。可见赵尔康主要以西医的系统分类法进行分类，而每节的病种则以中医证候进行分类。

另外，此时期还出现了以中医的分类方法为主，但也有西医疾病名称的情况，如方慎庵《金针秘传》[10]第十章"针验摘录"提到的疾病如肾不纳气等，也有盲肠炎等西医病名，和臂病、手麻、胸痛、腰痛等西医症状的分类方法。

3 成因分析

从以上现象可知，民国时期针灸治疗学疾病分类法出现了从传统向现代的转变，并有中医西医理念和方法并存且较为混乱的情况。为什么会产生这些现象呢？

3.1 "中医科学化"论争的影响

清末，我国医界出现了"科学"这一名词，用来称西医学为科学的医学。1930 年，中央国医馆成立，之后"中医科学化"即被正式提出；随着"中医科学化"的呼声越来越高，一部分人在赞成"中医科学化"的同时，提出废止中医的观点。这一极端观点遭到中医界人士的强烈反对和驳斥，这场旷日持久的论争虽然以中医界的胜利而告终，但要用"西医改造中医"的观点无疑对针灸界产生了影响。这种影响主要体现在参合西医知识，对经络理论进行了有别于传统的解读和阐释，对经络理论的理解和认识发生了明显变化[11]。此外，有些学者还冠以"科学"二字，重新编写针灸著作，如曾天治主编的《科学针灸治疗学》，明确对"传统针灸学"提出质疑，认为"（中医）病与症常分辨不开，疾病之病灶、原因、证候、治疗方法等，简略到莫名其妙，……又根据临床经验，从新选择，且以病为经，把解剖生理病理治疗方法一炉而治"[7]，用西医"病"的理念，以及病灶、原因甚至解剖生理、病理对中医进行"科学"解释，在该书中有明显的体现。同时也影响到其他学者。

3.2 中西医会通思潮的影响

清代晚期，西医学在我国逐渐发展，并受到政府及国人的普遍重视；中医队伍中具有改革精神的进步医家，认识到中西医各有所长，试图把两种学术加以会通，从而提出了一系列会通中西医的见解，逐渐形成了中西医会通思潮和学派。而在针灸界亦倡导和主张中西医会通的医学家有承淡安、罗兆琚、曾天治等。他们的著作达 39 种，占民国针灸著作的 18%，并主办民国时期影响最大的针灸专业期刊《针灸杂志》，在当时针灸界起到了主导作用，他们的学术思想自然而然会影响到中国针灸界。

3.3 中医疾病名"废""存"论争的影响

1931 年，中央国医馆发布了《中央国医馆学术管理委员会统一病名建议书》、《中央国医馆审定病名凡例》及《中央国医馆审定病名录》，这些文件具有类似法规的地位和性质，认为中医病名不科学，病名必须以西医病名为统一标准。1932 年初，陆渊雷代表中央国医馆学术整理委员会拟定《国医药学术整理大纲草案》，整理宗旨是将国医方法部分加入科学合理的说明。这些举措和口号因遭到以恽铁樵等医学大家为主的中医界人士强烈反对而未果，但这种思潮和观念无疑对针灸界人士产生了较大影响。

3.4 中医"自我调适"思想的影响

民国中期，随着"中医科学化"口号的提出和中西医会通思潮的产生，中医界进行"自我调适"也成为一种思潮。一些有识之士在强烈反对中医科学化、抵制废止中医的同时，也在中医教育的方式和学术上进行自我调适，恽铁樵主张"不能使西医同化中医，只能取西医学补助中医"。方药中明确申明："我不反对中国医学需要整理，但我反对中医科学化，我更不反对中国医学应该尽量用西洋医学来帮助我们迎合时代，在学理上能做积极的解释。"

3.5 个人因素的影响

除此之外，疾病分类法多元化产生的原因还与作者个人因素如经历、学术思想及学术地位等有关，如民国针灸界的澄江学派领袖承淡安先生（1899～1957 年），早年留学日本，学成归来后，吸取日本发展针灸的有益经验，著有《中国针灸治疗学》；其弟子罗兆琚先生也著有《新著中国针灸外科治疗学》，曾天治著有《科学针灸治疗学》，赵尔康著有《针灸秘笈纲要》等，这些作者均为澄江学派骨干人物，在学术上主张中西医会通，且在当时的针灸界占主导地位，其对疾病分类法混杂的出现有一定的影响。

4 讨论

疾病分类学是一门根据统计学原理对疾病术语进行统一分类的学科。疾病术语的分类和命名反映了医学科学的发展水平，是临床医学体系的基本构架和主干部分。中医学对疾病术语分类学的完善与规范逐渐形成独特的体系，针灸学作为中医学的重要组成部分也在参照或照搬使用。自西学东渐以来，中医针灸学逐渐受到西方医学的影响，尤其是民国时期，因针灸界中西医会通学派以及具有革新进步思想的澄江学派在针灸界占据主导地位，在当时"中医科学化"和中医疾病名"废""存"论争中，受中医自我调适思潮及作者个人经历、学术思想及学术地位的影响，针灸治疗学疾病分类法也出现了以"中医命名"、"西医命名"和"中西医命名混合"的现象，这既是当时特定历史背景所致，也在客观上为我国近现代针灸治疗学学术发展产生了积极的影响。

目前，中医和针灸学疾病分类法尚不规范，有的按内、儿、妇、外、骨伤、皮肤、五官、急性病症等学科分类，也有的按脏腑分类，如称心病、肝痛等，而每一种分类中均出现了中医病名与西医病名混合的情况，这种分类法在临床上虽有其方便之处，但逻辑上有内在矛盾，且较杂乱及不统一，这些情况除影响临床治疗、病案统计、科研及教学外，还影响与国际接轨，不利于自身学术的发展。近年来，一些学者认为，中医学要发展，走出自己的束缚，应将中医疾病分类编入 ICD - 9系统，或在诊断上采用与西医完全相同的标准[12]，或中医疾病诊断应有自己独立的分类体系[13]。笔者认为，针灸疾病分类学应隶属中医学，应有中医针灸学自主统一独立的分类体系。可用 ICD - 9系统以混合轴心法为基础，对中医针灸治疗学进行分类，即一级类目按学科分，二级和三级类目按病位、病性分的分类法进行分类较为适宜。

总之，我国民国时期，由于西医东渐的影响，针灸理论与治疗学由传统向近现代发生了较大转变，而疾病分类法也出现了多元化的现象，且一直持续到现在。之所以出现上述情况，主要是因为没有统一的划分标准和分类依据，没有严格而合理的范围，没有合宜的轴心系统作为框架和骨干。因此，中医针灸疾病分类体系的重新建立将有利于中国针灸与国际接轨，同时又有别于现代医学，是我们今后研究和努力的方向。

参考文献

［1］王启才.针灸治疗学［M］.北京：中国中医药出版社，2007：3～7.

［2］石学敏.针灸学・目录［M］.北京：中国中医药出版社，2002：11～12.

［3］承淡安.中国针灸治疗学［M］.赵洛，连智华点校，福州：福建科学技术出版社，2006：6～13.

［4］承淡安.针灸薪传集［M］.汤晓龙点校，福州：福建科学技术出版社，2008：2～3.

［5］邓宪章.针灸医案［M］.北京：天华馆，1934：5～8.

［6］李文宪.针灸精粹［M］.上海：中华书局，1932：6～9.

［7］曾天治.科学针灸治疗学・自序［M］.重庆：科学针灸医学院铅印，1944：1～2.

［8］杨医亚.近世针灸医学全书［M］.上海：千顷堂书局，1954：4～6.

［9］赵尔康.针灸秘笈纲要・目次［M］.无锡：中华针灸学社，1948：4～6.

［10］方慎庵.金针秘传［M］.合肥：医学回澜社，1937：5.

［11］李素云.明清西医东渐背景下经络理论的解读［D］.中国中医科学院博士学位论文，2009：1～6.

［12］杨缙，宋立富.中医疾病如何纳入 ICD 体系［J］.中国卫生统计，1996，13（2）：57～58.

［13］张萍.浅谈中医疾病诊断应有独立的分类体系和编码［J］.中国医院统计，2000，7（1）：59.

近现代针灸科学化实践与转向

—— 以朱琏为中心

张树剑

厘清近现代针灸学术思想的变迁与转折，是准确理解针灸理论之所必须，笔者拟从近现代针灸家朱琏的学术思想中觅得踪迹。

目前，对于近现代针灸学术理论的走向已有部分学者做出了有价值的研究，有代表性的是张建斌等发表的《以旧学为根据，用科学作化身——民国时期澄江针灸学派科学化实践探析》[1]，以承淡安所代表的澄江针灸学派为研究对象，对该学派在民国时期主动探求针灸科学化的道路作出分析；李素云的《解读的异化——西学影响下的针灸理论演变》[2]以及《近代针灸理论演变中的西医影响研究》[3]两文涉及了针灸理论在西学影响下的转变轨迹，相关研究亦体现在其著作《西医东传与针灸理论认识之演变》[4]中；此外，谭源生的硕士学位论文《民国时期针灸学之演变》[5]，亦对民国的背景与针灸理论的变迁作了一定程度的解读。相对来讲，对近代针灸医家朱琏的研究目前较少，主要研究集中在朱琏学术思想的总结以及部分纪念文章，代表作如韦立富等《现代针灸学家朱琏学术思想简介》[6]，马兰萍《新中国针灸学的开拓与革新者——记中国中医科学院针灸研究所创建人朱琏同志》[7]，但是结合学术史与近现代针灸理论的变迁轨迹对朱琏的研究，目前尚少见学者关注。

朱琏（1909～1978年），字景雩，出生于江苏省溧阳县。早年毕业于苏州志华产科学院，并长期从事妇产科工作，1944年在延安跟随任作田老中医学习针灸，从此走上针灸临床、科研与教育之路。1948年，朱琏在河北省平山县创办了华北卫生学校，设有专门的针灸训练班，朱琏自己编写讲义。中华人民共和国成立后，朱琏任中国中医研究院（中国中医科学院前身）针灸研究所第一任所长，倡导针灸科学研究，并在针灸训练班讲义的基础上编辑成书《新针灸学》。《新针灸学》是中华人民共和国成立后出版的代表性针灸学专著，先后被翻译为朝鲜、苏联、越南等多国语言，在国际上有较大影响。

本文以朱琏这一近现代针灸学界的代表人物的学术思想轨迹为中心，探索近现代针灸学术理论与思想的转折。

1 金凤汉事件中朱琏的态度

1961 年，朝鲜科学家金凤汉声称发现了经络的实体，两年后又发表题为《关于经络系统》的长篇报告，宣称他发现了与中国古代经络经穴相对应的解剖结构，并命名为凤汉系统，包括"凤汉管"和"凤汉小体"。该报告被该年度《人民日报》[8]全文转载，并作了题为《为朝鲜科学研究的卓越成就欢呼》的评论[9]，卫生部中医研究院也发去贺电[10]。但是经过包括中国在内的多国科学家的验证性实验，最终无法重复金凤汉的实验结果。虽然近年来有人对该事件又提出新的认识，认为当年"凤汉学说"的实验结果在当时不能被其他研究团队追溯再现，主要是由于当时科技的条件限制、缺乏来自国际学术界的认同和朝鲜方面的技术细则保密[11]。但是学界的基本观点还是不能认同所谓的凤汉小体与经络系统存在关系。

就在国内媒体"为朝鲜科学研究的卓越成就欢呼"时，作为国内针灸界代表学者，朱琏却提出不同看法。据其共事多年的同事薛崇成[12]回忆："当所谓金凤汉发现经络结构的事件被报道后，影响很大。有人希望她最好给金去一电报祝贺，朱琏同志却拒绝了这位好友的建议，她说：'我倒要看金凤汉如何下台。'事实验证了她的判断。"那么，这样一件在当时貌似极大地鼓舞人心的事，为什么中国医生朱琏却明确地表示了否定态度？朱琏所作出的基本判断的根据是什么？

2 朱琏的学术背景与基本学术思想

朱琏 1927～1930 年就读于苏州志华产科学院，毕业后曾于上海普善医院妇产科工作。朱琏在妇产科专业造诣应该是比较高的。据王旭等整理的回忆录《朱琏同志在石家庄》[13] 所述，1936 年 3 月，朱琏在石家庄西衡街北口路西成立了"朱琏诊所"，当时请朱琏接生、看病的人很多，一些上层人物的家属有了病或者生孩子也愿意找朱琏。1944 年，朱琏在陕北向老中医任作田学习针灸，第二年即积极投入针灸的临床试验中，为自己施针，治愈了自己的坐骨神经痛。1948 年冬季，朱琏创办了华北卫生学校，内分 4 个训练班：医生班、妇婴卫生班、助产班与针灸班，其中针灸班的针灸课由其亲自执教[14]自序。1951 年，"中央人民政府卫生部针灸疗法实验所"成立，朱琏任所长。1955 年中医研究院成立，"中央人民政府卫生部针灸疗法实验所"并入中医研究院，更名为"中医研究院针灸研究所"，朱琏任所长。朱琏在其针灸职业生涯中，一直注重对针灸机制的探索，早在"针灸疗法实验所"时期，朱琏就发表了探讨针灸机制的学术论文《针灸疗法的重要性及其原理》，并和同事们与北京大学医学院、北大结核病院、北京协和医院等机构合作开展针灸对补体的影响以及针灸抗疟研究等[15]。

可见，朱琏的学术背景中中西兼备，早年的妇产科医学教育为其打下了较为扎实的现代医学基础，学习针灸后，不但在临床上身体力行，而且积极开展针灸实验研究。追踪朱琏的教育与学术经历，是分析其学术思想与态度的基础。

朱琏的学术思想集中体现在其代表作《新针灸学》中。朱琏的同事，中国中医研究院（中国中医科学院的前身）第一任院长鲁之俊评价《新针灸学》："这是解放后运用现代医学观点和方法，摸索提高针灸临床技术与科学原理的第一部针灸著作。"[16] 《新针灸学》不同于传统的针灸著作，之所以名之为"新针灸学"，在该书第三版序言中有这样的叙述，"针灸医学自有记载以来，上溯《内经》，下至近代，举凡著作的基本论点大体相同，多因袭旧论。像朱琏同志这样从实践出发，结合古今医学理论而有所创新，自成体系，应当说是开辟了针灸学的一个新阶段，因而称之为'新针灸学'是名副其实的"[14]。

朱琏对针灸学理论阐述的基本立论是神经学说，她在《新针灸学》"针灸为什么能治病"一章中开宗明义，"针灸所以能治病，主要是由于激发和调整机体内部神经系统的调节机能和管制机能"[14]11。

在阐述针灸治病的关键时，"针或灸的刺激，作用于一定部位的皮肤和深部的神经结构，它的反射路径可能既通过躯体神经系，又通过植物神经系。但不论它如何通过法，要对疾病的治疗发生作用，在通常情况下，就必需有中枢神经的最高级部分——大脑皮层的指挥或参与"[14]11。

对经络与腧穴的态度，朱琏也与传统不同。元明以降，针灸学理论基本上已将经络与腧穴结合起来论述，言腧穴必言经络，而且将修习经络循行作为学习针灸的必进之阶。然而，在朱琏的《新针灸学》中，仅仅在第四篇"孔穴"的总论部分极其简要地说明了古代针灸医书上的经穴排列顺序，附仿明代版本的十四经循行图，其余再不言传统经络。朱琏说，"根据我们的临床体会，我国古传的经穴虽然分属十四经，但其所在部位，大都符合人体神经系统的解剖情况"[14]68。同时，《新针灸学》没有分经描述穴位，而是分部叙述。该书的第四篇"孔穴"，将穴位分为头部与颈部、背部和肩胛部、胸部、腹部、上肢部、下肢部等6节分别描述，每一部分的穴位按照体表标志、"等分计量折量法"与国际标准长度计量单位结合进一步画线分区，并描述定位。比如在头部与颈部区，朱琏将其分为头顶部正中线、头顶部第一侧线、头顶部第二侧线、头顶部第三侧线、眼区、耳区、口鼻区、颞区、颊区、颈前区、颈后区等11个部分。

在穴位的定位上，朱琏亦摒弃了古书中的同身寸法，而是按照体表标志、"等分计量折量法"与国际标准长度计量单位结合来取穴。比如眼区的穴位定位：睛明，在目内眦旁侧约0.3厘米处；下睛明，在目内眦直下0.3厘米处；瞳子髎，在目外眦旁侧约0.6厘米的骨缘凹陷处。穴位的针刺深度，朱琏亦采用国际标准长度单位，如睛明，针0.7厘米深；下睛明，针1厘米深；瞳子髎，针0.3厘米深。这样的处理方式反映了朱琏对针灸理论基础的理解，据薛崇成教授回忆，朱琏一向不认为有神经与血管之外的经络结构存在[12]。

另外，《新针灸学》第六篇是治疗部分，对病症的分类与描述也与传统中医的病症分类方式不同，而采用现代医学对疾病的分类方式，共分为传染性疾病、内科疾病、神经精神科疾病、外科疾病、产科疾病、妇科疾病、小儿科疾病、眼科疾病、耳鼻喉科疾病、口腔科疾病、皮肤科疾病等，对每一科疾病的概论与症状也是以现代医学语言来阐述。

如此，由《新针灸学》集中表现出的朱琏的学术思想与传统的中医针灸医生有着很大的区别。这一表面上标新立异的观点与其所受教育和学术背景有很大关系。用通俗的话说，朱琏是一位西医学习中医的医生，早年所受的西医学教育是朱琏医学思想的基础。

笔者曾赴江苏溧阳对朱琏的家中晚辈以及当年的邻居作过采访，并结合相关材料，了解到朱琏是一位性情刚直的人。她从一开始就坚持用现代医学的原理来解释针灸，对于传统解释不予采信，在《新针灸学》"自序"中说："这以后我遇到一针见效的病越多，我就越觉难以解释了……在这期间，我想找书参考，可是找不到。之后去请教能针灸的中医先生，他们又认为要懂针灸，必须熟悉'阴阳辨证''子午流注''九补六泻'等方法。同西医去谈论谈论吧，得到的回答有两种：一种是认为值得研究，既能治病，就一定有科学道理，可是现在没时间去研究；另一种是'哼，有这个事情？'，不发表任何意见。徘徊苦恼，最后自己给自己下了个决心，不管它理论通不通，能治好病就干起来再说。"[14]自序揣摩这段话的话外音，当然是说明作者对"中医先生"的观点是不认同的。

朱琏一直以来的梦想就是探求针灸的科学原理，这不仅仅在《新针灸学》中得以体现，更贯穿于其组建卫生部针灸疗法实验所及针灸研究所，并进行针灸科学实验的过程中。也就是说，朱琏的针灸实践中有着鲜明的科学化色彩。据鲁之俊回忆，在针灸研究所草创时期，"在她的领导与规划下，针灸研究所为探求针灸医疗的科学原理，开展了生理实验、生化实验、免疫实验等科研项目，成效卓著"[14]鲁之俊跋。

朱琏以西医学为基础，接纳了中医学的知识，在临床上尝到了甜头，但对于中医学的学理却是避而不谈，较为纯粹地运用解剖学、生理学去解释针灸的临床现象，是一种比较彻底的针灸科学化的实践，在针灸机制中，尤其注重神经的作用。如今，在数十年针灸基础科研的基础上，针灸学术界对于神经机制是一种重要针灸效应机制的观点基本上是认同的。

中国中医科学院的专家也由此将朱琏开创的针灸实验学派称为"针灸神经学派"（注：针灸神经学派，现在尚无专论，但是在 2009 年朱琏诞生 100 周年的清明节，中国中医科学院针灸研究所的部分专家赴河北石家庄朱琏墓地祭奠时，曾献一副挽联：一生求索开创针灸研究千秋功业，百年师承标新神经学派芳古英名）。

3 不谋而合的针灸科学化实践

鲁之俊长期与朱琏共事，其教育背景及工作经历与朱琏的经历很相似。鲁之俊早年毕业于北平陆军军医学校，20 世纪 40 年代在陕北与朱琏一起向老中医任作田学习针灸，中医研究院成立后任第一任院长。所以，分析鲁之俊的针灸思想有助于更为透彻地理解朱琏。1950 年鲁之俊出版《新编针灸学》一书。在其自序《编者的话》中较为明确地阐明了作者针灸科学化的立场，"（中国旧有的医学）文字的记载很深奥，理论又极其玄妙，使学的人，越看越糊涂，因而，有的望而生畏，不学了；有的迷信着它无批判的全部接受了……（本书）解剖名称已改为现在的科学名词，把'经、脉'都不用，病名也同样采用了现代医学上的名称，使它逐步的走向科学化的道路，给后学者解决一些困难。但其中关于刺激点的名称，还未想到更恰当的代替名称，因为名称相当多，在初学者是会感到难记的。若干名词，如命门、灵台、神堂等，还包含着迷信色彩，这需要请大家慢慢的来更改了，因为这些名词已沿用了几千年，必须要找到更合适的名称来代替"[17]。本书绝口不讲经脉，也不提腧穴，将腧穴用刺激点来名之。可以说，鲁之俊的针灸思想与朱琏极为相似，也是"新针灸学"的代表人物。

鲁之俊在向任作田老中医学习针灸时，读过当时著名针灸医家承淡安的著作。据鲁之俊的夫人汪丝益口述，1945年春节过后，鲁之俊每日骑马往返于医院驻地刘万家沟与延安城关任作田诊所之间，随任老先生临诊，同时鲁之俊找总后勤部叶季壮部长要了几块银圆，请任老托人打成不同规格的毫针，并将任老仅有的承淡安写的两册针灸书籍借回抄录[18]。朱琏与鲁之俊同时向任作田学习针灸，应该也读过承淡安的著作，在《新针灸学》"自序"中也提到"日本热心于针灸研究的医学者，把针灸分为针科学与灸科学，认为两者各有治内外各症的效用"[14]自序。

主张针灸分为针科学与灸科学的国内医家代表人物即是承淡安。考察民国时期国内最有影响力的针灸医家之一承淡安，其学术思想和针灸观念与朱琏的针灸科学化的思路亦有一定的异曲同工之处。

以针刺补泻手法的描述为例，承淡安与朱琏作为民国时期中国南北两位最具代表性的针灸医家，不约而同地承接了日本学者对针刺补泻的新解释。

朱琏将刺激的手法，依刺激强度、时间长短和患者感觉的轻重等因素分为两种：一种是刺激量较大、时间较长、患者感觉较重的方法，称为强刺激，对于身体的机能亢进现象，可以起到镇静、缓解、制止和增强正常抑制的作用，因而又被称为"抑制法"；另一种是相反的，刺激量不大，时间不长，患者的感觉也不太重，称为弱刺激，它对于身体机能衰退现象，可以起到促进生活机能、解除过度抑制、唤起正常兴奋的作用，因而又被称为"兴奋法"[14]11。承淡安游学日本回国后著有《中国针灸学讲义》，该书在"刺针之目的"一节中叙述针刺的效应："（刺针之目的）再言之，兴奋、制止、诱导三种之方法而已。兴奋法者，专应用于生活机能减弱之疾病，如肺萎、肝虚、肾衰、筋骨麻木等，所谓虚则补之者。对于此类之疾病，与以轻微之刺激，兴奋其各组织之神经，鼓动其生活之机能，以达疗治之法也……制止法者，与兴奋法绝然反对，对应用于生活机能之亢进所发生之疾病，如知觉神经过敏，发生疼痛；运动神经过兴奋，发生痉挛；内脏神经太旺盛，发生某种分泌过多。宜与强力之刺激，以制止之、镇静之、缓解之之法也，即内经所谓实则泻之、邪胜则虚之之法也……诱导法者，即头有疾，取之足，于距离患部之处，与以刺激，使其部血管扩张，导去其患部之充血郁血，或病之渗出物，以达疗治之目的，所谓微者随之之法也"[19]7-8。早在1931年，张俊义等译述了日本延命山针灸专门学院系列讲义《高等针灸学讲义》，在该系列讲义《高等针灸学讲义·针治学、灸治学》一书"针之生理的作用"一节中，"针以治愈疾病，其作用有三。第一兴奋作用，第二制止作用（镇静或镇痛作用），第三诱导作用……（一）兴奋作用：对于身体各机关之作用衰弱或麻痹者，与以兴奋……（二）制止作用：筋肉、神经、腺（分泌机）等之兴奋，或血管扩张，血液之组织灌溉旺盛（例如起炎症等时）等，与以镇静缓解收缩作用……（三）诱导作用：隔离患部而从其他部位刺针，以刺激末梢神经，引起血管神经作用，导血液于其部位"[20]。由上可见，朱琏与承淡安对于针刺补泻的认识与日本学者的观点相似，不约而同地对传统的针刺补泻学说作了扬弃，而承淡安的论述更是与《高等针灸学讲义》直接相承。据当今学者[4]123-124考察，以兴奋、制止（镇静）、诱导三种作用来理解传统的针刺补泻学说在当时广受关注，并逐渐成为民国时期对针刺作用分类的一种普遍认识。

除上述对刺法的陈述之外，承氏对腧穴的认识也表现出较为明显的近代化倾向。其一，承淡安较早地在腧穴定位中引入解剖学成果，《中国针灸治疗学》《中国针灸学讲义》《中国针灸学》等书中对每个腧穴的部位（定位）、局部解剖等逐一论述，在《中国针灸治疗学》增列了人体骨骼图、人体肌肉图、人体血管图、人体神经分布图，按解剖部位标记各腧穴的位置。其二，承淡安对腧穴的解释也是"刺激点"。

在《中国针灸学讲义》中承氏谓："穴者，为调整或预防脏腑百骸各种组织，发生变态时之刺激点耳"[19]51。其在后期著作《中国针灸学》进一步说明了穴位的作用机制，"自近年苏联巴甫洛夫氏发表高级神经生理活动学说之后，亦足以证明经穴刺激点之刺激，反射大脑皮质，发生调整措施，传导组织起调整运动而达症状解除为可信"[21]。

与承淡安长期共事的邱茂良在1952年编著《针灸与科学》，由中国针灸学研究社发行，出版者为承淡安的夫人姜怀琳，该书作者在书的弁言[22]中说，"本书命名《针灸与科学》，所以表明针灸学术深合科学，藉以唤起我医界同志团结一致，响应政府'中医科学化'的号召，努力发掘针灸学的真理，使成为科学化的新针灸学，非本书内容尽合科学原则也。所谓'中医科学化'，是将中医原有的学术，取其切实有用的部分应用科学原则，加以整理解释，而捐弃其空洞玄说是也；至于一部分医学上之术语与代名词，似宜暂时保存，使读者易于了解，故本书仍沿用之"。承淡安的弟子之一曾天治长期行医于两广与香港等地，于1939年在香港创办"科学针灸医学院"，其著作《科学针灸治疗学》，广泛参照人体解剖学、生理学、病理学等西方医学经典，用大量篇幅分析针灸治病的原理，从"荷尔蒙""内分泌"等角度详细阐述了针灸的"兴奋""沉静""诱导"作用，论述了针灸对血管、脉搏、肌肉收缩以及新陈代谢等作用[23]。该书之书名冠以"科学"两字，足见作者立场。

从以上看，在民国至中华人民共和国成立早期，针灸学者对针灸摆脱窠臼的努力是一致的。南方承淡安、邱茂良、曾天治，北方朱琏、鲁之俊，他们的针灸学术思想有着共通之处，即致力于维新，实践针灸"科学化"之路。

然而，进一步分析承淡安的针灸学术思想，发现其与朱琏也有些不同。承氏有家学背景，其父是传统的针灸医生，同时一直生活在无锡江南一带，受中医前辈的学术影响较多，虽然后来到上海进修西学，又游学于日本，但其学术根底仍然是传统中医学。

所以，承淡安虽然受日本针灸学术的影响甚深，在讲义中较多地引入了日本的针灸学成果，但是分析承氏思想，可以发现其对传统针灸学理论还是有所保留的，比如他对经络学说的态度。承氏在其《关于针灸界应该首先学习研究经络学说的意见》[24]一文中强调了中医理论与经络学说的优越性，"经络学说是针灸医学的理论基础中之重点基础，谁曰不宜？因此，我们针灸界就不能不把学习、研究经络学说作为业务理论学习的首要任务"。所以说，在吸纳新说的层面上，承淡安较之朱琏有所保留，而朱琏则更为彻底。

当今学者用承氏之语"以旧学为根据，以科学作化身"来评价承淡安奠基的澄江针灸学派的科学化实践过程，还是恰如其分的[1]。

4 近现代针灸学理的变迁与转向

西学东渐之前，针灸学理的一般依据是中医传统的理论。宋明以来的经络、腧穴与刺法的理论是针灸修习者的必学科目，清代最流行的针灸教材即是《医宗金鉴·刺灸心法要诀》《针灸大成》等。清末民初，中国的社会思潮为之一变，梁启超谓，"吾国四千余年大梦之唤醒，实自甲午战败割台湾偿二百兆以后始也"[25]。中国从一开始的大国心态慢慢转向接纳西学，并推崇西学，"科学"成为当时占据主流话语权的词汇。"新文化运动"是中国知识分子一次深刻的文化反省。彼时的"科学"思潮波及社会文化领域的各个方面，中医学理也在此时发生了重大变化。民国知识分子对中医科学化的倡导声不绝如缕，其间裹挟着对中医存废的论争。即便是标志着中医界抗争胜利的中央国医馆的成立，也举的是"科学化"中医的旗帜。1932 年 8 月 31 日，国民政府核准备案了《中央国医馆组织章程》[26]，该章程第一条阐明宗旨，"本馆以采用科学方式整理中国医药，改善疗病及制药方法为宗旨"。兼之当时的西医学校纷起，近代医学教育与学术体系以一种新鲜生长的力量被迅速推广开来。

在"科学化"的大背景下，承淡安等青年针灸医生自然对西医学着意接纳，同时，西方医学当时作为科学的化身，当然备受推崇。当时的中医专门学校虽然是以传承中医为主要目的，但其课程科目也是中西参半的。据承淡安传，"1935 年我自日本返国，与谢建明、张锡君等筹谋，创办中国针灸讲习所。所有课程除参照日本办法以外，增设'内经''医论'二科"[27]。与承氏相比，朱琏具有更为鲜明的西医学背景，而且没有家学的负累，所以在针灸的科学化问题上更为彻底地将针灸医学直接定位于"新针灸学"。"新针灸学"并非标新立异，而是着意将针灸学术引向科学之途。

朱琏、承淡安的著作之外，曾天治《科学针灸治疗学》、邱茂良《针灸与科学》、鲁之俊《新编针灸学》等著作，都是有着令人耳目一新的针灸著作，存在着明显的科学化印记。

前辈针灸学者的科学化实践之路从民国时发轫，一直延续至中华人民共和国成立早期。20世纪50年代初，在政府的倡导下，中医进修活动在各地迅速开展，其时，"中医科学化"亦是当时的中医医政与进修活动的主要方向[28]，而且，朱琏的《新针灸学》一度作为官方推荐的针灸教材。1951年12月27日，《中央卫生部关于组织中医进修学校及进修班的规定》颁布，规定"针灸研究专科班，以《新针灸学》为讲授中心，并讲授简要基础医学（包括解剖、生理、病理、细菌、消毒法）"。又据当时湖南衡阳市卫生科林方梅的文章内容："我们认为朱琏同志所著的《新针灸学》是富有科学内容的，所以决定择作教材"[29]，可见在当时中医进修的运动中，朱琏的《新针灸学》是主要的教学材料，而且，在1956年苏联保健部派3名医学专家来北京中国中医研究院针灸研究所学习针灸，也由朱琏授课，这是当时中国医疗界的一件大事[30]。江苏方面，中国针灸学研究社1951年复社，继续针灸教育，1954年中国针灸学研究社停办，承淡安随即履职江苏省中医进修学校校长，从江苏省中医进修学校建校伊始的教学计划看，针灸教学的内容为"主要介绍针灸发展史、针科学、灸科学、经穴学及治疗学等"[31]，内容实际上延续的是承淡安《中国针灸学讲义》的体例与内容。

所以，中华人民共和国成立后，朱琏与承淡安继续进行的针灸教育，虽然教材不同，但是将针灸向科学化引进的方向却是一致的。如果一直沿袭着这样的科学化精神走到如今，针灸理论或许会呈现出另外一种形态。然而在20世纪50年代中叶，由于社会思潮的进一步变化，针灸学理经历了波折与转向。当时，"中医科学化"的语境向"西医学习中医"、中医院校应该以中医教育为主的论点转变。"西医学习中医"在较短的时间内形成一种社会运动，1955年在全国铺开，1956形成全国热潮[32]。在这一背景下，以现代科学原理解释针灸学理的思路受到了一定的冷落。据朱琏的学生，中国中医研究院针灸研究所原副所长白国云回忆，"1956年在院总支会上有人批评针灸所基础理论研究工作有'民族虚无主义'，似乎我们的做法就不是研究中医"[33]。同时，由于中医药高等教育的兴起，中医药高等教育规范化教材开始编撰。1957年，江苏省中医学校针灸学科教研组编写了一本讲义《针灸学》。该教材影响巨大，被有的学者称为"成为全国高等院校中医专业统编教材《针灸学》的蓝本"与"新中国针灸学科的奠基之作"[34]。这部教材与《新针灸学》《中国针灸学讲义》明显不同的是，除保留了穴位解剖等内容之外，其余的大纲完全按照清代针灸学理论体系构建，"一改过去的做法，从肯定中医传统理论入手，将日本的经验只作参考"[35]。1959年和1961年，上海中医学院、南京中医学院又在此基础上编写了《针灸学讲义》，尤其是南京中医学院编写的《针灸学讲义》（一般称为"二版教材"），被业界奉为经典之作。这样的教材出版之后，原本的具备革新精神的《中国针灸学讲义》《新针灸学》渐渐式微，尤其是最具新意的《新针灸学》无人再读，甚至一度尘封，不能不说是针灸学术史上的遗憾。当然具备奠基意义的早期高等中医药针灸学教材的价值也值得肯定，但是代表革新精神的《新针灸学》原应同步辉映。

针灸学理在 20 世纪 50 年代中期的转向或许与当时的社会思潮有关，但因时间已渐久远，亦不可妄度。但是从一则回忆中可以约略看到一些端倪："朱琏同志是主张革新的……这一不同的学术见解，本来无可非议。但在中医研究院成立初期，一些人认为是反对中医与针灸，要予以批判。当年那些感激涕零者，转而又变成批判者"[12]。

重新回到金凤汉事件。当一件明显不符合科学学理的报告被大为推崇时，朱琏坚定地说出"我倒要看金凤汉如何下台"这样的话。考虑到其学术背景及性格特征，结合当时的时代特点，我们大约可以理解这样一位率真直言的针灸家的心路历程。同时，重新温习朱琏与她的《新针灸学》，以及致力于针灸科学化实践的前辈学者的思想，则可约略勾画出近现代针灸学理变迁的曲折历程。

（致谢：本文承中国中医科学院张立剑老师、南京中医药大学张建斌老师惠赠资料并指点若干意见，谨致谢忱）

参考文献

[1] 张建斌，张宏如，金洵等.以旧学为根据，用科学作化身——民国时期澄江针灸学派科学化实践探析 [J].中国针灸，2014，34（2）：199~202.

[2] 李素云.解读的异化——西学影响下的针灸理论演变 [C].中国针灸学会年会

论文集，2011：401～405.

［3］李素云.近代针灸理论演变中的西医影响研究［J］.辽宁中医杂志，2010，37
（6）：1019～1021.

［4］李素云.西医东传与针灸理论认识之演变［M］.北京：学苑出版社，2012.

［5］谭源生.民国时期针灸学之演变［D］.中国中医科学院硕士学位论文，2006.

［6］韦立富，岳进，潘小霞.现代针灸学家朱琏学术思想简介［J］.中国针灸，2008，
28（9）：667～671.

［7］马兰萍.新中国针灸学的开拓与革新者——记中国中医科学院针灸研究所创建人
朱琏同志［J］.中国针灸，2007，27（11）：845～848.

［8］关于经络系统［N］.人民日报，1963－12－14（4－6）.

［9］人民日报评论员.为朝鲜科学研究的卓越成就欢呼［N］.人民日报，1963－12－
14（4）.

［10］卫生部中医研究院致电金凤汉教授等热烈祝贺取得经络研究的重大成就
［J］.中医杂志，1964（1）：1.

［11］李强.“凤汉学说”沉浮的启示［J］.中国针灸，2011，31（3）：263～268.

［12］薛崇成.缅怀朱琏同志［M］//邹乃俐，秦秋，袁君等.难忘的四十年.北京：
中医古籍出版社，1995：219～223.

［13］王旭，吴曼君整理.朱琏同志在石家庄［M］//河北省妇女联合会.峥嵘岁月：回
忆录专辑.石家庄：河北省妇女联合会，1983：24～37.

［14］朱琏.新针灸学［M］.南宁：广西人民出版社，1980.

［15］中国中医科学院针灸研究所所史（第一编，第二编）.内部资料，2013：22～26.

［16］鲁之俊.悼念针灸学家朱琏同志［J］.中医杂志，1979（11）：21.

［17］鲁之俊.新编针灸学［M］.重庆：重庆人民出版社，1950：编者的话.

［18］汪丝益口述，鲁崎唔整理.鲁之俊与针灸［J］.中国针灸，2006，26（11）：809～813.

［19］承淡安.中国针灸学讲义［M］.无锡：中国针灸学研究社，1940.

［20］缪绍予译述.高等针灸学讲义·针治学、灸治学［M］.3版.上海：东方医学
书局，1941：28～30.

［21］承淡安.中国针灸学［M］.北京：人民卫生出版社，1955：49.

［22］邱茂良.针灸与科学［M］.苏州：中国针灸学研究社，1954：弁言.

［23］曲姗姗，黄泳.针灸医家曾天治及其《科学针灸治疗学》［J］.中国针灸，2012，
32（9）：848～851.

［24］承淡安.关于针灸界应该首先学习研究经络学说的意见［J］.中医杂志，1957
（1）：24～25.

［25］梁启超：戊戌政变记［M］.北京：中华书局，1954：1.

［26］中央国医馆组织章程［J］.南京：国医公报，1932，创刊号：39～40.

［27］俞中元.百年百名中医临床家·承淡安［M］.北京：中国中医药出版社，2003：1.

［28］毕小丽.建国初期的中医进修［D］.广州中医药大学硕士学位论文，2006：22～23.

［29］林方梅.针灸教学工作的体验［J］.北京中医，1953（7）：13～16.

［30］苏联专家来考察研究我国针灸疗法［N］.人民日报，1956－04－21，3版.

［31］江苏省中医进修学校教学计划大纲草案.南京中医药大学档案馆资料，档案号：55008.

［32］黄永秋.建国初期西医学习中医运动的研究［D］.广州中医药大学硕士学位论文，2006：10～35.

［33］白国云口述，张高执笔.针灸研究所初建之忆［M］//邹乃俐，秦秋，袁君等.难忘的四十年.北京：中医古籍出版社，1995：92.

［34］黄龙祥.针灸腧穴通考·上册［M］.北京：人民卫生出版社，2011：13.

［35］李鼎.针道金陵五十年——记1957年南京《针灸学》出书前后［J］.中医药文化，2007，2（6）：30～32.

后 记

若干年前，针灸史的研究还是寂寂乏人，如今，这一片田野已是颇为繁茂。个中原因固然是相关学科研究的兴起，令针灸史成为一个值得注意的方向，但为数不多的前辈学人的坚持更令人尊敬。对于医家与研究者而言，在针灸诊室与实验室穷尽力量，也难以得到一个清晰的针灸图景，所以，对于针灸的历史考镜也是当前针灸研究的破壁之举。

树欲静而风不止。民国时期对于针灸学术的意义超过我们的想象。这一时期西风激烈，东方的反应纷繁复杂。针灸界的医家与学人们或是沿袭古典的针灸理法以自矜持，或是借助于西学以谋求变革。其间涌现了的大量医家，他们办杂志，写文章，领风气之先，令针灸学术为之一变，其影响绵延而今。所以，考查针灸的现实与由来，民国是一个至关重要的时期。

我关注民国针灸的历史大约从 2009 年起，那时我在学校里开一门选修课"近现代针灸名家"，边讲课边读书，对承淡安、朱琏等成就卓著的名家的生平与思想有了一些大概了解。接下来的几年中，中国中医科学院支持了两项相关的研究，分别为黄龙祥老师主持的"民国针灸医籍的收集、整理与研究"，张立剑老师主持的"朱琏生平与学术思想研究"，非常有幸能参与其中，带着研究生做了一些具体的工作，也发表了部分文章。与此同时，学界对这一时段的研究也涌现了一系列优秀的成果，如夏有兵、张建斌、李素云等都有颇有见地的著述发表。其中有文献整理、医家与医著的考述，也有理论与临床问题的讨论，以及传播方式、知识与教育体制变革的研究等，涉及民国针灸学术史的多个方面。

经由学界 10 余年的共同栽培，民国针灸史的研究已蔚然成林。为了对这一时期针灸学术史研究作一个全景观照，也令相关领域的学人能够较为集中地了解当前的研究，本书精选了近 10 年以来对民国针灸学术史研究的重要成果集中刊行，分为 4 个部分：一、郁郁乎文：民国针灸文献；二、示我周行：民国针灸医家；三、学而不已：民国针灸教育与传播；四、择善而从：民国针灸学术变革。每一部分的名称借用的是儒家经典的语句，大约可以涵盖该部分的内容，经典微言大义，总是有着渗透时空的解释力。

书中共选了 33 篇文章，均在期刊或学术会议上发表过，以下按本书收录顺序列出：

1. 岗卫娟：《民国时期针灸医籍研究现状》，《南京中医药大学学报》（社会科学版）2013 年第 3 期；

2. 岗卫娟：《民国时期中国针灸医籍数量考》，《中华医史杂志》2013 年第 5 期；

3. 张建兰、张树剑：《民国时期针灸医籍分类及内容特点》，《中国针灸》2015 年第 7 期；

4. 刘科辰、张树剑：《近现代汉译日本针灸医籍述要》，《中国针灸》2017 年第 5 期；

5. 耿飞、张树剑：《民国期刊〈中国针灸学〉钩沉》，《中国针灸》2019 年第 6 期；

6. 夏有兵：《承淡安与〈针灸杂志〉》，《南京中医药大学学报》（社会科学版）2004 年第 3 期；

7. 张建兰、张树剑：《民国针灸译著〈最新实习西法针灸〉内容及其影响》，《中国针灸》2019 年第 10 期；

8. 刘科辰、张树剑：《民国时期汉译日本针灸医籍对我国针灸学的影响》，《针刺研究》2017 年第 6 期；

9. 夏有兵、张建斌、周俊兵等：《承淡安游学日本经过》，《中国针灸》2012 年第 1 期；

10. 李乃奇、刘小斌：《民国针灸医家徐益年及其〈实用针灸学〉》，《中国针灸》2014 年第 9 期；

11. 黄伟萍、李乃奇：《民国针灸家陈景文〈实用针灸学〉学术思想初探》，《中国针灸》2015 年第 3 期；

12. 李剑荣、黄龙祥、杜广中等：《尧天民〈中国针灸医学〉考略》，《中国针灸》2015 年第 6 期；

13. 刘芳：《岭南针灸名医曾天治〈科学针灸治疗学〉学术探析》，《浙江中医药大学学报》2013 年第 10 期；

14. 邢海娇、杨继军、张选平等：《杨医亚先生生平事迹及主要中医针灸贡献概要》，《中国针灸学会针灸文献专业委员会 2014 年学术研讨会论文集》；

15. 林怡、戴铭、彭君梅：《近代针灸学家罗兆琚生平著述考略》，《中国针灸》2010 年第 3 期；

16. 张树剑、张立剑：《朱琏"新针灸学"与针灸科学之初曦》，《中国针灸》2015 年第 11 期；

17. 赵璟、张树剑：《民国时期针灸教育形式的转型及其特征分析》，《医疗社会史研究》2017 年第 1 期；

18. 赵璟、张树剑：《民国时期针灸学校述要》，《中国针灸》2017 年第 4 期；

19. 赵璟、张树剑：《民国时期针灸教材体例及内容特点》，《中国针灸》2017 年第 9 期；

20. 夏有兵、周俊兵：《著名针灸学家承淡安无锡办学概貌》，《南京中医药大学学报》（社会科学版）2007 年第 4 期；

21. 张建斌、夏有兵、王欣君等：《现代针灸学科体系构建轨迹的探析——兼评承淡安〈针灸学〉三部曲》，《针刺研究》2013 年第 3 期；

22. 王琼：《近代中医药类期刊特点浅析——以〈针灸杂志〉为例》，《传播与版权》2015 年第 12 期；

23. 郑洪：《民国时期针灸医生执业管理的实施及其影响》，《中国针灸》2012 年第 8 期；

24. 伍秋鹏：《清代及近现代传世针灸针具实物举例》，《中医药文化》2015 年第 3 期；

25. 张建斌、张宏如、夏有兵：《民国时期澄江针灸学派科学化实践探析》，《中国针灸》2014年第2期；

26. 李素云、赵京生：《西方"nerve"的译入及其对经络研究的影响探源》，《中国针灸》2011年第5期；

27. 李素云、赵京生：《民国针灸学讲义"重术"特点与原因探讨》，《中国针灸》2016年第11期；

28. 张雯、李瑞：《浅谈针灸的道与术——以近代针灸名家为例》，《安徽中医药大学学报》2018年第1期；

29. 李素云：《民国〈针灸杂志〉"以西释中"理论现象探析》，《中国中医基础医学杂志》2015年第2期；

30. 杨洁、马燕冬：《西学引入背景下近代针灸临床思维取向和技术特点》，《现代中医临床》2014年第3期；

31. 宋海坡、任宏丽、段逸山：《近代灸法的学术继承与发展——以民国期刊〈针灸杂志〉为例》，《中华中医药学刊》2013年第3期；

32. 杨洁：《论疾病分类法对民国时期针灸治疗学的影响》，《新中医》2014年第12期；

33. 张树剑：《近现代针灸科学化实践与转向——以朱琏为中心》，《中国针灸》2014年第10期

本书副主编岗卫娟老师与张建兰老师为本书的选稿与编辑付出了巨大心力，在此致谢。更感谢各篇文章的作者们，他们或是学界前辈，或为后起之秀，均于民国针灸学术史的研究分享了卓越的思想，感谢他们的支持。感谢社会科学文献出版社的赵怀英编辑，在郁郁茫茫的学术森林中能够看到针灸史这样的不起眼的田野，希望将来学界的回报能够对得起出版社的眼光与勇气。

张树剑
2019年11月27日于长清寓所

图书在版编目（CIP）数据

民国针灸学术史研究要论/张树剑主编．-- 北京：
社会科学文献出版社，2020.6
ISBN 978 - 7 - 5201 - 5182 - 5

Ⅰ.①民…　Ⅱ.①张…　Ⅲ.①针灸学 - 医学史 - 中国
- 民国　Ⅳ.①R245 - 092

中国版本图书馆 CIP 数据核字（2019）第 144437 号

民国针灸学术史研究要论

主　　编／张树剑
副 主 编／岗卫娟　张建兰

出 版 人／谢寿光
责任编辑／赵怀英
文稿编辑／王玉敏
特邀编辑／吴俊玲

出　　版／社会科学文献出版社·联合出版中心（010）59366446
　　　　　地址：北京市北三环中路甲 29 号院华龙大厦　邮编：100029
　　　　　网址：www. ssap. com. cn
发　　行／市场营销中心（010）59367081　59367083
印　　装／三河市东方印刷有限公司

规　　格／开本：787mm × 1092mm　1/16
　　　　　印 张：19.75　字 数：296 千字
版　　次／2020 年 6 月第 1 版　2020 年 6 月第 1 次印刷
书　　号／ISBN 978 - 7 - 5201 - 5182 - 5
定　　价／89.00 元